U0105316

《沈绍功中医方略论》解读丛书

方药篇解读

沈绍功中医方略论

主　审

陈秀贞
沈依功

总主编

韩学杰
沈　宁

主　编

韩学杰
张印生
罗增刚

全国百佳图书出版单位
中国中医药出版社
·北京·

图书在版编目（CIP）数据

沈绍功中医方略论方药篇解读 / 韩学杰，张印生，

罗增刚主编 . — 北京：中国中医药出版社，2023.12（2024.7重印）

（《沈绍功中医方略论》解读丛书）

ISBN 978-7-5132-8500-1

Ⅰ . ①沈⋯　Ⅱ . ①韩⋯　②张⋯　③罗⋯　Ⅲ . ①中国

医药学—研究　②方剂学—研究　Ⅳ . ① R2

中国国家版本馆 CIP 数据核字（2023）第 199435 号

中国中医药出版社出版

北京经济技术开发区科创十三街 31 号院二区 8 号楼

邮政编码　100176

传真　010-64405721

廊坊市佳艺印务有限公司印刷

各地新华书店经销

开本 710×1000　1/16　印张 32.5　字数 447 千字

2023 年 12 月第 1 版　2024 年 7 月第 3 次印刷

书号　ISBN 978-7-5132-8500-1

定价　129.00 元

网址　www.cptcm.com

服 务 热 线　010-64405510

购 书 热 线　010-89535836

维 权 打 假　010-64405753

微信服务号　zgzyycbs

微商城网址　https://kdt.im/LIdUGr

官 方 微 博　http://e.weibo.com/cptcm

天猫旗舰店网址　https://zgzyycbs.tmall.com

如有印装质量问题请与本社出版部联系（010-64405510）

陈 序

　　恰逢清明时节，距离绍功先生远离我们已经整整5年了，慎终追远，愈发怀念先生。我与先生结识于大学时期，相互倾慕，携手走过了近60个春秋。先生为沈氏女科第19代传人，一生致力于中医药事业，秉承家学，却师古而不泥古；勇于开拓，却创新而不离宗。先生认为中医来源于民间，也应服务于民间，一直将自己定位为一位"草根郎中"，一生致力于尽己所能地服务更多患者。在他生命的最后一天，时值腊月廿九，我见先生身体欠佳，建议他停诊休息，可是他却说："有几个患者需要保胎，正值春节假期，如果停诊，患者断药时间太长，对胎儿不利。"坚持出诊为60余人诊病，现在想来，十分后悔，却也颇为无奈，因为先生的毕生信仰是"以患者为亲人，疗效是硬道理"，工作至生命的最后时刻，也是他对信仰最后的坚守。另外，先生一生致力于中医人才培养，一贯秉持"一枝独秀不是春，万紫千红才是春"的理念，一生广收弟子，就是希望"授之以渔"，培养更多的中医人才，传播沈氏女科学术思想，使更多患者受益。

　　沈氏女科自明代洪武元年始祖沈庶开始，传承至今已经654年，到先生已历19世。因沈氏一门向来以医事为业，诊务繁忙，历代留下的珍贵医籍本就不多，又几经战火，使众多史料典籍尽数丢失。而先生也是诊务与科研并重，工作尤其繁忙，很难有时间著书立说，系统整理其学术思想。而在2003年"非典"期间，因北京停工停学，先生难得有一段清闲时光，我劝先生趁此时间将学术思想整理成册，为沈氏女科留下珍贵典籍，也为众弟子留下宝贵的学术精华可供研习，如此才能够惠及更多人。先生听闻此言，颇为欣喜，故闭门谢客，在家传医籍的基础上，遍阅古今典籍，手写近50万字，书稿增添数次，半年余终成《沈绍功中医方略论》一书，并交由科学出版社发行出版。但因为众多原因，仅出版一次，共1500册，距今已近20年之久，听闻此书在同人间反响热烈，一书难求，实为憾事。

一年前，弟子学杰在"沈氏女科分会学术年会暨沈绍功先生追思会"上告诉我想要召集众弟子分医理篇、临证篇、方药篇、诊籍篇四册解读《沈绍功中医方略论》的想法，此举不仅能使先生的学术著作得到广泛传播，又因其融入了20代弟子们（众多弟子如今俨然成为各领域专家）的跟师体悟和临床经验，更能体现先生"为民育才"的成果，还能使沈氏女科及先生的学术思想阐述更加明晰，让更多中医从业者和中医爱好者从中受益，可以更好地服务更多患者，这岂不是一举多得的美事，故而欣然应允。

现书稿渐成，即将付梓，众弟子邀我为序，不过是欣慰于众弟子不忘先生教诲，继续弘扬医业，发扬沈氏女科学术思想，故而在此代先生嘱咐数语，忝列为序。翻阅书稿，书中众多解读凝练着先生为众弟子授课的精华，仿佛再现先生为众弟子授课的场景。但书中阐述为沈氏一门之见，难免有偏颇之处，万望同人斧正。

沈绍功先生夫人 陈秀兰

壬寅清明于京都崇厚堂

沈 序

  中医药学有着悠久的历史、丰富的文化底蕴、深厚的理论认识、扎实的群众基础及确切的疗效优势，传承精华，守正创新是这一宝库永葆活力的根基和法则。沈氏女科流传至今已逾六百五十年，重德厚效是学术流派发展壮大的内动力；尊古不泥古，博采众家之长，是学术流派历久弥新的外动力；著书立说，广收门人弟子，致力于沈氏女科学术传承创新，一切为了疗效，服务于民众身心健康，打造了健康发展的群众基础，这些都是沈氏女科的宝贵财富。

  《沈绍功中医方略论》是家兄继承家学，参师襄诊，勤于临床，精于诊务，而后思辨求真的临证总结与发挥，正如家兄所言：将为之奋斗的中医事业留下一点体会，汲取一点教训，以便上不愧对列祖列宗，作为继承的一份诚笃，下不失责于同人徒儿，作为发扬的抛砖启迪。《沈绍功中医方略论》是沈氏女科学术思想的集大成之作，培养了沈氏女科第20代、21代诸多优秀的传承弟子，涌现了成千上万的沈氏女科追随者。纵观沈氏女科学人队伍不断壮大，再读家兄毕生所学而后倾尽全力的著作，仿佛家兄音容犹在，笑貌宛存，教导之言回响耳边，求真求实的奋斗身影浮现眼前，列祖列宗治病救人的夙愿激励着我们不断前行。

  在第20代弟子学杰的组织带领下，沈宁、印生、海骅、海玉、成卫、智华等第 20 代弟子积极响应，献计献策，带领众弟子，用时三载，每周学术研讨，字斟句酌，对《沈绍功中医方略论》的医理篇、临证篇、方药篇、诊籍篇，分别解读，而后单独成著，不仅体现了兄长教授弟子过程中的临证心得，而且反映了弟子跟师学习的体会及各自临证多年的体悟和发挥，集成了沈氏女科 20 代弟子的智慧，同时增强了内容的理解性和学习的便捷性。这是一部承上启下的丛书，承上者，总结沈氏女科家传及兄长学术经验，启下者，引导后代弟子和爱好者学习沈氏女科的精粹。

在新型冠状病毒感染多地、多点、频发之际，中医药抗击新型冠状病毒感染的疗效得到世界卫生组织的肯定，尤感中医学的博大精深，以及传承创新发展中医药的重要意义。《沈绍功中医方略论》解读付梓成书，邀余作序，甚感欣慰，幸沈氏女科后继有人，愿百尺竿头，更进一步，砥砺前行，勇攀高峰。

沈氏女科第 19 代传人、沈绍功先生胞弟　沈依功

壬寅清明于沪上

前　言

　　上海大场枸橘篱沈氏女科第十九代传人沈绍功教授所著《沈绍功中医方略论》自面世以来，备受医家推崇。中国工程院院士王永炎认为此书"其临床所获鲜活的经验最为宝贵，据此可升华为理论"；国医大师路志正认为此书"乃其数十年在临床中求索的心血结晶，无疑对中医学术的发展，对中医疗效的提升，对中医教学内容的充值，均会发挥较大的促进之力"。

　　《沈绍功中医方略论》成书于2004年，主体为医理篇、临证篇、方药篇、诊籍篇、论著篇，书中内容皆考之于经典而验之于临床，思路清晰易学，如幽室之烛照亮医者临证之路，故受到医家青睐。然因种种原因，本书后未再版，如玉在椟中，钗于奁内，人皆深以为憾。停止刊印后数量有限的单本，也曾一度被卖到了一本3000元，其炙热程度可见一斑。

　　2017年1月26日，中医临床巨擘沈绍功教授仙逝，此书竟成沈老毕生经验之绝唱。众弟子殷先师之典册，感知识之甘酪，不忍将书束之于金匮，遂发愿重新编排与解读，旨在发扬沈老遗著，以感师恩永垂，彰沈氏女科之绵绵伟力。每周周五，各地弟子云集于一室，精研字句如珠玑，穷究其意如珍华，时有辩论，常有新解，如沈老耳提面命于旧时。书稿历时数载，终合力完成，以飨广大读者，慰沈老在天之灵。

《沈绍功中医方略论》解读丛书包含临证篇解读、方药篇解读、医理篇解读、诊籍篇解读等，其中《沈绍功中医方略论临证篇解读》已出版，为临床经验之概括。《沈绍功中医方略论方药篇解读》为此丛书的又一力作，旨在为读者介绍沈氏女科的常用方药，揭示沈氏女科优良临床疗效的方药规律。

本书方剂部分包括原著精要、方剂溯源、处方解析、药理研究、注意事项、临证心悟等，中药部分包括原著精要、功效主治、常用配伍、用法禁忌、药理作用、跟师体悟等。方剂部分临证心悟与中药部分跟师体悟增加第20代弟子对沈老中医理论与临床经验运用的体会，悟其蕴奥而活用之，为初学者示圆机活法，以达"思过半矣"之效。全书以原著精要为经，以跟师体悟为纬，以经典理论为纲，以临床经验为纬。原著精要部分为《沈绍功中医方略论》原著理论；方剂溯源与功效主治部分则正本清源，将沈氏女科之方药经验回归于中医典籍之中；药理研究部分则以西医药理学理论对所述方药临证经验进行验证；临证心悟与跟师体悟为第20代众弟子对沈老方药理论的体悟与升华，弟子中不乏业医临床30余年者，其丰富治验经验亦一并纳之。全书思路一脉相承，旁征古典医籍以持之有故，言之有物；博引最新研究以中西互参，取长补短，为沈氏女科扎根于临床的真实凭证。

"人之所病病疾多，医之所病病道少"，本书无艰涩难懂的理论，宗沈老"疗效是硬道理"的核心理念，百年经验一以贯之，理法方药自成体系，条理井然，自有清新简洁之美。学者灵活运用术精技熟后，自可执简驭繁，处方用药不落窠臼。

中医药为人类的伟大宝库，应当保护好、传承好、发展好。沈氏女科作为中医学术流派中一颗璀璨的明珠，第一批进入全国中医学术流派传承工作室建设项目，具有深刻历史价值、文化价值、临床价值与社会价值。我辈应更加努力，在传承创新沈氏女科乃至中医药方面做出更卓越成绩，为人们的健康和福祉做出更大贡献！

在本书即将付梓之际，承蒙师母陈秀贞教授、师叔沈依功教授拨冗赐序，对此书的临证价值予以肯定，也是对众弟子的激励，在此深表感谢。

本书由沈氏女科众多第 20 代、21 代弟子合力完成，对大家表示感谢。同时也感谢患者给予的支持。

为了本次编撰工作，众弟子不遗余力，在感铭沈老之学术山高水长的同时，亦深感自身之不足，错误与纰漏在所难免，请各位读者提出宝贵意见，以便再版时修订提高。

韩学杰　沈宁

2022 年 8 月

《沈绍功中医方略论》路序

  中医药学有丰厚的文化底蕴、扎实的医学理论和广泛的疗效优势，是中国优秀文化中的璀璨明珠，是中国医学领域的重要组成。它有着辉煌的历史、不可替代的贡献和继承生辉的潜能。中医药学是独具中国特色的医学宝库、生命科学。

  历经 2000 余载而不衰，时至 21 世纪更闪烁着时代光芒，其原动力在于中医独特理论和确切的临床疗效。其取效之道在于"整体综合"和"辨证论治"两根柱子。在漫长历史长河中，中医的两根支柱不仅没有丢，而且都成为激流中的"中流砥柱"，历久弥新，永葆青春。随着时序的推移，在继承中发扬，在临证中创新，其疗效优势越来越显著，其医保特长，越来越被世人所瞩目，被世人所接纳。

  中国中医科学院主任医师、博士生导师沈绍功教授，为首届上海中医药大学统考生，祖传师授，医德双馨，道德修业，潜心学问，既遵古不泥，又善汲新，学贯中西，而临证以中医为主。他在心病和急症方面多有建树，研制新中成药，总结、编辑不少心病与急症论文和专著；悬壶 40 余载，为无数患者解厄释困，是深得患者信赖的临床医学家；在全面继承基础上，大胆弘扬与创新，既精研理论，又勤于临证，做到理论与实践紧密结合，学用一致。"一切为了临床疗效"的执着追求，是其一贯的行医作风，也是中医赖以生存的根基所在，值得大为赞扬。如果我们中医界，多重视临证，中医事业就会兴旺发达，何虑后继乏人乏术！

这部《沈绍功中医方略论》乃其数十年在临床中求索的心血结晶，无疑对中医学术的发展、对中医疗效的提升、对中医教学的内容充实均有较大的促进之力。余十分赞赏其尊师爱生，视患者如亲人的可贵品德；严谨不苟的治学风度；求实务是的科学态度及不断探索的创新精神。故怀喜悦之情，贺本著面世，愿百尺竿头，再攀高峰，是为序。

廉州医翁路志正

2003 年 7 月 6 日于北京怡养斋

《沈绍功中医方略论》王序

　　中医药学犹如松柏植根于华夏文明沃土之中。人文为科学导向，科学为人文奠基。人文与科学合而不同，然互补互动。其中医药学之人文含量最为可贵，堪称学科特色与优势。古往今来致中医之学者，为上工则全靠悟性，即善于思维、思考与思辨。沈绍功教授勤奋好学，敢于求真求实。宏著《沈绍功中医方略论》医理篇撰文百种，诠释学科内涵，纵论古今而厚今，专攻急诊医学，重视理论指导，遍及理法方药，倡导整体综合调节，融继承、发展于一体而注重创新，又前瞻性地提出若干理论问题与同道共商而启迪后学。临证篇撰文凡61种，对心脑血管病、肿瘤、糖尿病等临床流行病，以及高热、抽搐、厥、脱等急重危证悉心观察，多有发挥，经验颇丰。我与学生每在临诊治疗时广为采用，常获良效。临证篇除具体论治之外，尚有临床思维方法，调摄护理，新理论、新概念、新见解，具有重要参考价值。方药篇撰有类方鉴别运用，依法选择主方，还有针对主病选方遣药灵活使用的方法计60种。至于妙药百味妙用，记述了作者用药心得，其中有常用药的功能主治、宜忌配伍的发挥，也有峻猛攻逐将军药临床治验的介绍，对症、识证、治病者均备，可谓精彩纷呈。是书还有诊籍篇、论著篇，内容宏富，全面收载与推广沈绍功教授对临床医学的卓越成就。纵观全书，无论医理、医话、医案均系理法方药贯穿一致，重视临床疗效的检验，总以证为主体，言之有理，而理必有据。其临床所获鲜活的经验最为宝贵，据此可升华为理论，亦可为中成新药研究开发奠定坚实基础。沈绍功教授幼承家学，上海中医药大学本科六年毕业，曾拜四川名医叶心清为师，恩蒙程门雪、秦伯未、金寿山等十余位先晋参师襄诊，足见功底深厚，精于诊务。观其自立之说或补前人之未备，或诠释前说阐发新义，实乃中医临床家辛勤耕耘，刻苦钻研之结晶，倾一生之心血奉献社会，令人钦佩，值得学习。

我与绍功学兄于学人团体共事多年，深感其爽直豁达，直面人生，绝少苟同异说。我辈学人现已步入老年，回忆往事，于成长过程多有坎坷，每当蒙难之时，互相勉励，真实情深谊厚。人生不求大红但愿常青，忠诚中医事业，不做一代顽人，坚持继承发扬，为培养后学，甘当铺路石子，足矣！沈兄书稿已成，邀我写序，不敢懈怠，欣然提笔，乐观厥成。

王永炎

2003 年 6 月 28 日

《沈绍功中医方略论》前言

　　中医药学博大精深，源远流长，在其几千年的发展长河中，理论体系日趋完善，临床疗效日现优势，"是一个伟大的宝库"，受之无愧，评之无过。中医药学是一门医学科学，是中国文化的结晶，是人类生命科学的共有财富。

　　余出生于中医世家，自幼受环境的熏陶，同中医结下不解之缘。追求登入中医的科学殿堂，立志在这块沃土上耕耘终身成为磐石般的理念，对中医药学的这般"痴情"，是原动力更是"核"动力。

　　人生的追求可谓丰富多彩，如痴如醉。我的信条说来十分简单：学术上追求创新，事业上追求精品，成果上追求效益，学风上追求实干，处世上追求真诚。

　　60余年的人生，历经坎坷，风雨无情，人生易老，老有所为，老有所托，拟将为之奋斗的中医事业留下一点体会，记取一点教训，以便上不愧对列祖列宗，作为继承的一份诚笃，下不失责于同人徒儿，作为发扬的抛砖启迪。为使文责自负，斗胆署名并妄称"方略论"，实际乃一家之言，一孔之见，本意虚怀，求教于前辈、先进和贤达。

　　全书约50万字，主体有三章：医理、临证和方药。每章分列条目，计383个，尽力做到文题新颖，言之有物。参照国家颁布的《中医病案书写规范》，选载效验诊籍60例，以证主体三章之理，以作前后呼应，以临床疗效为准矣。书中汇集本人主要论文和著作，加以点要。首列自传，尾附年鉴，以成方圆。

成书之际，承蒙前辈中华中医药学会内科学分会副主任委员路志正教授，学长中国工程院院士、中华中医药学会内科学分会主任委员王永炎教授拨冗作序，多方鼓励；同人们积极倡导和全力相助；弟子韩学杰博士，同事李成卫博士、连智华硕士、李海玉硕士、傅好娟助研的校订、编排和录入；以及出版社领导和编辑们的热情支持，一并谨此顿首，铭志不忘。

最后，感谢在协编中付出辛勤劳动的夫人陈秀贞主任医师、小儿沈宁医师和小婿路云鹏医师。

沈绍功

壬午隆冬于京都崇厚堂

《沈绍功中医方略论》著者传略

祖传师授　执着中医事业

沈绍功主任医师，1939年5月出生于上海中医世家，系上海大场枸橘篱沈氏女科第十九代传人。自幼受家庭业医环境的熏陶，年方10岁已能背诵《药性赋》及《汤头歌诀》。1952年小学毕业后便一边升读中学，一边侍奉祖父、父亲临证抄方，并开始研读中医典籍。仅仅四五年便熟读了《黄帝内经》《伤寒杂病论》《沈氏尊生方》《医宗金鉴》《温病条辨》等数部医著，并写下10万余字的读书心得，深得父辈们的赞赏和鼓励。

1956年在党的中医政策感召下，全国组建北京、上海、南京、成都四所中医学院，从此中医开始登上正规的大学殿堂。1957年高中毕业，经国家统一高考，我以优异成绩考入上海中医学院（现更名为上海中医药大学）六年制医疗系，成为首批高中毕业高考进入全国四所中医学院的统考生。在校长达6年的科班教学，共120名同学中我担任学习科研委员。身处优越的读书环境中，我牢记父辈们的家训"中医乃国医，学有所成，务必勤奋刻苦；悬壶行医，首当注重医德"。我起早摸黑，整日泡在医著堆里，真有"悬梁割股"之势，"博览群书，其乐无穷"，并由此打下较为扎实的理论基础。

借助父辈们的医友关系，每年寒暑假我在教学医院跟随名医临证，恩蒙程门雪、王文东、秦伯未、金寿山、陈耀堂、陆瘦燕、陈大年、朱小南等不吝指点，吸取前辈们的丰富经验和奇方妙药，又打下了较为扎实的临床功底。

1962 年我在上海中医学院附属曙光医院临床各科毕业实习。该院由原西医院和中医院合并组成，各科健全，师资实力雄厚，十分倡导中西医结合。实习医师的学业纵然十分清苦，24 小时不能离院，但学习的环境和敬业的氛围却十分浓烈。5 年中西医的理论学习再加上亲临目睹，现场操作，学以致用，其激动之情油然而生，动力与勤奋倍增，可谓"以医院为家，急病人所急，全身心投入中医学业，潜心苦研中医精髓"，这也成为 6 年学业中最为刻苦也最有收获的一年。

1963 年 9 月，我以优异成绩结束学业，由国家统一分配到北京中医研究院（现更名为中国中医科学院）参加工作。整整 12 年间，在中国中医科学院针灸研究所和广安门医院任住院医师，并拜四川名医叶心清老中医为师。叶老擅长针药并施，治疗内、儿、妇科诸多疑难杂症，疗效卓著，思路独特，处方新奇，曾为国内外众多国家领导人医疗保健，深得赞誉。我刚出学堂大门又有名师指点，为日后的悬壶生涯打下坚实的疗效基础。

1964 年及 1965 年，也就是毕业后的第二、三年，我由组织委派到北京郊区顺义及山东沂蒙山老区巡回医疗，培养农村卫生员。在农村缺医少药的广阔天地里，广泛收治各科疾患，用书本上学到的知识为患者服务，并同贫下中农实行同吃、同住、同劳动的"三同"。这 2 年的艰苦磨炼使我终身难忘，一是精神的收获，强化了奋发图强，拼搏上进的毅力及同患者的深情厚谊，是一次医德医风的再教育；二是医疗技能的明显提升，是一次从"书呆子"到"实践者"的有效转化。

勤于总结　创新学术观点

20 世纪 70 年代初，我在广安门医院内科开设糖尿病专题门诊。经临床观察 2 型糖尿病近千例，我发现"三多"症状并不明显，而以气短乏力，心悸消瘦为主症，且苔多薄白，质淡，脉象沉细而弱。中医证候分类并非"阴虚燥热"，而属"气阴两虚"。于是我提出治疗 2 型糖尿病的新思路：应从传统的"养阴清热"法则转换到"补气"上来，创制了补气为主，重用生黄芪，养阴为辅，配用生地黄，气阴双补的"降糖甲片"经广安门医院制剂室配制，广泛用于糖尿病专题门诊。我曾总结 2 型糖尿病患者 586 例，总有效率达 89.8%。

在专题门诊中我还重点观察中医对胰岛素减量，改善患者症状和治疗某些合并症的疗效。我同当时协和医院内分泌科的权威教授池芝盛合作，在该院共同查房、共同观察、共同总结，并共同主编专著《糖尿病知识问答》，我负责编写中医部分。我将临床观察结果编入书中，显示了中医治疗 2 型糖尿病的疗效优势，受到池教授的充分首肯。该专著 1979 年 3 月由上海科学技术出版社正式出版发行。

1976 年敬爱的周总理患癌症病逝。医务界怀着深厚的无产阶级感情，掀起攻克癌症的科研热潮。5 月间领导指派我到广安门医院肿瘤科筹建肺部肿瘤病房并任命我为"猪苓多糖治疗原发性肺癌"科研课题组组长。第 2 年我首批晋升为主治医师并被评为中国中医科学院先进工作者。

在肿瘤病房工作的 5 年，我根据中医药理论提出了治疗恶性肿瘤的新思路，即以扶正为主，保护胃气为先。扶正采用调整肾的阴阳，保护胃气首先振奋食欲，分两类：舌苔腻者投芳香护胃，以温胆汤、保和丸为主方；舌苔薄者投养阴护胃，以养胃汤为主方。其突破了中医治疗恶性肿瘤不顾胃纳，一味投以清热解毒、活血化瘀、软坚散结、以毒攻毒等的传统框框，创制了"平瘤建功散"新方，而且提倡药疗与食疗、意疗、体疗互相配合的综合方案。这些新思路、新方法可明显缓解患者症状，延长生存期，提高生存质量，也明显减轻了放、化疗的毒副作用。其间，我主笔的科研论文《猪苓多糖治疗原发性肺癌 116 例扶正作用的临床观察》获得 1981 年度中国中医科学院科研成果三等奖。

1983 年 2 月广安门医院新病房楼落成，重新开办急诊科，我被任命为急诊科主任。我提出中西医配合，发挥中医药治疗急症的特色和优势，以救死扶伤为最高准则，开展中医诊治急性高热、脑中风、冠心病、急性痛证及急性中毒等的科研工作。制订并印制"广安门医院单病种中医急症诊疗常规"。在广安门医院制剂室的支持下，自制"清解合剂""温解合剂""清暑合剂""复方地丁注射液""石韦注射液"等近 20 种医院内部制剂，使中医急症工作扎扎实实地开展起来，并及时总结了《急性高热 110 例辨证论治对照观察》《清开灵注射液治疗急性胰腺炎 26 例疗效观察》《急症室用中医药治疗 50 例急性高热的临床疗效观察》等 5 篇学术论文，分别发表在《中国医药学报》《中医杂志》等国家级期刊上。

1984 年 4 月，卫生部中医司组建全国中医急症协作组，我被任命为胸痹（冠心病）急症协作组组长。经组织全国 19 个主要省市的调研及近 90 种省级以上杂志的检索，我总结了 20 世纪 70 年代以来中医药诊治冠心病的经验和不足，提出了"辨证序列方药诊治冠心病"和"冠心病宜从痰论治"的新思路。确立协作攻关的目标是冠心病的急重危症，采用五结合的技术路线，即继承整理与发扬创新相结合；基础研究与应用开发相结合；科研成果与新药研制相结合；临床验证与实验研究相结合；中医与中药相结合。这条新思路的实施系病名规范化、辨证实用化、证候计量化、治疗系列化和实验同步化。其关键在于辨证序列、整体方案、从痰论治和分辨虚实。

中医病名具有特色，但优势不足，必须规范化才有利于学术的发展和学科的交流。中医没有冠心病的病名，既往均命名为"厥心痛""真心痛""心痛""胸痹"等各种称谓，没有统一。1986 年首次提出以仲景《金匮要略》为准，把胸痹病相当于冠心病，胸痹心痛相当于冠心病心绞痛，胸痹心悸相当于冠心病心律失常，胸痹心衰相当于冠心病心力衰竭，胸痹心厥相当于冠心病心肌梗死，胸痹心脱相当于冠心病心脏骤停。这套冠心病规范化的中医病名，经过临床多年的验证，切实可行，已被中医药行业标准和国家标准所采纳。

辨证论治是提高临床疗效的核心，但是辨证尚缺乏更多的客观指标，所以"辨证准"仍是探讨的课题。为此我提出了"病证相配单元组合式分类辨证诊断法"，即将冠心病的中医证类分成6个单元："心气虚损""心阴不足""心阳不振""痰浊闭塞""心血瘀阻""寒凝气滞"。每个单元确立必备的主症和参考的兼症，加上舌脉加以定类，如果症状与舌脉分离则以舌脉为凭，特别是"舍症从舌"。然后根据临床实际，病证相配，加以单元组合。如"胸痹心痛·气阴两虚兼痰浊闭塞证""胸痹心悸·心阳不振兼痰浊闭塞、心血瘀阻证"。这套辨证分类法切合错综复杂的临床，比较实用，收到"辨证准"的效应。

证候学是中医的优势之一，临床观察常常疏忽。为了加强证候学的研究，我提出计量评分法。从主症、兼症、舌脉3个方面，根据证候程度、出现状态、是否靠药物缓解和是否影响生活工作，从0分至4分5级评分计量，然后统计治疗前后总分之差，评定显效、有效、无效、加重4级疗效。证候计量评分虽然较粗，但开始引入量的概念，有利于较细致地观察证候学变化。以往评定疗效有痊愈或临床痊愈这一档，比较难以达到，又缺乏加重一档，不能反映动态疗效变化。改为4级疗效评定法，能反映临床实际，使疗效评定更加客观化。

中医论治的优势在于整体和综合。整体就是序列配套的方案。冠心病的中医病机为"阳微阴弦"。阳微即本虚，主要是心气虚损和心阴不足。阴弦即标实，主要是痰浊、瘀血、气滞、寒凝闭阻心络。"急则治标"，注重祛痰、化瘀、理气和温通。分辨寒热，采用喷雾剂剂型。寒证用肉桂为君药，热证用牡丹皮为君药。"缓则治本"，注重补心气和滋心阴，采用口服液剂型。补气以黄芪为君药，滋阴以麦冬为君药。这样，对冠心病的治疗就形成了辨证序列配套的整体方案；综合就是除药疗外，辅以体疗、意疗、食疗等综合措施。这些新思路、新方法，充分发挥中医的论治优势，对提高中医诊治冠心病的疗效颇有助益。

20世纪90年代后期，随着人们生活水平的提高，饮食结构的改变，以及竞争的日益激烈，空气环境的日渐污染，使冠心病的中医证候谱发生重大变化。传统的气虚血瘀或气滞血瘀证类已较少见，而痰浊闭塞证类却大量增加。因此，应当大力提倡冠心病从痰论治。其立法应当从"补气活血"转到"补气祛痰"，从"理气活血"转到"痰瘀同治"上来，采用温胆汤合三参饮化裁的组方。由于切中临床证类，故明显奏效。

新思路滋生新成果。两项攻关课题"心痛气雾剂临床应用与实验研究"和"心痛口服液临床与实验研究"分别获得 1987 年度和 1992 年度国家中医药管理局全国中医药重大科技成果 2 等奖。

新思路凝聚新专著。主编《胸痹心痛证治与研究》23 万字，上海中医学院出版社 1991 年 10 月出版发行;《中医痛证大成》49 万字，福建科学技术出版社 1993 年 10 月出版发行;《现代中医心病学》90 万字，北京科学技术出版社 1997 年 8 月出版发行;《今日中医内科上卷》120 万字，人民卫生出版社 2000 年 1 月出版发行;《中西医结合心血管病手册》37 万字，中医古籍出版社 2001 年 6 月出版发行;《中医心病诊断疗效标准与用药规范》45 万字，北京出版社 2001 年 9 月出版发行。

研制新药　重振中医急诊

中医急诊是中医学的重要内涵，也是制高点的疗效体现。中医急诊有过辉煌的历史，中医两次学术的突破都跟急诊密切相关。张仲景创建中医的辨证论治体系，是从《伤寒论》外感热病上起步的;明清时代"卫气营血"和"三焦"辨证体系的出现也是以"温病"学说为基础。所以中医急诊，无论是理论或临床、疗效或学术都是必须充分重视并努力振兴的学科。

振兴中医急诊要抓好两件事：一是诊疗规范的制订，二是有效新制剂的研制。我领导全国胸痹急症协作组 18 年来致力于办好这两件事。从临床实际出发，经过初稿制订，专家咨询和临床验证，征集意见，试行定稿等各个阶段的认真操作，"胸痹心痛（冠心病心绞痛）中医急症诊疗规范"被收入国家中医药管理局颁布的《中医内科急症诊疗规范第一辑》，于 1990 年 7 月起在全国各级各类中医医院中实施。其他的诊疗规范如"胸痹心悸""胸痹心衰""胸痹心厥"等也已定稿，已申报收入第二辑中。遵循中医辨证论治的原则，以疗效确切，安全稳定为目标，我研制成功3个国家级准字号中药三类新药："补心气口服液""滋心阴口服液"和"心痛舒喷雾剂"，取得了新药证书和3个生产批文，均已由药厂投产面市，收到了明显的效益。为加强对中医药学诊治急重危症的学术和经验的继承发扬，促进中医院急诊科建设和急诊工作的开展，保障中医院急诊科充分体现和系统发挥中医药的优势和特点，国家中医药管理局医政司自1992年起开展了"全国中医院急诊必备中成药"的评审遴选工作，并力图通过行业管理办法，组织推广应用。我作为专家领导小组副组长积极参与，严格评审，公正竞争。1992年第一次评选15个品种，1995年第二次评选40个品种，1997年第三次评选53个品种。这项工作的开展，受到中医临床、中药生产、中药科研界的高度重视、热情支持和普遍赞扬，对中医急诊工作是一次有力的促进和科学的导向。

中医急诊医学是中医临床医学的一门新学科，占有重要的学术地位。为从疗效水平和学术思想上来完善和发展中医急诊医学，由王永炎院士组织编写了我国第一部由中医最高行政主管部门主持，全国百余位专家学者参与编写的、收集病证最多（达153种）的、全书94万字的专著——《中医急诊医学》。我作为第一副主编和统编，历经三年的辛勤耕耘，终于付梓出版，为重振中医急诊事业尽了一份薄力。

团结协作　探索科工联盟

全国胸痹急症协作组是诊治心病急重危症的科研协作攻关实体，在全国各省市已组建14个分组，吸收"二甲"以上中医单位169个，形成了包括东西南北中的较广泛的学术网络，其中教授、主任医师88名，副教授、副主任医师108名，主治医师51名，具有较强的学术攻关实力。1998年又实现了与中华中医药学会内科分会心病专业委员会的学术挂靠，我被推举担任副主任委员兼秘书长，为已经形成的胸痹急症学术网络实施了有力的充值，凝聚了全国诊治心病的大批专家教授，组织了一线的医技人员，收集了最大的信息量，培植了心病诊治的新增长点、交汇点和制高点，为充分发挥中医诊治心病（包括急症）的学术优势打下了坚实的组织基础。

历来大家认为中医心病皆指"心主血脉"，而常常忽略"心藏神明""心为舌苗""心液为汗""心与小肠相表里"等的内涵，使中医心病的面被局限，其特色与优势被削弱。为弥补中医心病学术的这一缺陷，我利用这个学术网络，组织编写了近90万字的《实用中医心病学》，已由人民卫生出版社出版发行，以此促进创建"中医心病学"这一新兴学科，使其学术内涵的覆盖面更加全面确切，有利于心病特色的保持和优势的发挥。

心病学术网络以医疗为主体，具有科技和人才优势。药业公司以工贸为主体，具有资金和管理优势。医学家应当与企业家联手，实现医科药工贸的联盟，以便优势互补，各尽所长，实施多位一体，既为振兴中医急诊医学注入活力，又可适应社会主义市场经济的大潮，并使科研成果及时商品化，获取应有的效益。

在研制开发心病新药，在验证和推广心病急诊必备中成药的进程中，逐步结成并完善这种联盟。有的企业并被吸收为成员单位，成为网络中的一员。科工联盟对于协作攻关走出经费短缺的困境，促使攻关成果的及时商品化及专著的编写出版，运行机制的搞活，凝聚力的提升都能注入了强大的活力，使心病学术网络真正成为新颖而富有生命力的科技攻关实体。

言传身教　完善学术梯队

1982年2月卫生部委托广安门医院举办第5届全国西医脱产学习中医班，我出任教研组长。2年脱产，系统学习和临床实习，共培养西学中学员63名。我开始步入中医教学领域。嗣后在急诊科先后接收全国中医院进修生近20名。受中国中医科学院培训中心委托举办全国中医急诊研修班共3届，学员近200名。参加培训中心举办的全国高级中医讲习班10届和全国名老中医经验继承班6届讲课，学员近600名。参加中华中医药学会举办的各类再教育讲课数十次，学员近千名，等等。我根据20余年的教学经验，编写了一套比较实用的讲义，包括中医急诊、心脑血管病、糖尿病、妇女病、肿瘤等，受到学员们的欢迎和好评。

1992 年起我开始招收硕士研究生和博士研究生。我抓住冠心病诊治的重点，临床与实验同步，采用整体、组织、分子等多层次的研究方法，从事辨证论治，整体和综合方案研究并突出从痰论治，分清虚实。偏虚者，补气祛痰；偏实者，化瘀祛痰。由此开拓了冠心病治疗的新途径，提高疗效，发展学术。

由于中医学具有强烈的临床应用医学特点，所以中医学的教学务必从临床实际出发，切忌纸上谈兵，以免误人子弟。讲课的关键是中医的辨证论治。根据病证的临床特点，结合个人的经验体会讲解，辨证如何"准"，论治如何"活"。在辨证中，客观分析四诊，归纳比较客观的舌诊和脉象的临床运用特点，提出"舍症从脉"，更要"舍症从舌"。总结主症的特异性，剔除某些主症的随意性和多属性。对虚实两大类的辨证采用"病证结合单元组合式分类诊断法"更加切合临床错综的证类和适应临床证类的多变性，达到辨证"准"的目的。在论治中，强调根据中医理论拓展思路，增加治疗手段，总结提高疗效的关键所在。由于思路广，方法多，提高疗效的机遇就明显增加。这套教学方法符合临床实际，使学员学以致用，可以较明显地提升其辨证论治的操作技能。

中医事业的发展需要同人们的共同努力，中医临床疗效的提高更需要同人们的众人拾柴，共同积累。因此在教学中以"无私奉献"的高境界严格要求，非但一丝不苟，更重言传身教，不能保守和留手，要和盘托出，指明差错，毫不保留。长期坚持这种优良的学风，一方面培养了各级各类的中医人才，输送学子，对完善学术梯队起了促进作用，而更有意义的另一方面是增进了师生情谊，共同为中医事业添砖加瓦，其精神财富取之不竭，难能珍贵。

铭记天职　解除患者疾苦

医者身着白大衣，象征一颗纯洁的心，应该视患者为亲人，不是亲人胜似亲人。医者项挂听诊器，显示高度的责任心，诊病务必认真负责，

"救死扶伤"是崇高的天职。40余载的医疗实践,信奉"七分靠养,三分靠治"的宗旨。养者,心理情志之保养。治者,药物膳食之调治矣。面对疾苦中的患者,一视同仁,不分高低贵贱,注重医德;面对万变的疾病,一丝不苟,钻研医术,精于遣方。功夫不负有心人,我在心脏病、脑中风、高血压、肾脏病、呼吸病、胃肠病、关节病、妇女病及肿瘤病中,处方奇特,疗效显著,有所成果。刻于心间的座右铭:"全身心地投入,一切为了患者的康复,一切为了民众的保健!"

60余年的人生,弹指一挥间,回顾著者的经历:在学术上追求创新,事业上追求精品,成果上追求效益,学风上追求实干,处世上追求真诚。逐步登入中医的科学殿堂并立志在这块沃土上耕耘终身。

沈绍功

癸未阳春

谨识于京都崇厚堂

目 录

奇方 60 首奇投

妙药百味妙用

奇方60首奇投

1 止吐方（《伤寒》21首、《金匮》14首）

【原著精要】

呕吐系胃失和降，气逆于上的病证。"呕"指有声有物，"吐"指有物无声，"干呕"指无物有声，又称"哕""啘"，"啘"还指呃逆，发出呃声，"恶心"指欲吐难吐，泛清水，又称"泛恶"，"嗳气"指饱嗝，又称"噫气"。呕吐的诊治详述于《伤寒论》和《金匮要略》，列出有效方剂共35首。

葛根加半夏汤："太阳与阳明合病，不下利，但呕者。"（33条）

外邪内迫阳明而呕逆——发汗解表，降逆止呕。

| 葛 根 12g | 麻 黄 9g | 芍 药 6g | 桂 枝 6g |
| 生 姜 6g | 半 夏 10g | 炙甘草 6g | 大 枣 12枚（擘） |

小青龙汤："伤寒表不解，心下有水气，干呕。"（40条）

表实兼水饮而干呕——外解风寒，内消水饮。

| 麻 黄 9g | 芍 药 9g | 干 姜 9g | 五味子 9g |
| 半 夏 10g | 细 辛 3g | 桂 枝 9g | 炙甘草 9g |

五苓散："中风发热，六七日不解而烦，有表里证，渴欲饮水，水入则吐者，名曰水逆。"（74条）

太阳蓄水重证，水逆而吐——化气行水，兼以解表。

| 猪 苓 2g | 泽 泻 3.3g | 白 术 2g | 伏 苓 2g |
| 桂 枝 1.5g | | | |

共研末，米汤和服6g。

生姜泻心汤："伤寒汗出，解之后，胃中不和，心下痞硬，干噫食臭，胁下有水气，腹中雷鸣，下利者。"（157 条）

胃虚水饮食滞，干噫食臭——和胃消痞，宣散水气。

生 姜 12g	人 参 9g	干 姜 3g	炙甘草 9g
半 夏 10g	黄 连 3g	黄 芩 9g	大 枣 12 枚（擘）

甘草泻心汤："伤寒中风，医反下之，其人下利日数十行，谷不化，腹中雷鸣，心下痞硬而满，干呕，心烦不得安。"（158 条）

脾胃虚痞而干呕——补中和胃，降逆消痞。

炙甘草 12g	黄 芩 9g	半 夏 10g	黄 连 3g
干 姜 9g	大 枣 12 枚（擘）		

黄连汤："伤寒，胸中有热，胃中有邪气，腹中痛，欲呕吐者。"（173 条）

上热下寒，欲呕吐者——清上温下，和胃降逆。

黄 连 9g	干 姜 9g	桂 枝 9g	炙甘草 9g
半 夏 10g	人 参 6g	大 枣 12 枚（擘）	

旋覆代赭汤："伤寒发汗，若吐，若下，解后，心下痞硬，噫气不除者。"（161 条）

胃虚痰阻，呃逆不除——和胃化痰，重镇降逆。

旋覆花 9g	代赭石 3g	人 参 6g	生 姜 15g
半 夏 10g	炙甘草 9g	大 枣 12 枚（擘）	

十枣汤："太阳中风，下利呕逆，表解者，乃可攻之。"（152 条）

悬饮呕逆——峻逐水饮。

芫花、甘遂、大戟等分为散，强人 1.8g，弱者 0.9g，10 枚大枣煎汤送服。

栀子生姜豉汤："发汗吐下后，虚烦不得眠，若剧者，必反复颠倒，心中懊侬……若呕者。"（76 条）

热扰胸膈若呕——清热除烦，降逆止呕。

生 姜 15g	香 豉 15g	栀 子 14 个（擘）

小柴胡汤："伤寒五六日，中风，往来寒热，胸胁苦满，嘿嘿不欲饮食，心烦喜呕。"（96条）

少阳胆热，心烦喜呕——和解少阳，和胃止呕。

| 柴　胡 24g | 黄　芩 9g | 人　参 9g | 半　夏 10g |
| 生　姜 9g | 炙甘草 9g | 大　枣 12枚（擘） | |

柴胡桂枝汤："伤寒六七日，发热，微恶寒，支节烦疼，微呕。"（146条）

太少兼证，节疼微呕——和解少阳，发表止呕。

| 桂　枝 4.5g | 芍　药 4.5g | 黄　芩 4.5g | 生　姜 4.5g |
| 人　参 4.5g | 半　夏 5g | 柴　胡 12g | 炙甘草 3g |

大枣 6枚（擘）

大柴胡汤："太阳病，过经十余日，反二三下之，后四五日，柴胡证仍在者，先与小柴胡；呕不止，心下急，郁郁微烦者，为未解也，与大柴胡汤，下之则愈。"（103条）

少阳兼里实，呕不止，心下急——和解少阳，通下里实。

| 柴　胡 24g | 黄　芩 12g | 芍　药 12g | 半　夏 5g |
| 生　姜 15g | 枳　实 4枚 | 大　枣 12枚（擘） | |

四逆辈："太阴之为病，腹满而吐，食不下。"（273条）

脾虚寒湿，腹满而吐——温中散寒，宜四逆辈。

理中汤（人参、干姜、炙甘草、白术各12g）

四逆汤（炙甘草6g，干姜4.5g，附子1枚）

四逆汤："吐利汗出，发热恶寒，四肢拘急，手足厥冷者。"（388条）

少阴阳衰，吐利厥逆——回阳救逆。

通脉四逆汤："少阴病，下利清谷，里寒外热，手足厥逆，脉微欲绝，身反不恶寒，其人面色赤……或干呕。"（317条）

少阴格阳，面赤干呕——回阳救逆，宣通内外。

| 炙甘草 6g | 大附子 1枚 | 干　姜 12g | 生　姜 6g |

白通加猪胆汁汤："少阴病……利不止，厥逆无脉，干呕烦者。"

（315 条）

少阴戴阳，干呕烦者——回阳救逆，宣通苦降。

葱 白 4 茎　　干 姜 3g　　附 子 1 枚　　猪胆汁 60mL

人 尿 300mL

真武汤："少阴病，二三日不已，至四五日，腹痛，小便不利，四肢沉重疼痛，自下利者，此为有水气……或呕者。"（316 条）

阳虚水泛，上逆于胃——温阳行水，和胃降逆。

茯 苓 9g　　芍 药 9g　　生 姜 24g　　白 术 6g

猪苓汤："少阴病，下利六七日，咳而呕渴，心烦不得眠。"（319 条）

少阴阴虚，水热互结，上逆犯胃——养阴清热，利水降逆。

猪苓、茯苓、泽泻、阿胶、滑石各 3g。

乌梅丸："蛔上入其膈，故烦，须臾复止，得食而呕又烦者，蛔闻食臭出，其人常自吐蛔。"（338 条）

蛔厥得食而呕——寒温兼施，安蛔止呕。

乌 梅 300 枚　　细 辛 18g　　干 姜 30g　　炮附子 18g

黄 连 48g　　当 归 12g　　黄 柏 18g　　蜀 椒 12g

人 参 18g　　桂 枝 18g

蜜丸梧桐子大，服 10 丸，日 3 服。

干姜黄芩黄连人参汤："伤寒本自寒下，医复吐下之，寒格，更逆吐下，若食入口即吐。"（359 条）

下寒上热相格，食入即吐——辛开苦降，寒温并用。

干姜、黄芩、黄连、人参各 9g。

吴茱萸汤："干呕，吐涎沫，头痛者。"（378 条）

肝寒犯胃，浊阴上逆——温肝散寒，降逆止呕。

吴茱萸 20g　　人 参 9g　　生 姜 18g　　大 枣 12 枚（擘）

以上 21 首止吐方均出自《伤寒论》，其常将呕吐列作脾胃主症，大多以半夏、生姜作为主药。

小半夏汤："呕家本渴，渴者为欲解，今反不渴，心下有支饮故也。"

（《痰饮咳嗽病脉证并治》28）

胃停水饮，上逆作呕，呕而不渴——蠲饮止呕，治呕祖方。

半　夏 30g　　生　姜 24g

大半夏汤："胃反呕吐者。"（《呕吐哕下利病脉证治》16）

虚寒胃反，心下痞硬——补虚和胃，润燥降逆。

半　夏 60g　　人　参 9g　　白　蜜 30g

茱萸汤："呕而胸满者"，"干呕，吐涎沫，头痛者"。

虚寒而兼肝逆（《呕吐哕下利病脉证治》8、9）

四逆汤："呕而脉弱，小便复利，身有微热，见厥者，难治。"（《呕吐哕下利病脉证治》14）

大黄甘草汤："食已即吐者。"（《呕吐哕下利病脉证治》17）

胃肠实热，失于和降——清热通腑，和胃降逆。

大　黄 12g　　甘　草 3g

黄芩加半夏生姜汤："干呕而利者。"（《呕吐哕下利病脉证治》11）

邪热内陷，上逆于胃，下迫于肠——清热和中，降逆止利。

黄　芩 9g　　芍　药 6g　　　半　夏 10g　　　生　姜 9g

炙甘草 6g　　大　枣 12 枚（擘）

小柴胡汤："呕而发热者。"（《呕吐哕下利病脉证治》15）

半夏泻心汤："呕而肠鸣，心下痞者。"（《呕吐哕下利病脉证治》10）

寒热结胃，中焦气痞——辛开苦降，调中和胃。

半　夏 9g(洗)　黄　芩 9g　　　干　姜 9g　　　人　参 9g

黄　连 3g　　炙甘草 9g　　　大　枣 12 枚

半夏干姜散："干呕，吐逆，吐涎沫。"（《呕吐哕下利病脉证治》20）

脾阳不足，寒饮犯胃——温阳健脾，降逆止呕。

半夏、干姜等分为散，顿服 6g。

茯苓泽泻汤："胃反，吐而渴欲饮水者。"（《呕吐哕下利病脉证治》18）

中阳不运，停饮胃反——温胃化饮，和胃降逆。

茯　苓 24g　　泽　泻 12g　　甘　草 6g　　　桂　枝 6g

白　术 9g　　　生　姜 12g

橘皮竹茹汤："哕逆者。"（《呕吐哕下利病脉证治》23）

胃虚有热，气逆上冲——清热补虚，和胃降逆。

橘　皮 10g　　竹　茹 10g　　人　参 3g　　　甘　草 6g

生　姜 10g　　大　枣 5 枚（擘）

橘皮汤："干呕，哕，若手足厥者，橘皮汤主之。"（《呕吐哕下利病脉证治》22）

胃寒气闭，失于和降——通阳除厥，和胃降逆。

橘　皮 10g　　　生　姜 24g

生姜半夏汤："病人胸中似喘不喘，似呕不呕，似哕不哕，彻心中愦愦然无奈者。"（《呕吐哕下利病脉证治》21）

寒饮搏结，气机受阻——辛散寒饮，舒展阳气。

半　夏 24g　　　生姜汁 48g

小冷，分四服。

猪苓散："呕吐而病在膈上，后思水者，解，急与之。"（《呕吐哕下利病脉证治》13）

饮停膈上，呕吐思水——健脾利水。

猪苓、茯苓、白术各等分为散，每服 6g。

以上 14 首止吐方出自《金匮要略·呕吐哕下利病脉证治》和《金匮要略·痰饮咳嗽病脉证并治》。《金匮要略》第一次提出"胃反"证，系胃气虚寒，上逆而吐，即朝食暮吐，暮食朝吐，"其病难治"。《金匮要略》还主张不可见吐止吐，有时不止吐反而有利，如"呕家有痈脓，不可治呕"，"病人欲吐者，不可下之"。

张仲景所列 35 首止吐方，方简药精，具有鲜明的辨证针对性，充分显示经方的特色，不失为后世组方的典范。呕吐、干哕以致恶心、嗳气等消化症，总因胃失和降，气逆于上所致。治疗以和胃降逆为大法，投半夏、生姜为主药，其祖方便是"小半夏汤"，所谓治"诸呕吐，谷不得下者"。小半夏汤由半夏和生姜 2 味组成，如果胃中寒饮更甚，上下两焦的气机被阻，胸阳不得舒展而心中烦闷，宜减半夏1/5用量，生姜用量倍增，并取汁，小冷，分4次冲服，使胃中寒饮渐渐消散，便成"生姜半夏汤"；虚寒胃反，上逆便燥则以人参补虚，白蜜润燥，组成"大半夏汤"。虚寒而夹肝气上逆，吐涎头痛者，则入苦温的吴茱萸，成为"吴茱萸汤"，《金匮要略》称作"茱萸汤"。邪热上逆于胃，下迫于肠，干呕而利者，加黄芩，成为"黄芩加半夏生姜汤"；外邪内迫阳明，但呕不下利者，伍入桂枝汤和葛根，方名"葛根加半夏汤"。上热下寒，腹痛欲吐者，以黄连清热，人参、干姜、桂枝祛寒，半夏止呕，成为"黄连汤"；寒热相格，食入即吐，加入黄芩，去桂枝、半夏等，组成"干姜黄芩黄连人参汤"。饮停膈上，呕吐思水，投"猪苓散"；中阳不运，饮停而频吐者，伍入温胃化饮的桂枝、生姜，成为"茯苓泽泻汤"；阴虚水热互结者，去白术，伍阿胶而成"猪苓汤"。此外，如泻心汤类、四逆辈、青龙类、柴胡类等等均在有关条目中详述，此处不再重复。

总之，张仲景组方，首先是"对证"，辨证十分精当。其次是"少而重"，药味不多，药量较宏，力挽病证。经方派的特色，应当为后人所效仿。

【原著详解】

张仲景在《伤寒论》中将呕吐列作脾胃主症，总因胃失和降，气逆于上所致。治疗以和胃降逆为大法，投半夏、生姜为主药，其祖方便是"小半夏汤"，所谓治"诸呕吐，谷不得下者"，组方21首；《金匮要略》设专篇详述呕吐和哕，组建14首效方。本书解读祖方"小半夏汤"，以点带面，详细了解张仲景《伤寒》《金匮》35首止吐方剂。仲景所创该方，对于后世治疗痰饮呕吐或胃气上逆证具有重要的临床指导意义，已成为祛痰化饮或和胃降逆止呕的常用配伍组合。

（1）方剂溯源

小半夏汤，出自张仲景《金匮要略》，为理气剂。由半夏、生姜两味组成。功用：化痰散饮，和胃降逆。主治：痰饮呕吐证。症见呕吐痰涎，口不渴，或干呕呃逆，谷不得下，小便自利，舌苔白滑。

（2）处方解析

一是方证病机。本方证因痰饮停于心下，胃气失于和降所致。痰饮停于胃，胃失和降则呕吐，谷不得下。呕多必津伤致渴，渴者为饮随呕去，故为欲解；若呕反不渴，是支饮仍在心下之故。治宜化痰散饮，和胃降逆。

二是方剂释义。方中半夏辛温，归脾胃经，既燥湿化痰涤饮，又降逆和中止呕，是为君药。《药性论》则载半夏可"消痰涎，开胃健脾，止呕吐，去胸中痰满"。生姜辛温，为呕家之圣药，降逆止呕，又温胃散饮，且制半夏之毒，是臣药又兼佐药之用。二药相配，使痰去饮化，逆降胃和而呕吐自止。

（3）药理研究

本方具有抑制刺激胃黏膜引起的呕吐、抑制小鼠小肠蠕动、降低小鼠血浆 MTL（胃动素）水平的作用，且能明显降低化疗大鼠 24 小时摄食高岭土量，减少小肠黏膜 5-HT 表达，提示小半夏汤可以抑制化疗性异食癖，具有防治化疗性恶心呕吐的作用，其效用机制与抑制小肠 5-HT 释放有关。

（4）注意事项

一是本方煎煮用法，是"以水七升，煮取一升半，分温再服"。二是本方辛温，忌羊肉汤。

（5）临证心悟

一是辨证要点。本方临床应用以呕吐不渴，苔白滑为辨证要点。

二是临床应用。本方常用于胃炎、内耳眩晕症及化疗后所致的胃肠反应等属痰饮呕吐者。如见脾胃虚寒，加附子、干姜、丁香、吴茱萸温胃散寒；胃火上逆，加山栀、黄芩、竹茹清热泻火；饮食积滞，加山楂、神曲消食导滞；胃阴不足，加沙参、麦冬、石斛、芦根、枇杷叶滋阴和胃。

三是临证体会。张仲景在《金匮要略·呕吐哕下利病脉证治》里直接说："诸呕吐，谷不得下者，小半夏汤主之。"也正是如此，小半夏汤逐渐成了后世医家手里的"止呕祖方"。但在临床实际运用中，毕竟还是受到药味较少的限制，不足以完全担负起调理脾胃气机的重任，只有辨证加味，才能呕停吐止。

2 健脾祖方四君汤类

【原著精要】

四君子汤，出自宋代《太平惠民和剂局方》，由人参、白术、茯苓、炙甘草四味组成。专治脾胃中虚，运化不健的气短乏力，食少便溏，舌淡脉细之证。

方中以人参甘温补中为君药，常以 3 ~ 5g 另煎兑服，白术健脾燥湿为臣药，一般炒用 10g，茯苓健脾渗湿为佐，可用到 15g，炙甘草缓中为使（因有人参、白术之甘，常常去用）。四君子汤健脾补气作用明显，临床凡见气虚证候均可加味应用，特别是治疗胃炎、溃疡病、胃肠功能紊乱、消化不良等属气虚证类有效，可称为健脾补气之祖方。

宋·钱乙所撰《小儿药证直诀》中加陈皮一味（可用到 15g），名为"异功散"，加强理气和胃之力，尤消脘胀，可治脾虚纳少，胸脘痞胀证。明·虞抟所撰《医学正传》中再加半夏（用法半夏 10g）、姜枣（可去用），名为"六君子汤"，加强温化痰湿之力，尤治脾虚痰湿的咳痰，呕逆证。宋代《太平惠民和剂局方》中再加木香（用 10g）、砂仁（用 10g，后下）、生姜（用 3g），名为"香砂六君子汤"，加强理气散寒之力，可治脾胃虚寒，痰饮中阻，痞痛吐泻证，特别是溃疡病，慢性腹泻和妊娠恶阻；其书以四君子汤加扁豆（用 10g）、黄芪（用生黄芪 10g）、藿香（用叶 10g），名为"六神散"或"加减四君子汤"，加强健脾消食除湿之力，用于调理脾胃，可治纳差吐泻证，酌量后特别治疗小儿乳食失调，疳积低热，吐泻不止证。明·王肯堂撰《证治准绳》，以四君子汤加葛根（生葛根 10g）、木香（用 10g）、藿香（用叶 10g），名为"七味白术散"，除健脾和胃之外，还增清热生津之力，专治脾虚纳少，发热口渴证。

【原著详解】

（1）方剂溯源

四君子汤，出自宋代《太平惠民和剂局方》，为补益剂。由人参、白术、茯苓、炙甘草四味组成。功用：益气补中，健脾养胃。主治：脾胃气虚证。症见面色萎白，语声低微，气短乏力，食少便溏，舌淡苔白，脉虚弱。本方平和，温而不燥，补而不峻，犹如君子有（冲）和之德，中庸之道，故得名"四君子"。本方为治疗脾胃气虚证的常用方，亦是补气的基础方，后世众多补脾益气方剂多从此方衍化而来。

（2）处方解析

一是方证病机。本方证由脾胃气虚，运化乏力所致。脾胃为后天之本，气血生化之源，脾胃气虚，健运失职，胃纳不振，则饮食减少；湿浊内生，故大便溏薄；脾主肌肉，脾胃亏虚，肢体失养，故四肢乏力；气血生化不足，血不足不荣于面，而见面色萎白；脾为肺之母，脾气一虚，则肺气亦虚，故见气短、语声低微；舌淡苔白，脉虚弱皆为中焦脾胃气虚之象。正如《医方考》所说："夫面色萎白，则望之而知其气虚矣。言语轻微，则闻之而知其气虚矣。四肢无力，则问之而知其气虚矣。脉来虚弱，则切之而知其气虚矣。"治宜补益脾胃之气，以复其运化受纳之功。

二是方剂释义。方中人参甘温益气，健脾养胃，能大补脾胃之气，故为君药。臣以苦温之白术，健脾燥湿，与人参相须为用，益气助运之力更强；佐以甘淡之茯苓，健脾渗湿，苓、术相配，则健脾祛湿之功益著。炙甘草益气和中，既可加强人参、白术益气补中之力，又能调和诸药，故为使药。四药配伍，重在健补脾胃之气，兼司运化之职，且渗利湿浊，共奏益气健脾之功。

（3）药理研究

本方具有调节胃肠运动的作用，既能抑制胃肠推进运动，减轻腹泻；

又能使运动降低的小肠恢复正常，减轻胃液分泌，降低其 pH，有利于胃肠溃疡的愈合。且能提高胃蛋白酶活性，改善消化吸收功能，增加红细胞、血红蛋白、网织红细胞数而促进机体的造血功能。此外，还具有增加免疫功能、促进代谢、护肝、增强垂体－肾上腺皮质系统功能、抗肿瘤与抗突变、改善微循环、抗血小板聚集、延缓衰老、抗应激反应等作用。

（4）注意事项

一是脾胃湿热者慎用。二是白术炒用可增强补气健脾止泻作用。

（5）临证心悟

一是辨证要点。临床应用以面白食少，气短乏力，舌淡苔白，脉虚弱为辨证要点。

二是临床应用。本方常用于慢性胃炎、胃及十二指肠溃疡、肠易激综合征等属脾胃气虚者。若呕吐者，加半夏以降逆止呕；胸膈痞满者，加枳壳、陈皮以行气宽胸；心悸失眠者，加酸枣仁以宁心安神；兼畏寒肢冷、脘腹疼痛者，加干姜、附子以温中祛寒。

3　补肾效方地黄汤类

【原著精要】

地黄汤（丸）又名六味地黄丸。出自宋·钱乙所撰《小儿药证直诀》，由熟地黄、山萸肉、干山药、泽泻、牡丹皮、白茯苓六味组成。滋补肾阴，专治肾阴不足，虚火上炎的五心烦热，腰酸头晕，咽干耳鸣，盗汗遗精，苔净质红，脉沉细数。

组方三补三泻。熟地黄滋补肾阴（用生地黄补而不腻，10～15g），山药滋补脾阴（用10g），山萸肉滋补肝阴（以黄精代之，肝脾兼顾且价廉，用10g）。补中有泻，泽泻10g清泻肾火防熟地黄之滋腻；云苓10g淡渗脾湿，助山药之益脾，温中有清；牡丹皮10g清泻肝火，制山萸肉之温。六味地黄丸本从《金匮要略》的肾气丸减温燥的桂附而成，原治小儿发育不良的"五迟"证，现今广泛用于肾阴不足证，特别治疗糖尿病、慢性肾炎、肺结核、高血压病、神经衰弱、功能性子宫出血、甲状腺功能亢进等属肾亏证类，为补肾之效方。

东汉张仲景所撰《金匮要略》中方，还有桂枝、附子两味，名为"肾气丸"或称"金匮肾气丸"，又称"附桂八味丸"，加强温补肾阳之力，成为肾阳不足证类的代表方。宋·严用和撰《济生方》，以桂枝易官桂，再加车前子（用车前草30g）、川牛膝（用15g），名为"济生肾气丸"，除温阳外，增强利水之力，而治阳虚水肿之证；《济生方》在肾气丸中增鹿茸（用散剂1～3g冲服）、五味子（用10g），名为"十补丸"，主治肾阳衰微，腰酸面黑，足冷且肿，形瘦神疲之证。清·杨乘六辑《医宗己任编》，以六味地黄丸加五味子，名为"七味都气丸"，简称"都气丸"，以五味子酸敛纳气而治肾阴不足，肾不纳气的喘息难卧证。清·吴谦等编《医宗金鉴》，以六味地黄丸加知母、黄柏（各用10g），名为"知柏地黄丸"，增强清降相火之力，善治阴虚火旺诸证。清·董西园撰《医级》，以六味地黄丸加枸杞子、菊花（各用10g），名为"杞菊地黄丸"，增加养肝明目之力，善治水不涵木诸证。六味地黄丸加麦冬、五味子（各用10g），名为"麦味地黄丸"，增加润肺清肺之力，善治肺肾阴虚，劳热咯血诸证；加当归、白芍（各用10g），名为"归芍地黄丸"，增加柔肝之力，善治肝肾阴虚，胁痛眩晕诸证；加人参（3g另煎兑服）、麦冬（用10g），名为"参麦地黄丸"，增加补气养阴之功，善治气阴两虚，久咳喘息诸证；加菖蒲（用石菖蒲10g）、磁石（用10g）、五味子（用5g），名为"耳聋左慈丸"，增加通窍之力，善治肾虚耳鸣。明·张介宾著《景岳全书》，以六味地黄丸去泽泻、牡丹皮，加枸杞子（用10g）、炙甘草（用5g），名为"左归饮"，既补真阴，又养肝血，组成滋肾养肝益脾之方，为单纯"壮水之剂"，适治肾肝脾三阴之虚，腰酸遗泄，口渴欲饮，咽燥盗汗，舌质光红，脉象细数之证。《景岳全书》还有"左归丸"组方，除用三补的熟地黄、山药、山茱萸之外，还加枸杞子、川牛膝、菟丝子、鹿角胶和龟板胶，其滋补之力大增，为培补元阴，填充精血之剂，适于精髓亏虚，津液枯涸之证；《景岳全书》还以"肾气丸"去三泻（牡丹皮、泽泻、云苓），加入枸杞子10g，生杜仲10g，炙甘草3g，组成"右归饮"，其温补之力更大，专治命门火衰证。右归饮去炙甘草，加菟丝子、鹿角胶、当归，名为"右归丸"，温补之力更强，尤治年迈久病的火衰证，如畏寒肢冷，气衰神疲，腰膝酸软，阳痿滑泄诸证。

【原著详解】

（1）方剂溯源

地黄汤（丸）又名六味地黄丸，出自宋·钱乙所撰《小儿药证直诀》，是从《金匮要略》的肾气丸减去桂枝、附子而成，原名"地黄丸"，用治肾怯诸证。《小儿药证直诀笺正》说"仲阳意中，谓小儿阳气甚盛，因去桂附而创立此丸，以为幼科补肾专药"，为补益剂。由熟地黄、山萸肉、干山药、泽泻、牡丹皮、白茯苓六味组成。功用：滋阴补肾。主治：肾阴虚证。症见腰膝酸软，头晕目眩，耳鸣耳聋，盗汗，遗精，消渴，骨蒸潮热，手足心热，口燥咽干，牙齿动摇，足跟作痛，小便淋沥，以及小儿囟门不合，舌红少苔，脉沉细数。

（2）处方解析

一是方证病机。本方原为小儿禀赋不足之"肾怯失音，囟门不合，神不足"而设，后世用于肾阴精不足之证。肾为先天之本，真阴之所在，主骨生髓，齿为骨之余，肾阴精不足，骨髓不充，腰府失养，故腰膝酸软无力，牙齿动摇，小儿囟门不合；脑为髓之海，肾精不足，不能生髓充脑，则髓海空虚，而病头晕目眩，耳鸣耳聋；肾藏精，为封藏之本，阴精亏虚，相火内扰，封藏不固，加之阴不制阳，相火妄动而病遗精盗汗、潮热消渴、手足心热、口燥咽干等。治宜滋补肾之阴精为主，兼以清降虚火，即王冰所谓"壮水之主，以制阳光"。

二是方剂释义。方中重用熟地黄，味甘纯阴，主入肾经，长于滋阴补肾，填精益髓，为君药。山茱萸补养肝肾，并能涩精，取"肝肾同源"之意；山药双补脾肾，既补肾固精，又补脾以助后天生化之源，共为臣药。三药配合，肾肝脾三阴并补，是为"三补"，但熟地黄用量是山萸肉与山药之和，故仍以补肾为主。泽泻利湿而泻肾浊，并防熟地黄之滋腻；茯苓健脾渗湿，并助山药之健运，与泽泻共泻肾浊，助真阴得复其位；牡丹皮清泄虚热，并制山萸肉之温涩。三药称为"三泻"，均为佐药。本方六味合用，三补三泻，其中补药用量重于"泻药"，是以补为主；肝脾肾三脏兼顾，以滋肾阴为主；补中寓泻，以泻助补。本方是补肾填精之基础方。

（3）药理研究

本方具有增强机体免疫功能，促进诱生干扰素，有抗肿瘤和抗细胞突变作用，能减轻和对抗化疗药物的副作用，有延缓衰老、降血糖、降血脂、降血压、抗动脉粥样硬化、改善血流动力学、抗应激反应和抗疲劳作用。此外，本方还具有抗心肾缺血、抗心律失常、增强性功能、保肝、促进肾上腺皮质功能、修复牙周组织损伤及治疗甲亢、肾炎、无菌性炎症等多方面的作用。

（4）注意事项

一是本方药性平稳，适宜长服。二是本方虽有山药、茯苓之补脾助运，但毕竟熟地黄味厚滋腻，有碍运化，故脾虚腹胀，食少便溏者应当慎用。正如沈师妙用生地黄易熟地黄，补而不腻。

（5）临证心悟

一是辨证要点。临床应用以腰膝酸软，头晕目眩，口燥咽干，舌红少苔，脉沉细数为辨证要点。

二是临床应用。本方常用于慢性肾炎、高血压病、糖尿病、肺结核、肾结核、甲状腺功能亢进、中心性视网膜炎、无排卵性功能性子宫出血、更年期综合征等属肾阴虚弱为主者。若虚火明显者，加知母、玄参、黄柏等以加强清热降火之功；兼脾虚气滞者，加白术、砂仁、陈皮等以健脾和胃；烘热汗出者，加醋鳖甲、生牡蛎以滋阴敛汗；大便干者，加当归、白菊花、火麻仁以润肠通便。

4　养血良方四物汤类

四物汤出自宋代《太平惠民和剂局方》，由熟地黄、当归、白芍、川芎四味组成。补血调经，专治营血虚滞的眩晕惊惕，面白耳鸣，唇爪无华，以及妇女经少，闭经痛经，舌淡，脉细。

方中熟地黄填精养血为君药（现用生地黄10g，防滋腻），当归补血养肝为臣（用全当归10g），白芍和营柔肝为佐（用10g），川芎活血行滞为使（用10g以下）。四物汤本从《金匮要略·妇人妊娠病脉证并治》篇中，治妇人漏下的"胶艾汤"去阿胶、艾叶、甘草三味化裁而成，是妇科调经的基本方，治疗月经不调、子宫内膜炎、附件炎、子宫发育不全等血虚证类，至今已引申到治疗内科诸疾而见血虚证类，故为养血良方。

明·薛己撰《正体类要》，以四君子汤合四物汤加姜枣而成"八珍汤"，成为气血双补的代表方，用治气血双亏的心悸气短，面白倦怠，眩晕纳差，舌质淡脉弱诸证；明·张介宾著《景岳全书》再加益母草（可用10g）制成丸剂，名为"八珍益母丸"，专治妇女月经不调，腰酸带下，属气血双亏证类；将八珍汤去茯苓，加黄芪（用生黄芪15g）、川续断（可用15g）、黄芩（可用10g）、砂仁（用5g，后下）和糯米，名为"泰山磐石散"，专治妇女气血双亏，先兆流产；宋代《太平惠民和剂局方》在八珍汤内加入黄芪（用生黄芪15g）、肉桂（用5g），名为"十全大补汤"，既增补气之力，又加温肾之效，可治气血双亏而兼肾阳不足的虚劳喘咳，遗精崩漏，形寒尿频，腰膝酸软诸证。

【原著详解】

（1）方剂溯源

四物汤，出自宋代《太平惠民和剂局方》，为补益剂。最早记载于唐朝蔺道人著的《仙授理伤续断秘方》，被用于外伤瘀血作痛。由熟地黄、当归、白芍、川芎四味组成。功用：补血和血。主治：营血虚滞证。症见头晕目眩，心悸失眠，面色无华，或妇人月经不调，量少或经闭不行，脐腹作痛，口唇、爪甲色淡，舌淡，脉细弦或细涩。本方是补血调经的基础方。

（2）处方解析

一是方证病机。本方证由营血亏虚，血行不畅，冲任虚损所致。营血不足，不能上荣，故头晕目眩；心主血，藏神，血虚则心神失养，故心悸失眠；营血亏虚，则面部、唇舌、爪甲等失于濡养，故色淡无华；妇人肝血不足，冲任虚损，加之血行不畅，则月经不调，可见月经量少、色淡，或前或后，甚或经闭不行等症；血虚则血脉无以充盈，血行不畅易致血瘀，故见脐腹疼痛；脉细涩或细弦为营血亏虚，血行不畅之象。治宜补养营血为主，辅以调畅血脉。

二是方剂释义。方中熟地黄甘温味厚质润，入肝肾经，长于滋养阴血，补肾填精，为补血要药，故为君药。当归甘辛温，归肝心脾经，为补血良药，兼具活血作用，且为养血调经要药，用为臣药。白芍养血敛阴，与熟地黄、当归相协则滋阴补血之力更著，又可缓急止痛；川芎活血行气，与当归相协则行血之力益彰，又使补血而不滞血，营血调和，共为佐药。四药配伍，共奏补血调血之功。方中以熟地黄、白芍阴柔补血之品（血中血药）与辛香之当归、川芎（血中气药）相配，动静相宜，补血而不滞血，行血而不伤血，温而不燥，补血调血。

（3）药理研究

本方具有纠正贫血，抗放射线损伤，抗血小板聚集，抗血栓形成，改善血液的高黏状态；抗缺氧，抗自由基损伤，延缓衰老；抑制肉芽增殖，抑制子宫活动，调节免疫功能，减轻基因损伤，增加血红蛋白，补充微量元素、磷脂、维生素等作用。

（4）注意事项

一是对于阴虚发热，以及血崩气脱之证，则非所宜。二是方中熟地黄滋腻，当归滑润，故湿盛中满，大便溏泄者忌用。

（5）临证心悟

一是辨证要点。临床应用以头晕心悸，面色无华，唇甲色淡，舌淡，脉细为辨证要点。

二是临床应用。本方常用于妇女月经不调、胎产疾病、荨麻疹，以及过敏性紫癜等属营血虚滞者。若兼气虚者，加人参、黄芪，以补气生血；以血滞为主者，加桃仁、红花，白芍易为赤芍，以加强活血祛瘀之力；血虚有寒者，加肉桂、炮姜、吴茱萸以温通血脉；血虚有热者，加黄芩、牡丹皮，熟地黄易为生地黄，以清热凉血；妊娠胎漏者，加阿胶、艾叶以止血安胎。

三是临证体会。四物汤方中诸药剂量原为等分，临床应用时须因证而制，川芎量宜小，应为当归之半，以之补血行血，熟地黄补阴补血之力强，但较为滋腻，临床上常用生地黄易熟地黄，凉血养阴，补而不腻。

5 通腑首方承气汤类

承气汤类原出自东汉张仲景著《伤寒论》。以消痞的枳实（用枳壳10g代之）除脘腹痞塞闷堵；除满的厚朴（可用10g）除脘腹胀满；润燥的芒硝（用10g，后下）除肠内燥结，腹部坚硬，苔燥无津；攻实的大黄（用制大黄10g）除肠内宿食积屎。四味组合成各类承气汤，成为通腑的首方。

"大承气汤"主治阳明腑实证，如高热昏厥、狂躁便秘、苔黄厚燥、脉滑实疾等症，因属痞、满、燥、实俱全之阳明热结重证，故四味全用，成为寒下剂的代表方，用于急腹症、湿毒内结、癫狂、痉病、痢疾、术后腹胀便秘等均有良效。"小承气汤"主治胸腹胀满、烦躁谵语、溲赤便秘或热结旁流、舌苔黄厚、脉象沉滑等症，系痞、满、实俱而未燥结的阳明热结轻证，故不用芒硝，且减枳、朴用量，成为清热泻火，宽中行气之剂。"调胃承气汤"主治胃肠积热、口渴便秘、腹满拒按、舌苔黄腻、脉象滑数等症，系阳明燥热内结而无痞满之证，故不用枳、朴，加入甘草缓中，成为缓下之剂。《金匮要略·腹满寒疝宿食病脉证》篇，以小承气汤重用厚朴，名为"厚朴三物汤"，增强行气除满之力，改变小承气汤重用大黄意在攻实，专治腹部满痛而大便不通证。厚朴三物汤合桂枝汤去芍药，便成"厚朴七物汤"，此时虽有表证但发热已经10日，转向里证而见腹满不痛，系太阳表邪未解而见阳明腑实，应表里双解，桂枝汤解表和营，厚朴三物汤行气除满。

后世对承气汤类更有发挥，如清·吴鞠通著《温病条辨》，以增液汤（生地黄、玄参、麦冬各 10g）加大黄（用制大黄 10g）、芒硝（用 5g，后下），名为"增液承气汤"，一面增液行舟，一面通便泄热，专治阴亏热结的便秘证。以增液汤加大黄、芒硝、甘草（用生甘草 3g）、人参（用 3g 另煎兑服）、当归（用 10g）、生姜（用 3g）、海参（用湿海参 20g），名为"新加黄龙汤"，专治气阴两虚，腑实便秘的口干咽燥、气短乏力、腹满纳差、苔黄脉弱诸症；以硝、黄加生地黄（用 10g）、赤芍（用 15g）、黄柏（用 10g）、黄连（用 5g）组成"导赤承气汤"，清心泻火，专治大小肠燥实热壅，小便赤痛，烦渴便秘证；明·陶华撰《伤寒六书》，以大承气汤加人参、当归、桔梗（用 10g），再加姜、枣、草，名为"黄龙汤"，专治正虚腑实证，既以大承气汤寒下（芒硝不后下），又以参、归气血双补，再以桔梗宣肺通腑，姜、枣、草和胃气，调诸药，成为扶正泻下之剂。清·俞根初等著《通俗伤寒论》，以白虎汤合调胃承气汤，名为"白虎承气汤"，既清气分热，又泻肠中燥实，专治胃热肠实证。

【原著详解】

（1）方剂溯源

大承气汤，出自东汉张仲景著《伤寒论》，为泻下剂。由大黄、芒硝、枳实、厚朴四味组成。功用：峻下热结，行气导滞。主治：一是阳明腑实证。症见大便不通，频转矢气，脘腹痞满，腹痛拒按，按之则硬，甚或潮热谵语，手足濈然汗出，舌苔黄燥起刺，或焦黑燥裂，脉沉实。二是热结旁流证。症见下利清水，色纯青，其气臭秽，脐腹疼痛，按之坚硬有块，口舌干燥，脉滑实。三是里热实证之热厥、痉病或发狂等。本方峻下热结，承顺胃气之下行，故名"大承气"。吴鞠通《温病条辨》说："承气者，承胃气也……曰大承气者，合四药而观之，可谓无坚不破，无微不入，故曰大也。"本方为治疗阳明腑实证的基础方，又是寒下法的代表方。

（2）处方解析

一是方证病机。本方为治阳明腑实证的主方。其成因系由伤寒之邪内传阳明之腑，入里化热，或温病邪入胃肠，热盛灼津，燥屎乃成，邪热与肠中燥屎互结成实所致。实热内结，胃肠气滞，腑气不通，不通则痛，故大便秘结、频转矢气、脘腹痞满胀痛；燥屎结聚肠中，则腹痛拒按，按之坚硬；里热炽盛，上扰神明，故谵语；四肢皆禀气于阳明，阳明经气旺于申酉之时，热结于里，郁蒸于外，故潮热、手足濈然汗出；舌苔黄燥或焦黑燥裂，脉沉实，是热盛津伤，燥实内结之征。热结旁流证，乃燥屎坚结于里，胃肠欲排不能，逼迫津液从燥屎之旁流下所致。热厥、痉病、发狂等，皆因实热内结，或气机阻滞，阳气受遏，不能外达于四肢；或热盛伤津劫液，筋脉失养而挛急；或胃肠灼热上扰心神，神明昏乱等所造成。证候表现虽然各异，然其病机则同，皆是里热结实之重证。法当峻下热结，急下存阴，釜底抽薪。

二是方剂释义。方中大黄苦寒通降，泄热通便，荡涤胃肠实热积滞，是为君药。芒硝咸寒润降，泄热通便，软坚润燥，以除燥坚，用以为臣。硝、黄配合，相须为用，既可苦寒泻下，又能软坚润燥，泄热推荡之力颇猛。《古今名医方论》曰："芒硝先化燥屎，大黄继通地道。"实热内阻，腑气不行，故佐以厚朴下气除满，枳实行气消痞。合而用之，既能消痞除满，又使胃肠气机通降下行以助泻下通便。本方寒性泻下药大黄、芒硝与行气消积药枳实、厚朴相配，既能消痞除满，又能使胃肠气机通降下行，以增强泻下通便之力。四药合用，共奏峻下热结之功。

（3）药理研究

本方可调节胃肠激素分泌，促进肠道蠕动，缓解肠道压力，有助排便，还有显著的调整肠道菌群、抑制血清内毒素、降低炎性细胞因子、解热、抗感染、抗炎、保肝、提高机体免疫力的作用，对大鼠胰腺纤维化具有明显的改善作用；同时，能减少活化凋亡蛋白酶3的表达，阻止神经元的凋亡，也具有一定的促进血肿吸收的作用。

（4）注意事项

本方为泻下峻剂，一是凡气虚阴亏、燥结不甚者，以及年老体弱者均应慎用。二是孕妇禁用。三是注意中病即止，以免耗损正气。四是先煎厚朴、枳实，大黄后下，芒硝溶服。因大黄生用后下则泻下之力峻，久煎则泻下之力缓，正如《伤寒来苏集·伤寒附翼》所说"生者气锐而先行，熟者气钝而和缓"。

（5）临证心悟

一是辨证要点。临床应用以痞、满、燥、实四症，舌红苔黄，脉沉实为辨证要点。

二是熟记四症。大承气汤主治"痞、满、燥、实"四症。所谓"痞"，即自觉胸脘闷塞不通，有压重感；"满"，是脘腹胀满，按之有抵抗感；"燥"，是肠中燥屎，干结不下；"实"，是实热内结，腹痛拒按，大便不通或下利清水而腹痛不减，以及潮热谵语、脉实等。

三是临床应用。本方常用于急性单纯性肠梗阻、粘连性肠梗阻、蛔虫性肠梗阻、急性胆囊炎、急性重型肝炎、急性胰腺炎、幽门梗阻，以及某些热性病过程中出现高热、神昏谵语、惊厥、发狂而见大便不通、苔黄、脉实者。若兼气虚者，宜加党参、生黄芪以补气，以防泻下气脱；兼阴津不足者，宜加玄参、生地黄等以滋阴润燥；兼血虚者，加火麻仁、当归、何首乌等以润肠通便；若腑实兼见至夜发热，舌质紫，脉沉涩等血瘀证，宜加桃仁、赤芍、当归等以活血化瘀，促进气血流通，消除积滞瘀血；气滞者用大剂量莱菔子、槟榔、乌药行气除胀；便秘干结如羊屎状，加火麻仁、柏子仁、瓜蒌仁润肠通便。

6 清气主方白虎汤类

白虎汤原出自东汉张仲景著《伤寒论》。由知母、生石膏、炙甘草、粳米四味组成。清热生津，专治阳明经热的"四大"症，即大热、大汗、大烦渴、脉洪大，加之舌质红，苔黄燥。

方中以生石膏为君药（打碎用30g），辛甘大寒，清泄肺胃实热。知母为臣药（用10g），既清热又润燥。甘草（用3g）、粳米（以生薏苡仁10g代），和胃保津，共为佐使药。白虎汤为清气分大热的主方，治疗乙脑、伤寒等急性传染病以及中暑消渴、风湿热痹、癌性发热、龈肿便结诸证有效。

《伤寒论》中本方加人参，名为"白虎加人参汤"，也称"人参白虎汤"，增其补益气阴之力，可治白虎汤证而见燥渴不止，汗多乏力，脉浮大无力的气津两伤证，此时最宜用西洋参3～5g另煎兑服。《金匮要略》中本方加桂枝，名为"白虎加桂枝汤"，也称"桂枝白虎汤"，可治白虎汤证而兼营卫不和，汗出畏风，关节肿痛，苔白脉弦者。宋·朱肱撰《类证活人书》，以本方加苍术，名为"白虎加苍术汤"，也称"苍术白虎汤"，可治白虎汤证兼湿困苔腻的风湿热、湿温证等。清·俞根初撰《通俗伤寒论》以白虎汤加柴胡、黄芩、天花粉、鲜荷叶，名为"柴胡白虎汤"，可治寒热往来，寒轻热重，心烦汗出，口渴引饮，脉弦有力。

【原著详解】

（1）方剂溯源

白虎汤，出自东汉张仲景著《伤寒论》，为清热剂。由生石膏、知母、炙甘草、粳米四味组成。功用：清热生津。主治：气分热盛证。症见壮热面赤，烦渴引饮，汗出恶热，舌红苔黄燥，脉洪大有力。本方原为治阳明经证的主方，又为后世温病学家治气分热盛的代表方剂。

（2）处方解析

一是方证病机。凡伤寒化热内传阳明之经，或外感寒邪入里化热，或温邪由卫及气，皆能出现本证。里热炽盛，故壮热不恶寒；胃热津伤，欲饮水自救，乃见烦渴引饮；里热蒸腾，逼津外泄，则汗出；脉洪大有力为热盛于经所致。气分热盛，但未致阳明腑实，故不宜攻下；热盛津伤，又不能苦寒直折，唯以清热生津法最宜。

二是方剂释义。方中生石膏，辛甘大寒，入肺胃二经，辛能透热，寒能胜热，故能外解肌肤之热，内清肺胃之火，甘寒相合，又能生津止渴，故重用为君。臣药知母，苦寒质润，一以助石膏清肺胃之热，二以滋阴润燥救已伤之阴津。石膏与知母相须为用，可增强清热生津之功。佐以粳米、炙甘草益胃生津，亦可防止大寒伤胃。炙甘草兼调和诸药为使。四药相配，共奏清热生津，止渴除烦之功，使其热清津复，诸症自解。本方取甘寒之石膏与苦寒润之知母相配，君臣相须，使清热生津之力倍增。另外，寒凉的石膏、知母配伍补中护胃的甘草、粳米，以防寒凉伤中之弊，并使药气留连于胃，祛邪而不伤正。

（3）药理研究

本方有明显的解热作用，临床对多种高热患者投以大剂量白虎汤有顿挫热势之力，还可抑制出汗和烦渴感；能提高机体免疫，增强腹腔巨噬细胞的吞噬功能，同时能提高血清溶菌酶的含量，促进淋巴细胞转化；抗感染，以及抑制内皮细胞损伤，改善血管内皮细胞功能，可用于治疗糖尿病血管并发症。

（4）注意事项

一是表证未解的无汗发热，口不渴者；二是脉见浮细或沉者；三是血虚发热，脉洪不胜重按者；四是真寒假热的阴盛格阳证等，均不可误用。

（5）临证心悟

一是辨证要点。临床应用以身大热，汗大出，口大渴，脉洪大为辨证要点。

二是临床应用。本方常用于感染性疾病，如大叶性肺炎、流行性乙型脑炎、流行性出血热、牙龈炎，以及小儿夏季热、糖尿病、风湿性关节炎等属气分热盛者。若气血两燔，引动肝风，见神昏谵语、抽搐者，加羚羊角、水牛角以凉肝息风；若兼阳明腑实，见神昏谵语、大便秘结、小便赤涩者，加大黄、芒硝以泄热攻积；消渴病而见烦渴引饮，属胃热者，可加天花粉、芦根、麦冬等以增强清热生津之力。

7 温通要方桂枝汤类

桂枝汤出自东汉张仲景著《伤寒论》(见12条、13条、15条、17条、24条、53条、54条、95条),由桂枝、芍药、姜、枣、草五味组成。辛温解表,调和营卫,专治外感风寒表虚证而见发热恶风,汗出节楚,头痛咳嗽,舌苔薄白,脉象浮缓,以及营卫不和,气血不调的微寒自汗脉缓证。

方中桂枝(用9g)疏散风寒以解肌表,为君药;白芍(用9g)敛阴和营,使桂枝辛散而不伤阴,为臣药,两药一散一收,调和营卫而解表和里。生姜(用9g)助桂枝解表邪,大枣(用12枚,擘)助白芍和营,共为佐药。炙甘草(用6g)调和诸药为使药。用治感冒发热、自汗畏风、妊娠恶阻、柔痉痹痛等见外感表虚,营卫不和证。为《伤寒论》中第一方,应用广泛,可视作温通之要方。

在《伤寒论》中对桂枝汤有多种加减变化:如以桂枝汤加重桂枝用量(由原方9g加至15g,或换用肉桂5g),名为"桂枝加桂汤",增强温通心肾阳气,驱散内寒,增加平肝降逆而治奔豚(117条)。以桂枝汤加重芍药用量(由原方9g加至18g),名为"桂枝加芍药汤",增强和营止痛之力,专治腹满胀痛下利之太阴证(279条)。以桂枝汤加葛根12g,名为"桂枝加葛根汤",专治太阳中风表虚证而见"项背强几几"症(14条)。以桂枝汤加附子(用10g),名为"桂枝加附子汤",为桂枝汤证而兼见阳虚所设,治疗表阳不固,漏汗不止,四肢屈伸不利证(20条)。以桂枝汤加大黄6g，倍芍药，名为"桂枝加大黄汤"，专治桂枝汤证而兼腹痛拒按的气血积滞证（279条）。以桂枝汤加厚朴6g，杏仁10g，名为"桂枝加厚朴杏子汤"，增加降气平喘之力，用治因风寒表虚而咳喘明显和素有咳病，风寒引发，气逆喘息者（18条、43条）。桂枝汤加大芍、姜用量（均由原方9g加至12g），再加人参9g，名为"桂枝新加汤"，加强补气固表，养血通阳作用，专治发汗过多，损伤卫阳营阴而致遍身肌肉关节疼楚证（62条）。以桂枝汤和麻黄汤合方，减其剂量［仅为总量的1/3。桂枝4.5g，芍药、生姜、炙甘草、麻黄各3g，大枣4枚（擘），杏仁24枚］，名为"桂枝麻黄各半汤"，解表发汗而不伤正，调和营卫而不恋邪，为解表发汗轻剂，适合体虚或老人伤寒表证（23条）。以桂枝汤合小柴胡汤［桂枝、芍药、黄芩、生姜、人参各4.5g，炙甘草3g，大枣6枚（擘），半夏6g，柴胡12g］，名为"桂枝柴胡汤"，治疗太阳少阳并病，症见发热、微恶风寒，肢节烦痛，微呕不能食，心下支结，口苦，舌苔白，脉浮弦，如感冒、流感、扁桃体炎、风湿、溃疡病、更年期综合征、癫痫等见上症者（146条）。

在《金匮要略》中还有不少补充。如《妇人妊娠病脉证并治》篇，以桂枝汤中的桂枝、芍药两味，加茯苓、牡丹皮、桃仁等分为丸，名"桂枝茯苓丸"，成为温通化瘀之剂，用治瘀血痛经、产后恶露停滞、宫外孕、子宫肌瘤、卵巢囊肿等有瘀血寒凝证者常有效。《中风历节病脉证并治》篇有"桂枝芍药知母汤"，桂枝、防风、知母各12g，白术、生姜各15g，麻黄、甘草各6g，芍药9g，炮附子2枚，温经宣痹，养阴清热兼施，通治风湿、类风湿证。《血痹虚劳病脉证并治》篇，以桂枝汤加龙骨、牡蛎各9g，组成"桂枝加龙骨牡蛎汤"，用桂枝汤调和营卫，龙、牡重镇潜纳，可治血痹虚劳失精诸证。《水气病脉证并治》篇，以桂枝汤加黄芪6g，名为"桂枝加黄芪汤"，用桂枝汤解肌调和营卫，加黄芪托表逐湿，可治湿邪流入下肢关节，阳气被郁，发热足冷，水肿身重的黄汗证。

【原著详解】

（1）方剂溯源

桂枝汤，出自东汉张仲景著《伤寒论》。《金匮要略》名阳旦汤，为解表剂。由桂枝、芍药、生姜、甘草、大枣五味组成。功用：解肌发表，调和营卫。主治：外感风寒表虚证。症见恶风发热，汗出头痛，鼻鸣干呕，苔白不渴，脉浮缓或浮弱。本方为治疗外感风寒表虚证的基础方，又是调和营卫、调和阴阳治法的代表方。

（2）处方解析

一是方证病机。本方证为外感风寒，营卫不和所致。外感风寒，卫阳奋起抗邪于外，故发热；风邪客于肌表，经脉不利，故现头痛；风性疏泄，卫气因之失其固护之性，"阳强而不能密"，不能固护营阴，致令营阴不能内守而外泄，故汗出、脉浮缓等；汗出肌疏，不胜风袭，故见恶风；邪气郁滞，肺胃失和，则鼻鸣干呕；风寒在表，应辛温发散以解表，但本方证属表虚，腠理不固，故当解肌发表，调和营卫，即祛邪扶正兼顾为治。

二是方剂释义。方中桂枝辛甘温，辛温以解肌发汗，甘温以扶助卫阳，为君药，通经络，解肌发表而祛在表之风邪。芍药为臣，益阴敛营，敛固外泄之营阴。桂、芍等量合用，寓意有三：一为针对卫强营弱，体现营卫同治，邪正兼顾；二为相辅相成，桂枝得芍药，使汗而有源，芍药得桂枝，则滋而能化；三为相制相成，散中有收，汗中寓补。生姜辛温，既助桂枝辛散表邪，又兼和胃止呕；大枣甘平，既能益气补中，又可滋脾生津。姜、枣相配，是为补脾和胃、调和营卫的常用组合，共为佐药。炙甘草调和药性，合桂枝辛甘化阳以实卫，合芍药酸甘化阴以和营，功兼佐使之用。柯琴在《伤寒来苏集·伤寒附翼》赞桂枝汤"为仲景群方之冠，乃滋阴和阳，调和营卫，解肌发汗之总方也"。本方发散药与酸收药配伍，使散中有收，汗不伤正；助阳药与益阴药同用，以阴阳兼顾，营卫并调。

（3）药理研究

本方具有较强的抗炎、镇静、镇痛、镇咳、平喘、祛痰、抗过敏、改善心血管功能等作用，特别是能有效地抑制和消除幽门螺杆菌和幽门弯曲菌，对慢性胃炎和溃疡病的防治有重要意义；对体温、汗腺分泌、胃肠功能、免疫功能等有较好的调节作用，且呈双向性调节。

（4）注意事项

一是凡外感风寒表实无汗者禁用。二是服药期间禁食生冷、黏腻、酒肉、臭恶等物。三是孕妇及月经过多者慎用。四是服药后"啜热稀粥"，是借谷气助药力，兼益胃气，以鼓邪外解。"温覆"取其协助取汗。但汗出不宜过多，多汗则易伤阳气。

（5）临证心悟

一是辨证要点。临床应用以恶风，发热，汗出，脉浮缓为辨证要点。

二是临床应用。本方常用于感冒、流行性感冒、原因不明的低热、产后及病后的低热、妊娠呕吐、多形红斑、冻疮、荨麻疹等属营卫不和者。恶风寒较甚者，宜加防风、荆芥疏散风寒；体质素虚者，可加黄芪益气，以扶正祛邪；兼见咳喘者，宜加杏仁、苏子、桔梗宣肺止咳平喘；风寒湿痹者，加姜黄、细辛、威灵仙以祛风除湿，通络止痛；项背拘急强痛，加葛根、防风、桑枝以散寒通络，舒筋止痛；多形红斑、荨麻疹、冻疮等，每逢秋冬或受凉即发，无热象者，加荆芥、防风、蝉蜕、当归、丹参祛风活血。

三是临证发挥。外感风寒表实无汗者禁用，但临证时若体虚受寒无汗者，亦可选用桂枝汤，汗出即停服药物，避免出汗过多，伤及正气。

8　回阳经方四逆汤类

【原著精要】

四逆汤首载于《伤寒论》，由炙甘草、干姜、附子三味组成。回阳救逆，药精力宏，为急救亡阳虚脱的代表方。救治四肢厥逆，神疲欲寐，恶寒踡卧，冷汗如油，下利清谷，舌淡苔滑，脉沉细微的阳衰阴盛证。

方中附子（可用 10 ～ 15g）大辛大热，温阳祛寒，回阳救逆，为主药，干姜（用 10g）为辅，大增其回阳之力，炙甘草佐使而调附、姜。速救四肢之厥而名"四逆"，系经方特色的充分显示。

《伤寒论》中对四逆汤还有加减变化，以适应各类阳衰证。如加人参（可用 3 ～ 10g 另煎兑服），名为"四逆加人参汤"，以增益阴补气之力，回阳复阴，用治阳虚寒盛而阴液内竭证，症见四肢厥逆，汗多气促，脉沉细微等。倍干姜，名为"通脉四逆汤"，加强温中通脉之力，治真寒假热证。去炙甘草，加葱白，名为"白通汤"，加强通阳散寒复脉之力，治阴盛浮阳证；再加人尿、猪胆汁，名为"白通加猪胆汁汤"，系寒性反佐，既治呕逆，又防药物格拒。明·陶华撰《伤寒六书》，将四逆汤合六君子汤再加麝香、肉桂、五味子组成"回阳救急汤"，既回阳救逆，又益气生脉，主治阴寒内盛，阳气衰微的四肢厥冷，恶寒踡卧，腹痛吐泻，舌淡苔滑，脉沉尺弱，甚或无脉症。

目前四逆汤经剂型改革，有生产面市的"参附注射液"，可以静脉给药，对于阳衰阴盛的各类休克的救治，更速更效，系经方新用。

【原著详解】

（1）方剂溯源

四逆汤，出自张仲景《伤寒论》，为温里剂。由附子、干姜、炙甘草三味组成。功用：回阳救逆。主治：心肾阳衰寒厥证。症见四肢厥逆，恶寒蜷卧，神疲欲寐，面色苍白，腹痛下利，呕吐不渴，舌苔白滑，脉微细。本方主要取功专力强的大辛大热之品（附子、干姜）相须为用，以加强破阴复阳之力，配伍甘温益气之药炙甘草，既能解毒，又缓其过于辛热之性，药简力专，使阳复厥回，故名"四逆汤"。本方是回阳救逆的基础方。

（2）处方解析

一是方证病机。本方证乃因心肾阳衰，阴寒内盛所致。肾阳虚衰，不能温煦周身四末，故四肢厥逆、恶寒蜷卧；不能鼓动血行，故脉微细。《素问·生气通天论》曰："阳气者，精则养神，柔则养筋。"心阳衰微，神失所养，则神衰欲寐；肾阳衰微，不能暖脾，脾失健运，清阳不升，浊阴不降，升降失调，则呕吐下利；阳虚寒盛，其性凝滞，故见腹痛。此阳衰阴盛之证，非纯阳大辛大热之品不足以破阴寒，回阳气，救厥逆。

二是方剂释义。方中附子辛甘大热，走而不守，入心脾肾经，上助心阳以通脉，中温脾阳而散寒，下补肾火而回阳，能通行十二经，振奋一身之阳，生用则能迅达内外，回阳逐寒之功更捷，是为君药。干姜辛热，守而不走，温中散寒，助阳通脉，是为臣药。附子与干姜同用，一温先天以生后天，一温后天以养先天，相须为用，相得益彰，温里回阳之力大增，是回阳救逆的常用组合，即所谓"附子无姜不热"；炙甘草补脾阳，益肾阳，后天与先天互助，且调和药性以防姜、附燥烈伤阴，尽显佐助佐制之能，是为佐使药。诸药合用，共奏温中散寒、回阳救逆之功。

（3）药理研究

本方具有改善微循环、纠正休克、增强心肌收缩力、扩冠、清除氧自由基、降低血脂、降低全血黏度和血浆黏度、降低纤维蛋白原和血细胞比容、抑制血小板的聚集、提高免疫力、抗炎、抗过敏、止痛等作用。

（4）注意事项

一是本方所治厥逆，非阳衰阴盛者禁用。二是本方为纯用辛热之品，中病手足温和即止，不可久服。三是若服药后出现呕吐拒药者，可将药液置凉后服用。四是生附子有毒，药用久煎。

（5）临证心悟

一是辨证要点。临床应用以四肢厥逆，神衰欲寐，面色苍白，脉微细为辨证要点。

二是临床应用。本方常用于治疗心肌梗死、心力衰竭、急性胃肠炎吐泻过多、某些急症大汗而见休克等属阳衰阴盛者。寒气盛者，重用附子、干姜温经散寒；体虚脉弱者，加红参、党参、黄芪大补元气；脾气不足者，加焦白术、炒山药健脾和胃；腰痛者，加桑寄生、杜仲强筋健骨；下肢浮肿、小便少者，加茯苓、泽泻利水消肿。

9 除烦名方栀子豉汤类

【原著精要】

栀子豉汤出自《伤寒论》（76条、77条、78条、221条、228条）。由栀子、香豉两味组成。清热除烦，用于热郁胸膈，身热懊恼，虚烦失眠，舌质红脉濡之证。

方用泄热除烦的栀子，透邪解热的豆豉（各用10g），宣泄郁热而除烦。《伤寒论》中还有不少加减变化。如加炙甘草6g，名为"栀子甘草豉汤"，加强益气缓急之力，善治短气（76条）；加生姜15g，名为"栀子生姜豉汤"，加强止呕之力（76条）；去豆豉加厚朴12g，枳实4枚，名为"栀子厚朴汤"，兼治胸痞腹满（79条）；加重豆豉用量，增为18g，再加枳实3枚，名为"枳实栀子豉汤"，兼治心下痞塞（393条）；去豆豉加干姜6g，名为"栀子干姜汤"，兼治上焦有热，中焦有寒，身热不去而烦，腹胀食少便溏者（80条）；去豆豉加炙甘草3g，黄柏6g，名为"栀子柏皮汤"，专治湿热黄疸而心烦者（261条）。

《金匮要略·黄疸病脉证并治》篇有治酒疸的"栀子大黄汤"，以栀子14枚、枳实5枚、大黄3g组方，和胃除烦，治黄疸心中懊恼证。

【原著详解】

（1）方剂溯源

栀子豉汤，出自张仲景《伤寒论》，为清热剂。由栀子、香豉两味组成。功用：清热除烦，宣发郁热。主治：热郁胸膈不寐证。症见身热心烦，虚烦不得眠，或心中懊憹，反复颠倒，或心中窒，或心中结痛，舌红苔微黄，脉数。

（2）处方解析

一是方证病机。本方证由邪热未尽，留扰胸膈所致。火热之邪，蕴郁胸膈而内扰，轻则心烦不眠，甚则身热懊憹，反复颠倒；上焦不畅，胃气失和，热郁而气滞，故胸中窒塞，或心中结痛，嘈杂不欲食，按之心下濡；舌红苔微黄，脉数为内有郁热之象。本方证属火热内郁胸膈，治宜清宣郁热以除烦。

二是方剂释义。方中栀子苦寒，清热泻火，解郁除烦，为治烦之要药，《药类法象》谓其"治心烦懊憹而不得眠"，又可导火下行，降而不升，为君药。豆豉辛甘，气味轻薄，能升能散，宣散郁结，兼和胃气，为臣药。栀子苦寒下行以泻火，豆豉轻浮上行以散郁，二药相伍，清降之中，清轻宣泄，善解胸膈之郁热；苦辛相济旨在透泄郁热，苦甘相济旨在泻不伤正。本方主要用于外感热病、气分有热之证。

（3）药理研究

本方可不同程度降低空腹血糖、血清胰岛素、糖化血红蛋白，增加胰岛素敏感指数，改善胰岛素抵抗；能降低自发性高血压大鼠血压；能使抑郁症大鼠体重增加，提高血中多巴胺、5-羟色胺、高密度脂蛋白含量，降低胆固醇、甘油三酯含量，具有很好的抗抑郁作用。

（4）注意事项

一是原方栀子生用，取其清热之功，豆豉后下取其轻清香透，宣散郁热。二是服后易作吐，栀子要炒用。三是脾胃虚寒，大便溏薄者，不宜服用本方。

（5）临证心悟

一是辨证要点。临床应用以发热、虚烦不得眠、心中懊憹、舌红苔微黄、脉微数为辨证要点。

二是临床应用。本方常用于治疗食管炎、胃炎、胆囊炎、更年期失眠症、抑郁症等属热郁胸膈者。如外感热病，表邪未净者，加薄荷、牛蒡子解表清热；呕恶、苔腻、湿重者，加藿香、半夏化湿止呕；口苦苔黄，里热盛者，加黄芩、连翘清胃泻火；热郁气滞较甚者，加枳壳、郁金、全瓜蒌理气开郁；秋燥咳嗽，加桑白皮、杏仁、北沙参、贝母润燥止咳。

10 泻心汤类的应用

【原著精要】

泻心汤出自《金匮要略·惊悸吐衄下血胸满瘀血病脉证治》篇。由大黄 6g，黄连、黄芩各 3g 三味组成，俗称"三黄泻心汤"，泻火解毒，泄热燥湿。《金匮要略》原治心胃火炽，迫血妄行的吐衄便秘，心烦不宁证。方用大黄泄热（可用制大黄 15g），黄连、黄芩清泄解毒（各用 10g）。后人扩大其应用范围，还可直泄三焦积热，治目赤口疮，尿色深且痛，渴饮便秘，苔黄脉数，以及用于热毒炽盛的痈肿证。

张仲景应用泻心汤还有不少加减法，如《百合狐惑阴阳毒病证治》篇，以生甘草 12g，黄芩、半夏、人参、干姜各 9g，黄连 3g，大枣 12 枚（擘）组成"甘草泻心汤"，功专清热解毒，和胃化湿，对白塞综合征（目、口、舌、咽、二阴溃烂）有效。《呕吐哕下利病脉证治》篇，以半夏 12g，黄芩、干姜、人参、炙甘草各 9g，黄连 3g，大枣 12 枚（擘）组成"半夏泻心汤"，辛开苦降，开结除痞，专治心下痞满，上逆呕恶，肠鸣下利，苔薄黄腻，脉象弦数证，如胃炎、消化不良、胃肠功能紊乱等。在《伤寒论》中以半夏泻心汤减干姜用量为 3g，加生姜 12g，名为"生姜泻心汤"（157 条），除和胃消痞外，还能宣散水气，治疗水热互结，胃中不和的心下痞满，食臭呕恶，肠鸣下利证。以泻心汤加炮附子 3g，名为"附子泻心汤"（155 条），增强扶阳固表之力，治疗热结心下而兼表阳虚证的恶寒汗出。

仲景创组泻心汤类共有五首："泻心汤"泻火解毒燥湿，可泄三焦热毒。"甘草泻心汤"专治胃虚痞结证。"半夏泻心汤"善治寒热交结的痞满吐泻证。"生姜泻心汤"可治水热互结的痞满吐泻证。"附子泻心汤"乃治热结证而兼表阳虚衰恶寒汗出证。五方虽同名"泻心"均治痞证,然同中有异,不可混用。

【原著详解】

（1）方剂溯源

泻心汤,出自张仲景《金匮要略·惊悸吐衄下血胸满瘀血病脉证治》篇,为清热剂。由大黄、黄连、黄芩三味组成,俗称"三黄泻心汤"。功用:泻火解毒,清化湿热。主治:实火热毒证。症见大热烦扰,吐血、衄血,发斑,痈肿,狂乱错语等。本方泻实火、解热毒、清化湿热,所谓"以泻代清"。对于湿热交阻之证,热重于湿或湿热并重者较宜。古人认为心主火,故以泻心汤为名。

（2）处方解析

一是方证病机。本方为治疗实热火毒之基本方剂。火热为患,充斥三焦,故多见大热烦扰;邪火内炽,迫血妄行,则为吐衄、衄血;热伤络脉,血溢肌肤,则为发斑;热壅肌肤,则为痈肿;热伤心神,则狂乱错语。

二是方剂释义。方中重用大黄为主药,取其泻火泄热、苦降行瘀。唐容川谓"大黄一味,能推陈致新……既速下降之势,又无遗留之邪";辅佐黄连、黄芩苦寒泻心火,清邪热,除邪以安正;配合大黄,使火降热清则血自宁,不止血而血自止。唐容川曰:"方名泻心,实则泻胃。胃气下泄,则心火有所消导,而胃中之热气,亦不上壅,斯气顺而血不逆矣。"诸药合用,苦寒直折,泻火解毒。

（3）药理研究

一是抗缺氧作用。本方水醇法提取液对常压下异丙肾上腺素、亚硝酸钠和氰化钾等引起的急性缺氧现象,有明显对抗作用。该作用可能与增强心肌耐缺氧能力、降低脑耗氧量、提高脑对缺氧的耐受力以及减少整体细胞耗氧量有关。二是具有抑制血小板凝集、抗凝血的作用。三是有抑菌作用。

（4）注意事项

一是凡阳虚失血、脾不统血者，忌用本方。二是本方苦寒伤胃，中病即止。

（5）临证心悟

一是辨证要点。临床应用以高热烦躁、神昏发狂、吐血衄血、口舌生疮、湿热黄疸、疔疮肿毒、下痢脓血、舌苔黄腻为辨证要点。

二是临床应用。本方常用于肺炎、细菌性痢疾、疮痈肿毒、肺结核及支气管扩张咯血、胃肠道出血、口腔溃疡等。吐血衄加柏叶、生地黄、牡丹皮；便血加地榆、赤芍，或合赤小豆当归散；尿血加白茅根、小蓟；湿热黄疸加栀子、茵陈；目赤加栀子、菊花、夏枯草；口舌生疮加生地黄、川木通、甘草、竹叶、天花粉；疮疡加金银花、紫花地丁、蒲公英、连翘、甘草等。

11 建中汤类的运用

【原著精要】

建中汤原由张仲景所制。《伤寒论》中有"小建中汤"（102条），用桂枝汤倍芍药12g，加饴糖18g组成，为甘温建中，补虚缓急之剂。方中饴糖（用30g）温中补虚，甘以缓急，为君药。桂枝（用10g）温阳，白芍养血调和营卫，为臣药，芍药（用15g）配炙甘草（用5g），为缓急止痛的"芍药甘草汤"。生姜、大枣、甘草之温又为佐使药。可治疗虚劳之疾，如发热心悸，腹痛喜按，得温则缓，面色无华，苔滑脉细之证。近治脾胃虚寒的溃疡病、慢性肝炎、再生障碍性贫血、慢性腹膜炎、神经衰弱、功能性发热等有效。

《金匮要略·腹满寒疝宿食病脉证》篇，组建"大建中汤"，由蜀椒3g，干姜5g，人参9g，饴糖18g四味组成。建中温阳，降逆止痛，主治中阳衰弱，阴寒内盛的心胸寒痛，呕吐不食，苔滑脉缓之证。方中也以饴糖为君药，建中温阳，补虚缓急，因其阴寒程度较小建中汤证为重，故加大温补之力而入人参、干姜、蜀椒之类。治疗胃肠痉挛、胃扩张、肠粘连、蛔虫性肠梗阻、嵌顿性疝气、腹痛呕吐属中阳虚损，阴寒内盛证者有效。

《金匮要略·血痹虚劳病脉证并治》篇，以小建中汤加生黄芪（用10～15g），名为"黄芪建中汤"，增以补气之力，为温中补气之方，可治脾胃虚寒，中气不足的溃疡病，胃炎而见脘痛隐绵，食入痛减，喜温喜按，纳谷减少，面黄气短，苔薄白舌质淡，脉沉细之证。唐·孙思邈撰

《千金翼方》，以小建中汤加当归（可用 10～15g），名为"当归建中汤"，增以养血之力，为温中养血之方，可治中阳衰弱，营血亏损的腹痛不止，痛引腰背，少腹拘急，纳谷减少，形瘦畏寒，舌淡脉细之证。

【原著详解】

（1）方剂溯源

小建中汤，出自张仲景《伤寒论》，为温里剂。由饴糖、桂枝、芍药、炙甘草、大枣、生姜六味组成。功用：温中补虚，和里缓急。主治：中焦虚寒，肝脾不和证。症见腹中拘急疼痛，喜温喜按，神疲乏力，虚怯少气；或心中悸动，虚烦不宁，面色无华；或伴四肢酸楚，手足烦热，咽干口燥，舌淡苔白，脉细弦。本方六药合用，共奏温中补虚，缓急止痛之功。中气健，化源足，阴阳调，肝脾和，则诸证自愈。所谓建中者，建立中焦之气也。

（2）处方解析

一是方证病机。本方证因中焦虚寒，肝脾失和，化源不足所致。中焦虚寒，阳气不足，失于温煦，土虚木乘，故腹中拘急疼痛、喜温喜按。脾胃为气血生化之源，中焦虚寒，化源匮乏，气血俱虚，心神失养，故见心悸、面色无华；营阴亏虚，阴不维阳，则阳气外越而见发热，失于濡润，则口燥咽干等；舌淡苔白，脉细弦，亦为虚寒及肝脾失和之象。治当温中补虚而兼养阴，和里缓急而能止痛。

二是方剂释义。方中重用甘温质润之饴糖为君，温中补虚，缓急止痛。臣以辛温之桂枝温助脾阳，祛散虚寒；酸甘之白芍养营阴，缓肝急，止腹痛。佐以生姜温胃散寒，大枣补脾益气。炙甘草益气和中，调和诸药，是为佐使之用。其中饴糖配桂枝，辛甘化阳，温中焦而补脾虚；芍药配甘草，酸甘化阴，缓肝急而止腹痛。本方既是温中补虚，缓急止痛之剂；又为调和阴阳，柔肝理脾之常用方。

（3）药理研究

本方具有抑制胃酸分泌过多，保护胃肠黏膜，抗酸和缓解胃肠平滑肌痉挛作用；还有护肝利胆、扩张血管、降低血压、改善外周循环、调节机体免疫、抗炎抗过敏、抗氧化、镇静、镇痛、解热、抗病原微生物等作用。

（4）注意事项

一是呕吐不宜用，恐甜助呕。二是中满者不可用，因甘能填实助满。三是阴虚火旺之胃脘疼痛忌用。四是糖尿病患者慎用。

（5）临证心悟

一是辨证要点。临床应用以腹中拘急疼痛，喜温喜按，舌淡，脉细弦为辨证要点。

二是临床应用。本方常用于治疗胃及十二指肠溃疡、慢性肝炎、神经衰弱、再生障碍性贫血、功能性发热属中焦虚寒，肝脾不和者。若中焦寒重者，可加干姜、炮姜以增强温中散寒之力；兼有气滞者，可加木香、枳壳行气止痛；气虚者，加党参、黄芪补中益气；血虚者，加当归温养补血；吐酸水者，加海螵蛸、煅瓦楞制酸止痛；泛吐清水者，加陈皮、半夏、茯苓燥湿健脾；便溏者，可加炒白术、山药健脾燥湿止泻。

12 大、小青龙汤应用之别

大、小青龙汤均出自《伤寒论》。"大青龙汤"由麻黄汤倍麻黄用量
（用 18g），倍炙甘草用量（用 6g），再加生石膏 24g，生姜 9g，大枣 4 枚
（擘）而成，专治表实而兼内热证。加大麻黄用量，即加大发汗之力，伍
用石膏则清泄里热而除烦，证见寒热俱重，身疼无汗，烦躁不安，脉象浮
紧者（38 条、39 条）。

"小青龙汤"由麻黄汤去杏仁，加重桂枝、炙甘草用量（均加为 9g），
再加细辛、干姜、半夏、五味子、芍药各 9g 组成。既有麻黄汤的解表散
寒，又有细辛、干姜、半夏、五味子的温肺化饮，而治外感风寒，内停痰
饮，证见恶寒发热，但口不渴，无汗浮肿，胸痞身痛，咳喘干呕，苔薄白
腻，脉象浮缓者（40 条、41 条）。

大、小青龙汤虽然均是以麻黄汤为基础加减变化，均治风寒表实证，
但其用大别：大青龙汤证风寒较重而兼内热，增强了麻黄汤的发汗作用而伍
清泄里热除烦之石膏，可用于外感热病、肺炎、支气管炎属表寒里热证者。
小青龙汤证风寒较轻而兼痰饮，故减轻了麻黄汤的发汗力，配以温肺化饮的
细辛、干姜、半夏，可用于外感热病、肺炎、支气管炎属表寒痰饮证。

【原著详解】

（1）方剂溯源

大青龙汤、小青龙汤均出自张仲景《伤寒论》，为解表剂。大青龙汤

由麻黄、桂枝、甘草、杏仁、石膏、生姜、大枣七味组成。功用：发汗解表，兼清里热。主治：外感风寒，里有郁热证。症见恶寒发热，头身疼痛，无汗，烦躁，口渴，脉浮紧。小青龙汤由麻黄、芍药、细辛、干姜、甘草、桂枝、五味子、半夏八味组成。功用：解表散寒，温肺化饮。主治：外寒里饮证。症见恶寒发热，头身疼痛，无汗，喘咳，痰涎清稀而量多，胸痞，或干呕，或痰饮喘咳，不得平卧，或身体疼重，头面四肢浮肿，舌苔白滑，脉浮。

（2）处方解析

一是方证病机。大青龙汤方证为风寒束表，卫阳被遏，热伤津液所致。风寒束表，卫阳被遏，营阴郁滞，毛窍闭塞，故见恶寒发热、头身疼痛、无汗、脉浮紧之风寒表实证。表寒证又与烦躁、口渴并见，当系阳盛之体，外受风寒，寒邪较甚，表气闭郁较重，致使阳气内郁而化热，热邪伤津则口渴；热无宣泄之径，扰于胸中则烦，烦甚则躁。正如张秉成《成方便读》所谓："阳盛之人，外为风寒骤加，则阳气内郁而不伸，故见烦躁不宁之象。"此证为风寒束表，里有郁热。法当发汗解表为主，兼清郁热。

小青龙汤方证为外感风寒，寒饮内停之证。风寒束表，皮毛闭塞，卫阳被遏，营阴郁滞，故见恶寒发热、无汗、身体疼痛。素有水饮之人，一旦感受外邪，每致表寒引动内饮，《难经·四十九难》说："形寒饮冷则伤肺。"水寒相搏，内外相引，饮动不居，寒饮射肺，肺失宣降，故咳喘痰多而稀；饮停心下，阻滞气机，故胸痞；饮留胃中，胃气上逆，故干呕；水饮溢于肌肤，故浮肿身重；舌苔白滑，脉浮为外寒里饮之佐证。治宜解表散寒，温肺化饮。

二是方剂释义。大青龙汤方中麻黄为君，发汗解表、宣肺平喘、利水消肿，其量为麻黄汤之倍，则开泄腠理，发汗散寒之力尤峻。桂枝辛温，解肌发汗，助麻黄解表而和营卫；石膏辛甘而寒，清里热并透郁热，两者同为臣药。麻黄得石膏，辛温发表而无助热之弊；石膏得麻黄，大寒清热而无凉遏之虞。杏仁降利肺气，与麻黄相合，宣降肺气，以适肺性；生姜、大枣合用则和脾胃、调营卫，兼助解表、益汗源，共为佐药。甘草益气和中，既缓辛温峻散之力，又调和诸药，且防石膏寒凉伤中，为佐使药。诸药同用，发汗散寒之中又兼清解里热之效。大青龙汤，既是寒热并用，表里同治，侧重于在表者，汗而发之；又是发中寓补，汗出有源，祛邪而不伤正。

小青龙汤方中麻黄、桂枝相须为君，发汗散寒以解表邪，且麻黄又能宣发肺气而平喘咳，桂枝化气行水以利里饮之化。干姜、细辛为臣，温肺化饮，兼助麻、桂解表祛邪。佐以半夏燥湿化痰，和胃降逆。然而素有痰饮，脾肺本虚，若纯用辛温发散，恐耗伤肺气，故佐用酸甘之五味子敛肺止咳、芍药和营养血，二药与辛散之品相配，一散一收，既可增强止咳平喘之功，又可制约诸药辛散温燥太过之弊；炙甘草兼为佐使之药，既可益气和中，又能调和辛散酸收之品。对于外寒里饮之证，若不疏表而徒治其饮，则表邪难解；不化饮而专散表邪，则水饮不除。故治宜解表与化饮配合，一举而表里双解。小青龙汤药虽八味，配伍严谨，辛散与酸收相配，散中有收；温化与敛肺相伍，开中有阖。使风寒解，水饮去，宣降复，则诸症自平。

（3）药理研究

大青龙汤对蟾蜍离体心脏的活动有抑制作用；对大鼠和猫的胆汁排泄也有抑制作用；剂量小可使大鼠和猫的血压轻度上升，剂量大则使其血压轻度下降；且具有解热、抑菌、提高巨噬细胞的吞噬功能等作用。小青龙汤具有抗组胺作用及抗乙酰胆碱作用，直接松弛气管平滑肌而平喘；且具有抗过敏、扩张外周血管及体温调节、改善肾上腺皮质功能及肺功能作用。

（4）注意事项

一是大青龙汤为发汗峻剂，凡脉微弱、汗出恶风之表里俱虚证，不可使用；服用本方，须中病即止，不可过汗，免伤阳气。二是小青龙汤方药多为温燥之品，故阴虚干咳无痰或痰热证者，不宜使用。

（5）临证心悟

一是辨证要点。大青龙汤临床应用以恶寒发热，头身疼痛，无汗，烦躁，口渴，脉浮紧为辨证要点。小青龙汤临床应用以恶寒发热，无汗，喘咳，痰多质稀，舌苔白滑，脉浮为辨证要点。

二是临床应用。大青龙汤常用于治疗感冒、咳嗽、口渴、高热、寒冷性哮喘、无汗症、荨麻疹、痤疮、湿疹，以及急性肾炎、环形红斑、过敏性鼻炎等证属外寒里热者。若里热明显者，增加石膏用量，配天花粉以清热泻火；咽喉痛甚者，加金银花、连翘、牛蒡子以清热解毒；浮肿者，加茯苓、泽泻、苏叶以利湿消肿；瘀甚者，加当归、丹参以活血化瘀；小儿夏季外感高热、咽红、扁桃体增大，加金银花、蒲公英、牛蒡子以清热解毒，利咽消肿；烦躁不安者，加钩藤、蝉蜕以清肝息风。

小青龙汤常用于支气管炎、支气管哮喘、肺炎、百日咳、肺心病、过敏性鼻炎、卡他性眼炎、卡他性中耳炎等属于外寒里饮证者。若外寒证轻者，可去桂枝，麻黄改用炙麻黄；兼有热象而出现烦躁者，加生石膏、黄芩以清郁热；兼喉中痰鸣，加杏仁、射干、款冬花以化痰降气平喘；若鼻塞，清涕多者，加辛夷、苍耳子以宣通鼻窍；兼水肿者，加茯苓、猪苓以利水消肿。

13 大、小柴胡汤病位之分

【原著精要】

大、小柴胡汤均出自《伤寒论》。"小柴胡汤"由清透少阳的柴胡12g，黄芩9g，和胃降逆的半夏9g，生姜9g，扶正祛邪的人参9g，大枣4枚（擘），以及调和诸药的炙甘草6g组成，是少阳病的主方，临床内外妇儿各科疾患，但见寒热往来，胸胁苦满，默默不食和心烦喜呕主症（但见一证便是，不必悉具），均可使用，特别对虚人、老人外感，经期发热等有良效（96条、97条、98条、99条、101条、229条、230条、266条）。《伤寒论》中小柴胡汤还有三首变方："柴胡桂枝汤"系小柴胡汤与桂枝汤合方，治太阳少阳并病（146条）；"柴胡加龙骨牡蛎汤"系小柴胡汤、柴胡桂枝汤与桂枝加龙牡汤合方，治三阳并病，三焦积热，气滞痰结证（107条）；"柴胡桂枝干姜汤"系小柴胡汤去人参、大枣、半夏，改用干姜，加瓜蒌、牡蛎、桂枝而成，和解少阳，散寒清热，温清兼施，适于微有寒热或寒热往来，但头汗出，口苦且渴，胸胁微结，小便不利，心烦便溏，舌淡苔滑，脉象浮数诸证（147条）。

"大柴胡汤"系小柴胡汤去人参、甘草，合小承气汤去厚朴再加芍药组成，主治少阳未解转入阳明化热的少阳、阳明合病，既有寒热往来，又见腹痛便秘，苔黄脉弦。目前治疗外感热病和各种急腹症见少阳阳明合病者有效（103条）。

大、小柴胡汤均有和解表里之意，然小柴胡汤证单纯在少阳，大柴胡汤证为少阳未解已入阳明热结。两证病位应加区别。

【原著详解】

（1）方剂溯源

大柴胡汤，出自张仲景《金匮要略》，为表里双解剂。由柴胡、黄芩、芍药、半夏、生姜、枳实、大枣、大黄八味组成。功用：和解少阳，内泄热结。主治：少阳阳明合病。症见往来寒热，胸胁苦满，呕不止，郁郁微烦，心下痞硬，或心下满痛，大便不解或下利不畅，舌苔黄，脉弦数有力。大柴胡汤既不悖少阳禁下的原则，又可和解少阳，内泄热结，使少阳与阳明合病得以双解，可谓一举两得。本方较小柴胡汤专于和解少阳一经者力量为大，故名曰"大柴胡汤"。

小柴胡汤，出自张仲景《伤寒论》，为和解剂。由柴胡、黄芩、人参、甘草、半夏、生姜、大枣七味组成。功用：和解少阳。主治：一是伤寒少阳证。症见往来寒热，胸胁苦满，默默不欲饮食，心烦喜呕，口苦，咽干，目眩，舌苔薄白，脉弦者。二是热入血室证。症见妇人中风，经水适断，寒热发作有时。三是黄疸、疟疾以及内伤杂病而见少阳证者。

（2）处方解析

一是方证病机。大柴胡汤主治少阳阳明合病。少阳位于半表半里，为三阳出入表里之枢纽。足少阳之腑为胆，邪气交争于半表半里，胆经经气不畅，故症见往来寒热、胸胁苦满等少阳证的主症。呕不止与郁郁微烦，则较小柴胡汤证之心烦喜呕为重，再与心下痞硬或满痛、便秘或下利不畅、舌苔黄等合参，说明病邪已进入阳明，有化热成实的热结之象。邪居少阳，阳明热结，正盛邪实，故脉弦数有力。故治当和解少阳为主，辅以内泄阳明热结。

小柴胡汤为和解少阳的代表方剂。少阳经脉循胸布胁，位于太阳、阳明表里之间。伤寒邪犯少阳，病在半表半里，邪正相争，邪胜欲入里并于阴，正胜欲拒邪出于表，故往来寒热；邪在少阳，经气不利，郁而化热，胆火上炎，而致胸胁苦满、心烦、口苦、咽干、目眩；胆热犯胃，胃失和降，气逆于上，故默默不欲饮食而喜呕；若妇人经期，血海空虚，感受风邪，邪热内传，热与血结，血热瘀滞，故经水当行而断、寒热发作有时。邪在表者，当从汗解；邪入里者，则当吐下。今邪既不在表，又不在里，而在表里之间，则非汗、吐、下所宜，故唯宜和解之法。

二是方剂释义。大柴胡汤方中重用柴胡为君药，配臣药黄芩和解清热，以除少阳之邪；轻用大黄配枳实以内泄阳明热结，行气消痞，亦为臣药。芍药柔肝缓急止痛，与大黄相配可治腹中实痛，与枳实相伍可以理气和血，以除心下满痛；半夏和胃降逆，配伍大量生姜，以治呕逆不止，共为佐药。大枣与生姜相配，能和营卫而行津液，并调和脾胃，功兼佐使。

小柴胡汤方中柴胡苦平，入肝胆经，透泄少阳之邪，并能疏泄气机之郁滞，使少阳半表之邪得以疏散，为君药。黄芩苦寒，清泄少阳半里之热，为臣药。柴胡、黄芩一散一清，恰入少阳，以解少阳之邪。胆气犯胃，胃失和降，佐以半夏、生姜和胃降逆止呕；邪从太阳传入少阳，缘于正气本虚，故又佐以人参、大枣益气健脾，一者取其扶正以祛邪，一者取其益气以御邪内传，俾正气旺盛，则邪无内向之机。炙甘草助参、枣扶正，且能调和诸药，为使药。小柴胡汤以和解少阳为主，兼和胃气，使邪气得解，枢机得利，胃气调和，则诸症自除。

（3）药理研究

大柴胡汤的利胆作用在大剂量时非常明显，小剂量可抑制胆汁分泌，最佳投药时间在子丑或戌亥两个时辰段。具有显著的利胆、保肝作用，抑制肝纤维化；抗动脉粥样硬化，降低血脂，改善脂质代谢。小柴胡汤具有解热、抗炎、抗菌、抗病毒、抗纤维化、抗衰老、抗肿瘤作用，调节机体的免疫功能，促进肝再生、抑制肝损伤，调节内分泌功能，提高血小板计数，促进骨髓巨核细胞成熟。

（4）注意事项

一是大、小柴胡汤因方中柴胡升散，芩、夏性燥，易伤阴血，故对阴虚血少者禁用。二是大柴胡汤为少阳与阳明合病而设，单纯少阳证或阳明证非本方所宜。三是小柴胡汤原方"去滓再煎"，使药汤之量更少，乃因方中药性有寒温之差，味有苦辛甘之异，功用有祛邪扶正之别，去滓再煎使药性更为醇和，有利于透邪外出，而无敛邪之弊，减少了汤液对胃的刺激，避免停饮致呕。

（5）临证心悟

一是辨证要点。大柴胡汤临床应用以往来寒热，胸胁苦满，心下满痛，呕吐，便秘，苔黄，脉弦数有力为辨证要点。

小柴胡汤临床应用以往来寒热，胸胁苦满，默默不欲饮食，心烦喜呕，口苦，咽干，苔白，脉弦为辨证要点。临床上只要抓住前四者中的一二主症，便可用本方治疗，不必待其证候悉具。正如《伤寒论》所说"伤寒中风，有柴胡证，但见一证便是，不必悉具"。

二是临床应用。大柴胡汤常用于急性胰腺炎、急性胆囊炎、胆石症、胃及十二指肠溃疡等属少阳阳明合病者。兼恶心呕吐者，加竹茹、旋覆花以加强降逆止呕；黄疸者，可加茵陈、栀子以清热利湿退黄；胁痛剧烈者，可加川楝子、延胡索以行气活血止痛；便秘，热盛烦躁，渴欲饮水，加芒硝以泄热通便；胆结石者，可加金钱草、海金沙、郁金、鸡内金以化石。

小柴胡汤常用于感冒、流行性感冒、疟疾、慢性肝炎、肝硬化、急慢性胆囊炎、胆石症、急性胰腺炎、胸膜炎、中耳炎、产褥热、急性乳腺炎、睾丸炎、胆汁反流性胃炎、胃溃疡等属邪踞少阳，胆胃不和者。若胸中烦而不呕，为热聚于胸，去半夏、人参，加瓜蒌清热理气宽胸；渴者，是热伤津液，去半夏，加天花粉止渴生津；腹中痛，是肝气乘脾，宜去黄芩，加芍药柔肝缓急止痛；胁下痞硬，是气滞痰郁，去大枣，加牡蛎软坚散结；心下悸，小便不利，是水气凌心，宜去黄芩，加茯苓利水宁心；不渴，外有微热，是表邪仍在，宜去人参，加桂枝解表；咳者，是素有肺寒留饮，宜去人参、大枣、生姜，加五味子、干姜温肺止咳。

14 大、小陷胸汤破开之异

【原著精要】

大、小陷胸汤，均出自《伤寒论》，均治"结胸证"，但组方主治均有大异，不可不辨。

"大陷胸汤"由大黄21g（先煮），芒硝21g（后下，煮一二沸），甘遂1g（后纳温服）组成，泄热逐水，破结力宏，专治邪热内聚，胸腹结水的结胸证。大黄荡涤邪热，甘遂泻水逐饮，芒硝软坚破结，此方为峻剂，必须抓住"结胸证"，即胃中水食互结，见心下至少腹硬满，痛而拒按，便秘潮热，舌燥而渴，脉沉紧有力之证（134条、135条、136条、137条）。

《伤寒论》还有"大陷胸丸"，系汤剂加葶苈子、杏仁两味白蜜为丸。凡以膈上为主，结胸而见咳喘上气，胸中痰水，项亦强者更宜之（131条）。

"小陷胸汤"由黄连6g，半夏9g，瓜蒌30g三味组成，以全瓜蒌为主药，清化痰热，下气宽胸，辅以黄连的清热降火，半夏的祛痰降逆，突出清热化痰开痞，治小结胸证，即痰热互结轻者，仅限于心下，按之始痛，属痞结范围。而大陷胸汤所治的结胸证，证重，范围广，从心下至少腹均硬满而痛，手不可近。因此，大陷胸汤重在破结，小陷胸汤重在开痞。汤有大小，证有轻重，破开大异矣。

【原著详解】

（1）方剂溯源

大、小陷胸汤，均出自张仲景《伤寒论》，皆治"结胸证"，但组方主治均有大异，不可不辨。大陷胸汤为泻下剂，由大黄、芒硝、甘遂三味组成。功用：泄热逐水。主治：水热互结之结胸证。症见心下疼痛，痛而拒按，按之硬，或从心下至少腹硬满疼痛，便秘潮热，舌燥而渴，脉沉紧有力。小陷胸汤为祛痰剂，由黄连、半夏、瓜蒌三味组成。功用：清热化痰，宽胸散结。主治：痰热互结之结胸证。症见胸脘痞闷，按之则痛，或心胸闷痛，或咳痰黄稠，舌红苔黄腻，脉滑数。

（2）处方解析

一是方证病机。大陷胸汤方证因表邪未解而误下，或因误下而邪气内陷，热邪与水饮搏结于胸膈所致。水热互结，则气机不通，轻则但见心下硬满而痛，甚则从心下至少腹硬满而痛不可近；里热成实，腑气不通，故大便秘结；邪热与水饮互结，津液不能上承，故舌燥口渴；由于邪热内陷，燥热已累及阳明，水热互结，正邪交争，故日晡小有潮热；脉沉紧，按之有力，为邪气盛而正气未虚。治宜泄热逐水。

小陷胸汤方证原治伤寒表证误下，邪热内陷，痰热结于心下的小结胸病。痰热互结心下或胸膈，气郁不通，升降失司，故胸脘痞闷、按之则痛；热痰蕴肺，肺失宣降，则咳吐黄痰、质黏而稠；舌苔黄腻，脉滑数，为痰热内蕴之象。治宜清热化痰，宽胸散结。

二是方剂释义。大陷胸汤方中以苦寒之甘遂为君药，泄热散结，尤善峻下泻水逐饮，《珍珠囊》言其"水结胸中，非此不能除"。辅以苦寒之大黄，荡涤胸腹之邪热；芒硝咸寒，泄热通滞，软坚润燥。二药相须为用，以泄热破积，软坚通滞，共为臣佐药。药虽三味，但力峻而效宏，泄热与逐水并施，使水热互结之邪从大便去。大陷胸汤用于水热互结之结胸证。

小陷胸汤方中全瓜蒌甘寒，既可清热涤痰以除胸中之痰热邪气，又能利气散结而宽胸以治气郁不畅之胸满痞痛，为君药。正如《本草思辨录》所谓："栝楼实之长，在导痰浊下行，故结胸胸痹非此不治。"臣以黄连苦寒泄热除痞，与瓜蒌相合则清热祛痰之力倍增，且开心下之结。半夏祛痰降逆，开结消痞，为佐药。半夏与黄连同用，一苦一辛，辛开苦降，既清热化痰，又开郁除痞。全方药虽三味，但配伍精当，"以半夏之辛散之，黄连之苦泻之，瓜蒌之苦润涤之，所以除热散结于胸中也"(《古今名医方论》)。小陷胸汤辛开苦降，润燥相得。即瓜蒌之润，以制半夏之燥，二者合用，则祛痰之力倍增；黄连之苦降，半夏之辛散，苦降与辛开配伍，以除其痰热之结。

（3）药理研究

大陷胸汤不仅可促进胃肠道宿垢、致病菌和毒素的排出，而且还可促进第三间隙潴留的致病菌和毒素的清除，减少肠道细菌移位，减轻急性重症胰腺炎的腹水以及胰腺、胰周组织的水肿，改善胰腺组织血运，降低血内毒素水平，从而减少胃肠道衰竭发生率及其持续时间。

小陷胸汤可改善反流性食管炎大鼠的病理状态，升高血浆胃动素，促进胃排空；有效调整血脂，减轻心肌缺血再灌注损伤的程度，保护血管内皮细胞；降低细胞外基质而发挥治疗肺纤维化作用；该方还具有抗肿瘤、镇静安神等作用。

（4）注意事项

大陷胸汤一是力峻效宏，为寒下峻剂，宜中病即止，以免过剂伤正。二是泻后注意调理脾胃，补中缓急，健脾益气，还应注意油腻及不易消化的食物不宜早进，以防重伤胃气。三是凡素体虚弱，或病后不任攻伐者，以及孕妇，禁用本方。小陷胸汤中瓜蒌有缓泻作用，故脾胃虚寒，大便溏薄者慎用。

（5）临证心悟

一是辨证要点。大陷胸汤临床应用以心下疼痛，拒按，大便秘结，舌上燥而渴，苔黄，脉沉而有力为辨证要点。小陷胸汤临床应用以胸脘痞闷，按之则痛，舌红苔黄腻，脉滑数为辨证要点。

二是临床应用。大陷胸汤常用于治疗结核性胸膜炎、腹膜炎、急性肠梗阻、急性胰腺炎、急性阑尾炎、胆囊炎、上消化道穿孔、肝硬化腹水、绞窄性膈疝、脑挫伤等。如热盛者，加石膏、黄芩、连翘；黄疸者，加茵陈、山栀；气滞甚者，加厚朴、木香、枳实；血瘀者，加牡丹皮、赤芍、桃仁；肝硬化腹水者，加鳖甲、水蛭、枳壳等。

　　小陷胸汤常用于急性胃炎、胆囊炎、肝炎、冠心病、肺心病、急性支气管炎、胸膜炎、胸膜粘连等属痰热互结心下或胸膈者。方中加入破气除痞之枳实，可提高疗效。若心胸闷痛者，加柴胡、桔梗、郁金、赤芍等以行气活血止痛；若兼胁肋疼痛者，加柴胡、郁金以疏肝止痛；咳痰黄稠难咳者，可减半夏用量，加胆南星、杏仁、贝母等以加强清热化痰之力。

15 温胆汤痰浊主方

【原著精要】

温胆汤始载于唐·孙思邈的《备急千金要方·卷十二·胆腑方》篇中，曰："治大病后虚烦不得眠，此胆寒故也。宜服温胆汤方。"原方仅治胆寒的"虚烦不得眠"，为安神方剂。后世增加云苓并扩大其主治范围，如宋·陈言的《三因极一病证方论》，明·张介宾的《景岳全书》均主治"气郁生涎"，开始转成治痰方剂。直至清·张秉成的《成方便读》主治"胆虚痰扰"，正式成为治疗痰浊的主方。

胆病何以生痰？《成方便读》云："且胆为甲木，其象应春，今胆虚即不能遂其生长发陈之令，于是土得木而达者，因木郁而不达矣；土不达则痰涎易生，痰为百病之母。"此处胆虚实指胆郁。胆为中清之腑，内藏精汁，主生发疏泄，决断出焉。胆郁则失于疏泄，导致脾胃不能正常输布，运化水湿，聚而生痰，所谓"脾为生痰之源"矣。

综观各家诠释，其"温"字有 3 种含义：一是指旺盛激发胆的疏泄功能。如方药中《谈辨证论治的基本精神》所云："温胆即指胆在病因作用下而出现之功能减退，作用失职时，使之得到旺盛或激发，从而恢复正常作用的一种治疗方法。"二是指顺其胆性，取其温通、温顺畅达之义。如秦伯未《谦斋医学讲稿》所云："本方称为温胆，是根据胆的性质，以期达到升发的作用，与温脾、温肾等温字，意义完全不同。"三是指能系胆之温气。如清·汪昂撰《医方集解》所云："其以温胆名汤者，以胆欲不寒不燥常温为候耳。"总之，"温胆"非"温补"者，而是恢复胆的疏泄功能以达土运而祛痰矣。

经陈言的化裁，将《备急千金要方》温胆汤原方，减少生姜用量（2两），增入云苓1味（1两半），后人又加大枣，组成现今治痰浊的温胆汤。其中温药3味（半夏、陈皮、生姜）合9两，凉药1味（竹茹）合2两，平药3味（茯苓、甘草、大枣）合4两，总以辛温组方为主。但其方颇具特色：寒热并用，辛苦兼施，酸甘相配。从而辛温而不热，清热而不寒，化痰而不燥，健脾而不腻。全方性平气和，由原方的温复胆气而扩大为温顺胆气，和胃化痰，清静胆腑。由原方的主治虚烦不得眠扩大为治痰浊证的主方，解除木郁土壅，痰浊内生证。

温胆汤历代医家常用，且有种种化裁，择其要者有四首：宋·严用和所撰《济生方》中加胆南星、菖蒲、党参，名为"涤痰汤"，增强益气祛痰、化浊开窍之力，善治痰迷心窍证。目前常用在心脑血管疾病、感染性传染病、癫痫狂证。明·王肯堂所撰《证治准绳》中加酸枣仁、熟地黄、人参、五味子，名为"十味温胆汤"，增大补气养血宁神之力，善治心虚胆怯的心悸不眠、肢肿诸证，目前常用在心血管病、神经衰弱、更年期综合征等气血不足，痰浊内生证。清·陆廷珍所著《六因条辨》中加黄连，名为"黄连温胆汤"，加大清热之力，专治痰热内扰证，目前常用在胃肠疾病、呼吸系痰热证，以及心血管病痰热内壅证。清·俞根初等所著《通俗伤寒论》中加青蒿、黄芩、碧玉散，名为"蒿芩清胆汤"，增强清胆利湿、和胃降逆之力，专治湿温、呕逆证，目前常用在胃肠疾病、不明原因发热等湿热中阻证。

在内伤实证中，本人喜投"温胆汤"，用治痰浊化热证常能获效。使用温胆汤要掌握六个主症：头重、胸满、口黏、纳呆、苔腻、脉滑。其中尤以苔腻为要，可以"一锤定音"，所谓"但见苔腻一证便是，其余不必悉具"。在临床应用中，对温胆汤还宜稍做加减：竹茹10g，清热化痰是为主药；云苓15g，陈皮15g，健脾祛痰，截断"生痰之源"是为辅药；枳壳10g，埋气行滞，利于痰浊的排出是为佐使药。温胆汤仅用此4味为基础药。方中半夏虽可化湿除痰，但因其燥性不利于痰浊化热；生姜虽可祛痰，但因其辛温也不利于痰浊化热；炙甘草甘味，大枣滋腻，均不利痰浊之祛，故此 4 味均应删除不用。痰浊最易闭窍，为利于祛痰应伍透窍豁痰的石菖蒲 10g，畅行气血的郁金 10g。这样，祛痰主方"温胆汤"就由竹茹、枳壳、云苓、陈皮、石菖蒲、郁金 6 味重组。

温胆汤的临床应用还有 16 则加味选药法。

热痰黏稠——葶苈子 10g（炒），黄芩 10g，鱼腥草 15g，胆南星 10g，天竺黄 10g，竹沥水 10mL。

寒痰稀沫——白芥子 10g，桂枝 10g，干姜 5g，细辛 3g，法半夏 10g。

顽痰不化——生龙骨 30g，生牡蛎 30g，蛤壳粉 30g，海藻 15g，莱菔子 10g。

癫痫——海参肠 30g，白矾 10g，钩藤 15g，荆芥 5g，野菊花 10g，生牡蛎 30g。

精神分裂症——制大黄 15g，青礞石 15g，草决明 30g，桃仁 10g，生栀子 10g。

神衰失眠——炒酸枣仁 10g，首乌藤 30g，知母 10g，川芎 10g，黄连 10g，肉桂 3g。

眩晕耳鸣——泽泻 10g，炒白术 10g，蝉蜕 5g，阿胶珠 10g，白菊花 10g，川芎 10g，天麻 10g。

高血压病——钩藤 15g（后下），莱菔子 10g，泽泻 10g，海藻 15g，川芎 10g，夏枯草 15g。

冠心病——全瓜蒌 30g，薤白 10g，丹参 30g，葛根 10g，赤芍 10g，苏木 10g。

胃肠症——木香 10g，焦三仙各 30g，蒲公英 10g，连翘 10g，生鸡内金 30g，煨葛根 10g。

功能性发热——青蒿 15g（后下），银柴胡 10g，桑白皮 10g，生黄芪 10g，车前草 30g。

更年期综合征——蛇床子 10g，泽兰 10g，川续断 15g，桂枝 10g，白芍 5g，生龙骨 30g，生牡蛎 30g。

尿毒症——白花蛇舌草 30g，王不留行 10g，丹参 30g，生薏苡仁

10g，仙鹤草 10g，泽兰 10g。

妇女病——鸡血藤 10g，伸筋草 10g，香附 10g，益母草 10g，丹参 30g，川楝子 10g。

良性肿瘤——夏枯草 15g，生牡蛎 30g，山慈菇 10g，丹参 30g，莱菔子 10g，生山楂 15g。

癌症——白花蛇舌草 30g，野菊花 10g，蒲公英 10g，丹参 30g，仙鹤草 10g，生薏苡仁 10g，全瓜蒌 30g，三七粉 3g（冲）。

【原著详解】

（1）方剂溯源

温胆汤，出自《三因极一病证方论》，为祛痰剂。由半夏、竹茹、枳实、陈皮、甘草、茯苓六味组成。加生姜、大枣，煎服。功用：理气化痰，清胆和胃。主治：胆胃不和，痰热内扰证。症见胆怯易惊，虚烦不宁，失眠多梦，或呕恶呃逆，或眩晕，癫痫，苔白腻，脉弦滑。

（2）处方解析

一是方证病机。本方证多因素体胆气不足，复由情志不遂，胆郁气滞，则疏泄失职，影响脾胃运化，痰湿内生；痰浊内阻，致土壅木郁，少阳失其生发之令，故令胆热，而成胆胃不和之证。胆为清净之府，性喜宁谧而恶烦扰，喜柔和而恶抑郁。胆受其病，失于决断，则胆怯易惊；胆为邪扰，失其宁谧，则虚烦不宁，失眠多梦；胆胃不和，胃失和降，浊阴上扰，则见呕吐痰涎或呃逆，心悸；痰浊蒙闭清窍，则可发为眩晕，甚至癫痫。治宜理气化痰，清胆和胃。

二是方剂释义。方中半夏辛温，燥湿化痰，降逆和胃，为君药。臣以竹茹，取其甘而微寒，清胆和胃，清热化痰，除烦止呕。二药合用，一温一凉，既化其痰浊，又清其胆热，令胆气清肃，胃气顺降，则胆胃得和，呕烦自止；枳实辛苦微寒，取其破气消痰，使痰随气下，以通痞塞之功；陈皮辛苦而温，理气行滞，燥湿化痰，既可助半夏祛痰，又可健脾，尚能增枳实行气之功。佐以茯苓，健脾渗湿，以杜生痰之源，且有宁心安神之功；加生姜，既可助君臣祛痰止呕，又可解半夏之毒；大枣之用，一者与甘草、茯苓为伍，健脾培土以治湿，二者与生姜相配，调和脾胃，使中州健运；以甘草为使，调和诸药。诸药相合，化痰而不燥，清热而不过寒，使痰热得化，胆热得清，共奏理气化痰之功。

（3）药理研究

本方可明显减轻模型大鼠体重，降低血清 TC（总胆固醇）、TG（甘油三酯）、LDL（低密度脂蛋白）的含量，血清 HDL（高密度脂蛋白）含量明显升高，显著降低大鼠脂肪指数，表明温胆汤对血脂及肥胖尚有一定的作用，同时间接阐明中医"痰"与西医"脂肪"之间的相关性；对缺血性脑卒中后氧自由基引起的脑损伤具有保护作用，有效对抗炎性反应引发的继发性病理损伤；具有降低皮层多巴胺的含量、升高皮层及海马组织4-羟基苯乙酸的含量、降低炎性细胞因子血清干扰素的浓度、抑制细胞因子 IL-10 的浓度、调节免疫应答、抑制炎症的进展等作用；具有改善睡眠、镇静、镇痛、抗惊厥、抗心肌纤维化、抗精神分裂症等作用。

（4）注意事项

一是本方适用于胆胃不和与痰热内扰证之热象较轻者。二是凡心虚失眠、血虚心悸、阳虚眩晕、胃寒呕吐等，不宜应用本方。

（5）临证心悟

一是辨证要点。临床应用以心烦不寐，眩悸呕恶，舌苔厚腻，脉弦滑或略数为辨证要点。

二是临床应用。主抓头重、胸满、口黏、纳呆、苔腻、脉滑六个主症。本方常用于失眠、神经官能症、急慢性胃炎、消化性溃疡、慢性支气管炎、梅尼埃病、妊娠呕吐、更年期综合征、癫痫等属痰热内扰与胆胃不和者。若心热烦甚者，加黄连、山栀、豆豉以清热除烦；口干舌燥者，去半夏，加麦冬、天花粉以润燥生津；呕吐呃逆者，酌加苏叶或梗、枇杷叶、旋覆花以降逆止呕；眩晕者，可加天麻、钩藤以平肝息风；失眠者，加琥珀粉、远志以宁心安神；惊悸者，加珍珠母、生牡蛎、生龙齿以重镇定惊；癫痫抽搐者，可加胆南星、钩藤、全蝎以息风止痉。

16 逐瘀汤化瘀主方

【原著精要】

清·王清任所撰《医林改错》创组化瘀主方逐瘀汤，共分血府、膈下、少腹、身痛四首。"血府逐瘀汤"由活血逐瘀的桃仁10g，红花10g，川芎10g，赤芍10g，行气开胸的柴胡10g，枳壳10g，桔梗5g，引血下行的川牛膝15g，和血养血的生地黄10g，当归10g，调和诸药的炙甘草5g组成，以便活血而不伤血，逐瘀又能生新。专治瘀阻胸中，胸痛烦闷，入暮渐热，舌质暗红，边有瘀斑，脉涩弦紧。近用治冠心病心绞痛、风心病心衰、胸部挫伤、肋软骨炎、神经官能症、脑震荡后遗症、经闭痛经等。

"膈下逐瘀汤"由活血逐瘀的桃仁10g，红花10g，川芎10g，赤芍10g，牡丹皮10g，行气止痛的五灵脂10g（包），延胡索10g，乌药10g，香附10g，枳壳10g，养血和血的当归10g，调和诸药的炙甘草5g组成。重在止痛，专治瘀阻膈下，胁腹胀痛，癥瘕积块，舌质紫脉弦。近用治急腹症、肝硬化、肝肿瘤、脾肿大等。

"少腹逐瘀汤"由活血逐瘀的川芎10g，赤芍10g，温经止痛的小茴香10g，没药10g，五灵脂10g（包），蒲黄10g，肉桂5g，延胡索10g，干姜10g，和血养血的当归10g组成。重在温经，专治瘀阻少腹，积块痛经，月经不调，经少瘀块，崩漏凉痛，舌质紫暗，脉象弦涩。近用治妇女痛经、闭经、盆腔炎、子宫肌瘤、卵巢囊肿、宫外孕、更年期综合征、神经官能症、肠粘连等。

"身痛逐瘀汤"由活血逐瘀的桃仁10g，红花10g，川芎10g，通痹止痛的秦艽 10g，没药 10g，五灵脂 10g（包），地龙 10g，香附 10g，引药上行的羌活 5g，下达的川牛膝 15g，养血活血的当归 10g，以及调和诸药的炙甘草 10g 组成。重在通痹，专治瘀阻经络，肢体痹痛，经久不愈，舌质紫暗，脉象弦涩。近用治风湿、类风湿关节炎、硬皮病、结节性红斑、脉管炎等。

王清任在《医林改错》中还针对瘀阻头面组成"通窍活血汤"，由活血逐瘀的桃仁、红花、川芎、赤芍，通窍的麝香、老葱，和胃的姜、枣组成，专治头痛面青、昏晕耳鸣，以及妇女的干血痨、小儿的疳积证等。

这几首逐瘀汤均以"桃红四物汤"为基础方，再据瘀阻部位的不同加减变化。其组方时遵循 3 条原则：一是"气行则血行"，常佐行气药，温通药；二是"瘀阻多致痛"，常佐止痛药；三是"逐瘀防伤正"，常佐和血药。这些行之有效的经验值得后人效仿。

在临床应用中，注意三要：一要重视止痛，瘀阻必痛。有些止痛药如蒲黄、五灵脂、乳香、没药等常常伤胃，应选川楝子、延胡索、白芍、香附、乌药、木香、三七等。二要消癥，瘀阻常致癥瘕积块，消癥药可选丹参、鳖甲、山慈菇、郁金、白花蛇舌草、泽兰、生牡蛎等。三要引经，上行下达，尤其重用川牛膝；入脏达腑，应用脏腑引经药，尤其引入肝经，如川楝子、薄荷、栀子等。

【原著详解】

（1）方剂溯源

血府逐瘀汤，出自《医林改错》，为理血剂。由桃仁、红花、当归、生地黄、川芎、赤芍、牛膝、桔梗、柴胡、枳壳、甘草十一味组成。功用：活血化瘀，行气止痛。主治：胸中血瘀证。症见胸痛，头痛，日久不愈，痛如针刺而有定处，或呃逆日久不止，或饮水即呛，干呕，或内热瞀闷，或心悸怔忡，失眠多梦，急躁易怒，入暮潮热，唇暗或两目暗黑，舌质暗红，或舌有瘀斑、瘀点，脉涩或弦紧。

（2）处方解析

一是方证病机。本方主治为瘀血内阻胸部，气机郁滞所致胸痛、胸闷等症，即王清任所称"胸中血府血瘀"之证。胸中为气之所宗，血之所聚，肝经循行之分野。瘀血内阻胸中，阻碍气机，不通则痛，则胸痛日久不愈；胸胁为肝经循行之处，瘀血阻滞不通，则痛如针刺，且有定处；血瘀上焦，清阳郁遏不升，则头痛；胸中血瘀，影响及胃，胃气上逆，故呃逆干呕，甚则水入即呛；瘀久化热，病在血分，则内热瞀闷，入暮潮热；瘀热上扰心神，则心悸怔忡，失眠多梦；郁滞日久，肝失条达，故急躁易怒；唇暗或两目暗黑，舌质暗红，或舌有瘀斑、瘀点，脉涩或弦紧，皆为血瘀征象。治宜活血化瘀，兼以行气止痛。

二是方剂释义。方中桃仁破血行滞而润燥，红花活血祛瘀以止痛，共为君药。赤芍、川芎助君药活血祛瘀；牛膝入血分，性善下行，能祛瘀血，通血脉，并引瘀血下行，使血不郁于胸中，瘀热不上扰，共为臣药。生地黄甘寒，清热凉血，滋阴养血；合当归养血活血，使祛瘀不伤正；合赤芍清热凉血，以清瘀热。三者养血益阴，清热活血，共为佐药。桔梗开宣肺气，载药上行，合枳壳，一升一降，宽胸行气；柴胡疏肝解郁，升达清阳，与桔梗、枳壳同用，尤善理气行滞，使气行则血行，均为佐药；甘草调和诸药，为使药。组方特色：一为活血与行气相伍，既行血分瘀滞，又解气分郁结；二为祛瘀与养血同施，则活血而无耗血之虑，行气又无伤阴之弊；三为升降兼顾，既能升达清阳，又可降泄下行，使气血和调。诸药合而用之，使血活瘀化气行，则诸症可愈，为治胸中血瘀证之良方。

（3）药理研究

本方能明显增强 SOD（超氧化物歧化酶）活性，降低 MDA（丙二醛）含量，减少心肌酶 CK（肌酸激酶）、LDH（乳酸脱氢酶）的含量，改善自由基代谢紊乱、减少酶的外漏而对缺血心肌起到保护作用；改善微循环，舒张血管，降低血管阻力，改善毛细血管通透性，提高网状内皮细胞的功能，抑制血小板聚集，抗炎，抗氧化应激，抑制细胞凋亡和促进血管新生等；改善神经营养代谢，促进损伤组织的修复；改善患者睡眠质量；

镇痛；抑制结缔组织代谢，减少瘢痕形成与粘连；抑制肿瘤细胞生长；复活肝脏清除能力。

（4）注意事项

本方活血化瘀之力较强，月经淋沥不断、有出血倾向者慎用，孕妇忌用。

（5）临证心悟

一是辨证要点。临床应用以胸痛，头痛，痛有定处，舌暗红或有瘀斑，脉涩或弦紧为辨证要点。

二是临床应用。本方常用于冠心病心绞痛、风湿性心脏病、胸部挫伤及肋软骨炎之胸痛，以及脑血栓形成、高血压病、高脂血症、血栓闭塞性脉管炎、神经官能症、脑震荡后遗症之头痛、头晕等属瘀阻气滞者。若瘀痛入络者，可加全蝎、地龙、三棱、莪术等以破血通络止痛；气机郁滞较重者，加川楝子、香附、青皮等以疏肝理气止痛；血瘀经闭、痛经者，去桔梗，加香附、益母草、泽兰等以活血调经止痛；胁下有痞块，属血瘀者，可酌加丹参、郁金、䗪虫、水蛭等以活血破瘀，消癥化滞。

17　保和丸消食主方

【原著精要】

保和丸出自元·朱震亨的《丹溪心法》。消食用生山楂 15g（肉积），神曲 15g（谷积），莱菔子 10g（面积）。祛湿和胃（食积生湿）用二陈汤（陈皮 10g，法半夏 10g，云苓 15g）。清热散结（食积生热）用连翘 10g。全方消食和胃，主治食积停滞，脘腹痞满作痛，嗳腐吞酸，呕恶厌食，苔腻脉滑。因其性平和，功效和胃消食，故有"保和"之名。

凡见食积，临床必用"保和丸"为主方。如食积生湿重者，可合"平胃散"，用炒苍术 10g，厚朴 10g。如化热甚者，可加蒲公英 10g，制大黄 10g。如痰食互阻，可合"温胆汤"，用竹茹 10g，枳壳 10g。如大便秘结可加全瓜蒌 30g，桃仁 10g，大腹皮 10g。如食积而见脾虚则加炒白术 10g，《丹溪心法》名为"大安丸"。

【原著详解】

（1）方剂溯源

保和丸，出自元·朱震亨的《丹溪心法》，为消食剂。由山楂、半夏、茯苓、神曲、陈皮、连翘、莱菔子七味组成。功用：消食，导滞，和胃。主治：食滞胃脘证。症见食积停滞，脘腹胀满，嗳腐吞酸，厌食呕吐，大便稀溏，舌苔厚腻，脉滑。本方消食之中兼以行气理脾，以消为主，能使食积得化，胃气得和，共奏消食和胃之功。由于药力和缓平稳，故以"保和"命名。

（2）处方解析

一是方证病机。本方证为饮食不节，暴饮暴食所致。《素问·痹论》说："饮食自倍，肠胃乃伤。"胃司纳谷，脾主运化，胃宜降则和，脾宜升则健。若饮食不节，暴饮暴食，脾胃运化不及，而致食积内停，阻滞气机，故脘腹胀满，甚则疼痛；脾胃升降失司，浊阴不降，则嗳腐吞酸，厌食呕吐，清阳不升，则大便稀溏；苔黄厚腻，脉滑，为有形实邪内停，生湿化热之征，治宜消食化滞，理气和胃。

二是方剂释义。方中重用酸甘性温之山楂为君，可消一切饮食积滞，长于消肉食油腻之积。臣以神曲甘辛性温，消食健胃，长于化酒食陈腐之积；莱菔子辛甘而平，下气消食除胀，长于消谷面痰气之积。三药同用，能消各种食物积滞。食积易于阻气、生湿、化热，故以半夏、陈皮辛温，理气化湿，和胃止呕；茯苓甘淡，健脾利湿，和中止泻；连翘味苦微寒，既可散结以助消积，又可清解食积所生之热，均为佐药。诸药配伍，使食积得化，胃气得和，热清湿去，则诸症自除。

（3）药理研究

本方能增强肠蠕动频率，显著加速小肠推进运动，促进胃酸分泌，有助消化、调节胃肠功能等作用。对胃肠运动有一定的抑制作用，能抑制小鼠胃排空和家兔十二指肠自发活动；拮抗乙酰胆碱、氯化钡、组胺所致家兔和豚鼠离体回肠痉挛性收缩，部分解除肾上腺素对肠管的抑制；能明显提高胃蛋白酶活性，提高胰蛋白酶的浓度和分泌量。

（4）注意事项

一是体虚无积滞者，不宜服用。二是孕妇慎用。

（5）临证心悟

一是辨证要点。临床应用以脘腹胀满，嗳腐厌食，苔厚腻，脉滑为辨证要点。

二是临床应用。本方常用于急慢性胃炎、急慢性肠炎、消化不良、婴幼儿腹泻等属食积内停者。本方药力较缓，若食积较重，胀满明显者，可加枳实、厚朴、木香、槟榔等以增强消食导滞之力；食积化热，苔黄脉数者，可加黄连、黄芩等以清解积热；大便秘结者，可加大黄以泻下通便；
兼脾虚者，可加白术、党参等以健脾益气。

18 三仁汤利湿主方

【原著精要】

清·吴鞠通著《温病条辨》，针对湿温初起、湿重于热证，组方"三仁汤"。原方由杏仁5钱，白蔻仁2钱，生薏苡仁、飞滑石各6钱，白通草、竹叶、厚朴各2钱，半夏5钱共八味组成。证见头痛恶寒，身重且痛，中满不饥，午后身热，舌白不渴，脉弦细濡。吴氏曾有告诫乃三：其一，不可见"头痛恶寒"而"汗伤心阳"；其二，不可见"中满不饥"而"误下伤阴"；其三，不可见"午后身热"而"滋阴恋湿"。其治当"宣畅气机，清利湿热"，方以杏仁轻开上焦肺气，白蔻仁行气化湿，生薏苡仁淡渗利湿，加半夏、厚朴以散满除湿，滑石、通草、竹叶以渗利湿热，成为宣上、畅中、渗下之剂，清热利湿的效方。

"三仁汤"可以作为利湿主方。三焦者，六腑之一，为孤腑。《素问·灵兰秘典论》曰："三焦者，决渎之官，水道出焉。"湿邪系水液代谢输布异常而产生的病邪，湿邪之祛离不开三焦之功能。三仁汤宣上、畅中、渗下之力，正合上、中、下三焦也，故作为利湿主方名副其实。临床可以加减：甜杏仁10g，白蔻仁10g，生薏苡仁15g为主药，佐以三助，助宣者桔梗5g，助畅者石菖蒲10g，助渗者车前草30g。利湿者还可加泽泻10g，清热者还可加青蒿15g（后下），清暑者加荷叶包六一散30g，藿香10g，薄荷10g，暑天有鲜者更佳，用量3倍后下即可。

【原著详解】

（1）方剂溯源

三仁汤，出自清·吴鞠通著《温病条辨》，针对湿温初起、湿重于热证，为祛湿剂。由杏仁、白蔻仁、生薏苡仁、飞滑石、白通草、竹叶、厚朴、半夏共八味组成。功用：宣畅气机，清利湿热。主治：湿温初起及暑温夹湿之湿重于热证。症见头痛如裹，恶寒，午后身热，身重且痛，肢体倦怠，口干不渴，或渴而不欲饮，痞闷胀满，或胀或痛，纳差泛恶，便溏不爽，小便短赤，面色淡黄，舌苔白腻，脉弦细而濡。

（2）处方解析

一是方证病机。本证多由长夏之季感受湿热，卫阳被遏，脾胃失和所致。夏秋之季，天暑下逼，地湿上腾，人处气交之中，易感受湿热病邪，加之脾胃呆滞，湿邪内困，导致"外邪入里，里湿为合"而成湿温之病。诚如薛生白所言："太阴内伤，湿饮停聚，客邪再至，内外相引，故病湿热。"（《湿热论》）湿温初起，邪遏卫阳，清阳被阻，则头痛恶寒；湿热交蒸，湿为阴邪，其性黏滞，湿遏热伏，阻滞三焦，留恋气分，其发热以午后为甚。湿性重浊，客于肌表，故身重疼痛，肢体倦怠；湿浊中阻，津不上乘，故口干不欲饮；湿邪内蕴，气机不畅，脾失健运，则痞闷胀满，纳差泛恶，便溏不爽；湿热内蕴，故小便短赤。面色淡黄，舌苔白腻，脉弦细而濡，皆湿邪为患，气机受阻，湿重于热之征。法当宣畅气机，清热利湿。

二是方剂释义。方中杏仁苦温以宣通上焦肺气，开水之上源，调畅全身气机，气行则湿化；豆蔻仁辛温，芳香化湿，行气宽中，宣畅脾胃，转枢中焦，则脾气散津，水湿得化；薏苡仁色白入肺，甘淡性寒，味甘入脾，渗湿利水而健脾，使湿热从下焦而去；三仁合用，三焦分消，是为君药。滑石、通草、竹叶甘寒淡渗，加强君药利湿清热之力，热透于外，湿渗于下，是为臣药。半夏、厚朴辛苦温开，以畅中焦，温运中州，行气化湿，散结除满；两药又可使寒凉之品清热而不碍湿，是为佐药。诸药合用，以达宣上、畅中、渗下之效，共奏清热利湿，宣畅气机之功。

（3）药理研究

本方可调节免疫、内分泌、血脂及代谢产物谱、胃肠分泌功能，以及调节水通道蛋白、肝胃相关蛋白的表达，抗内毒素，增强机体对内毒素的清除能力，改善血液流变学；对脾胃湿热证大鼠模型血浆淋巴细胞 HSP70 有增强表达的作用。

（4）注意事项

阴亏津少，或阴虚发热者，忌用。

（5）临证心悟

一是辨证要点。临床应用以头痛恶寒，身重疼痛，午后身热，苔白不渴为辨证要点。

二是临床应用。本方常用于胃肠炎、肾盂肾炎、肾小球肾炎、布鲁氏菌病以及关节炎等属湿重于热者。若湿温初起，卫分症状较明显者，可加藿香、香薷以解表化湿；若寒热往来者，可加青蒿、草果以和解化湿；湿盛者，加苍术、石菖蒲以芳化燥湿；热盛伤津，口渴唇焦者，加天花粉、麦冬以生津止渴。

19 五苓散退肿主方

【原著精要】

五苓散系《伤寒论》化气利水之名方。仲景组此方，主要用于太阳表邪未解，内传膀胱，下焦蓄水而见头痛发热，渴欲饮水，水入则吐，小便不利，苔白脉浮。原方由猪苓9g，泽泻15g，白术9g，茯苓9g，桂枝6g共五味组成，制成散剂，每服6g，日3服，多饮暖水，汗出而愈（71条、72条、73条、74条）。

五苓散组方十分严谨，重用泽泻渗湿利水为君药。茯、猪二苓淡渗以辅蠲饮之力为臣药。白术健脾，助运水湿为佐药。桂枝温化膀胱之气，为使药，合为利水渗湿，温阳化气之剂。临床可以作为退肿主方，而且可以扩大用于水湿、痰饮内停的胃肠病、心血管病、肾脏病等。五苓散的实际用量可以调整为泽泻15g，茯苓、猪苓、白术各10g，桂枝5～10g。应用时还可加味，如兼食积，可合平胃散，《丹溪心法》名为"胃苓散"；如湿热黄疸可加茵陈15g（后下），《金匮要略》名为"茵陈五苓散"。为增退肿之力，可选加宣肺的桔梗10g，蝉蜕5g，桑白皮10g，配以"开鬼门，洁净腑"，可选加畅中的大腹皮10g，木香10g，陈皮15g，赤小豆30g，可选加渗下的车前草30g，泽兰10g，冬瓜皮10g，白花蛇舌草30g，生薏苡仁10g，石韦10g。

【原著详解】

（1）方剂溯源

五苓散，出自张仲景《伤寒论》，为祛湿剂，化气利水之名方。由猪苓、泽泻、白术、茯苓、桂枝共五味组成。功用：利水渗湿，温阳化气。主治：一是膀胱气化不利之蓄水证。症见小便不利，头痛微热，烦渴欲饮，甚则水入即吐，舌苔白，脉浮。二是痰饮。症见脐下动悸，吐涎沫而头眩，或短气而咳者。三是水湿内停证。症见水肿，泄泻，小便不利，以及霍乱吐泻等。

（2）处方解析

一是方证病机。本方主治病症虽多，但其病机均为水湿内盛，膀胱气化不利所致。在《伤寒论》中原治蓄水证，乃由太阳表邪不解，循经传腑，导致膀胱气化不利，而成太阳经腑同病。太阳表邪未解，故头痛微热；水湿内停，膀胱气化失司，故小便不利；水蓄不化，郁遏阳气，气不化津，津液不得上承于口，故渴欲饮水；其人本有水蓄下焦，饮入之水不得输布而上逆，致水入即吐，故此又称"水逆证"。水湿内盛，泛溢肌肤，则为水肿；水湿之邪，下注大肠，则为泄泻；水湿稽留肠胃，升降失常，清浊相干，则为霍乱吐泻；水饮停于下焦，水气内动，则脐下动悸；水饮上犯，阻遏清阳，则吐涎沫而头眩；水饮凌肺，肺气不利，则短气而咳。治宜利水渗湿为主，兼以温阳化气之法。

二是方剂释义。方中重用泽泻为君，以其甘淡，直达肾与膀胱，利水渗湿。臣以茯苓、猪苓之淡渗，增强其利水渗湿之力。佐以白术既可补气健脾，又可燥湿利水，合茯苓既可彰健脾制水之效，又可奏输津四布之功。《素问·灵兰秘典论》谓"膀胱者，州都之官，津液藏焉，气化则能出矣"，膀胱的气化有赖于阳气的蒸腾，故方中又佐以桂枝温阳化气以助利水，且可辛温发散以祛表邪，一药两用，表里兼治。诸药相伍，共奏淡渗利湿，健脾助运，温阳化气，解表散邪之功。

五苓散，作为散剂，取发散之意，五味药之间，相互为用，相互为使，从而达到温阳、化气、利水、健脾的功效。利水以祛水邪停蓄之标，温阳以治水饮内停之本，健脾则取五行相克制化之理，培中土以制停水。故张仲景五苓散全方一利、一补、一化，攻补相兼、宣摄阖合、化以助利、补以助化，补化相生，使体内停蓄之水一则随小便而出，一则随阳气蒸化布达周身，又可使身体内外之阳气周流气化，以防水饮再次停蓄。由是观之，五苓散的配伍特点使得其不仅能治水停之标，更重在治水停之本。

（3）药理研究

本方能明显改善肾脏的生理状况，提高血浆中抗利尿激素、心钠素水平，增减肾脏血流量，降低肾血管阻力，促进水分排出；拮抗内皮素对系膜细胞的作用，消除肾水肿，降低毒素蛋白等对肾脏的损害作用；降低血压，增加组织血流量，促进水液代谢吸收。

（4）注意事项

一是入汤剂不宜久煎，且本方不宜常服。二是气滞水停、风水泛溢所致的水肿慎用。三是由于方中桂枝并非专为解表而设，故"蓄水证"得之，有利水而解表之功；痰饮病得之，有温阳平冲降逆之功；水湿内盛而无表证者得之，则可收化气利水之效。

（5）临证心悟

一是辨证要点。临床应用以小便不利，舌苔白，脉浮或缓为辨证要点。

二是临床应用。本方常用于急慢性肾炎水肿、肝硬化腹水、心源性水肿、急性肠炎、尿潴留、胸腔积液、中心性视网膜炎、脑积水、湿疹等属水湿内停者。兼腹胀者，加枳壳、陈皮以理气消胀；兼热者，去桂枝，加黄芩以清热；中暑霍乱泄泻者，加滑石、马齿苋利湿清热；伏暑身热而大渴者，合白虎加人参汤以益气清热生津；水肿较甚者，加桑白皮、大腹皮、车前草以增强利水消肿之功；有表证者，可与越婢汤合用。

20　萆薢分清饮除淋主方

【原著精要】

"萆薢分清饮"出于两处：一是朱震亨的《丹溪心法》，由益智仁 9g，川萆薢 12g，石菖蒲 9g，乌药 9g 组成，温肾利湿，分清化浊，专治膏淋、白浊；二是清·程国彭撰《医学心悟》，由川萆薢、石菖蒲、黄柏、白术、茯苓、莲子心、丹参、车前子组成，功专清热利湿，用于膏淋、白浊属湿热下注者。

临床应用萆薢分清饮通治淋证，应以《医学心悟》为准，其组方用量应为萆薢 15g，炒苍术 10g，黄柏 10g，茯苓 10g，丹参 30g，车前草 30g，石菖蒲 10g。为增清热之力，宜选加蒲公英 10g，连翘 10g，野菊花 10g；为增利湿之力，宜选加生薏苡仁 10g，白花蛇舌草 30g，泽泻 10g，冬瓜仁 10g。临床还可视"五淋"加味：石淋选加金钱草 30g，海金沙 30g（包），琥珀粉 3g（冲），泽兰 10g，王不留行 10g；气淋选加炒橘核 15g，川楝子 10g，乌药 10g，荔枝核 15g；膏淋选加土茯苓 15g，萹蓄 15g，苦参 10g，知母 10g，肉桂 3g，川牛膝 15g；劳淋选加仙鹤草 10g，益智仁 10g，甘草梢 10g，生黄芪 10g，石韦 10g；血淋选加白花蛇舌草 30g，牡丹皮 10g，生栀子 10g，瞿麦 10g，女贞子 10g，旱莲草 10g。

【原著详解】

（1）方剂溯源

萆薢分清饮，出自清·程国彭撰《医学心悟》，为祛湿剂。由川萆薢、石菖蒲、黄柏、白术、茯苓、莲子心、丹参、车前子八味组成。功用：清热利湿，通淋化浊。主治：湿热膏淋、白浊。症见小便浑浊，尿有余沥，舌质红，苔黄腻，脉滑数。

（2）处方解析

一是方证病机。程国彭曰："浊之因有二种：一由肾虚败精流注；一由湿热渗入膀胱。"湿热下注，蕴结膀胱，以致气化不利，不能制约脂液，清浊相混，所以小便浑浊，尿有余沥，尿时尿道热涩疼痛；湿热下注，蕴结膀胱，小便不畅，则尿有余沥；舌质红，苔黄腻，脉滑数属湿热之象。

二是方剂释义。方中川萆薢为君以利湿通淋，分清化浊；臣以车前子利水通淋，清利膀胱湿热，黄柏燥湿清热，石菖蒲化湿通窍，佐以茯苓、白术健脾祛湿，脾旺则水湿运化得权，伍以莲子心清心除烦并防心火下移小肠，丹参活血化瘀，通滞止痛。本方用药平和精当，以通利为主，清热利湿，调畅气机，兼以散瘀止痛。

（3）药理研究

本方具有抵抗病原微生物和缓解平滑肌痉挛等作用，选择性对泌尿生殖道平滑肌起到解痉止痛的作用，消除尿痛、尿急、尿频及泌尿生殖系平滑肌痉挛所致疼痛；扩张外周血管，从而减轻前列腺充血，改善微循环障碍，改变血液流变状况，具有抗凝、抗炎、止痛等作用。

（4）注意事项

淋证的治法，古有忌汗、忌补之说，是因淋证多属膀胱有热，阴液常感不足，而辛散发表，不仅不能退热，反有劫伤阴液之弊。若淋证确由外感诱发，或淋家新感外邪，症见恶寒发热，鼻塞流涕，咳嗽咽痛者，仍可适当配伍运用辛凉解表之剂。至于淋家忌补之说，是指实热之证而言，诸如脾虚中气下陷，肾虚下元不固，自当运用补脾益气、补肾固涩等法治之，不必有所禁忌。

（5）临证心悟

一是辨证要点。临床应用以小便清浊相混，尿道热涩疼痛，或小便呈粉红色，舌质红，苔腻，脉数为辨证要点。

二是临床应用。本方为治疗下焦湿热而致膏淋、白浊的常用方。常用于乳糜尿、前列腺炎、泌尿系感染等属湿热下注，蕴结膀胱者。若小腹胀，尿涩不畅者，加乌药、青皮以疏肝理气；脂块阻塞尿道者，加射干、贝母；伴有血尿者，加小蓟、藕节、白茅根以凉血止血；小便黄赤，热痛明显者，加竹叶、通草、甘草梢以清心导火；兼肝火者，加龙胆草、生栀子以清肝泻火，导热下行；病久湿热伤阴者，加生地黄、麦冬、知母以滋养肾阴。

三是临证体会。湿热采用清热利湿之法治疗尤为重要，然湿热一证，在临床上有湿重于热、热重于湿及湿热并重之不同，当需详辨之；根据湿热偏重之不同，选择不同的方法分别进行治疗，湿重于热，化湿为主，湿去热孤而退，合茯苓皮汤加味；热重于湿，清热为主，兼以化湿，合苍术白虎汤加味；湿热并重，化湿清热兼施，合八正散加减，总以清利湿热为主导，并注重结合辨病用药。

（6）类方比较

本方与《杨氏家藏方》萆薢分清饮，组成中均有萆薢、石菖蒲两味药物利湿分清化浊，均可治疗白浊。但《杨氏家藏方》萆薢分清饮配以益智、乌药，其性偏温，功可温暖下元，主治下焦虚寒之白浊；《医学心悟》萆薢分清饮则伍黄柏、车前子，其性偏凉，功可清热利湿，主治下焦湿热白浊。

21 金铃子散镇痛主方

【原著精要】

宋·王怀隐等编《太平圣惠方》，组成"金铃子散"，仅金铃子（川楝子）、延胡索各 1 两，两味为末，每服 3 钱。方以金铃子疏肝泄热，行气止痛，辅佐延胡索活血行气，增其止痛之力，主治肝郁化火的诸般痛证，如胸脘胁腹疼痛，痛经疝痛，舌红苔黄，脉弦或数。

临床川楝子、延胡索各投 10g，系镇痛主方，尤其用于实痛有效。应用时要加味，如头痛加川芎 10g，天麻 10g；项痛加葛根 10g，白菊花 10g；胸痛加全瓜蒌 30g，苏木 10g；脘痛加木香 10g，厚朴 10g；腹痛加大腹皮 10g，鸡血藤 10g；胁痛加柴胡 10g，枳壳 10g；痛经加香附 10g，丹参 30g；疝痛加炒橘核 10g，荔枝核 15g；热痛加生栀子、赤芍、牡丹皮各 10g；寒痛加乌药、桂枝各 10g。因川楝子、延胡索药性平和，虚痛时也可用之，唯应加生黄芪 15g，当归 10g，白芍 10g 扶正为宜。总之，痛证镇痛，金铃子散首当其冲。

【原著详解】

（1）方剂溯源

金铃子散，出自宋·王怀隐等编《太平圣惠方》，为理气剂。由金铃子（川楝子）、延胡索两味组成。功用：疏肝泄热，活血止痛。主治：肝郁化火的诸般痛证。症见心胸胁肋脘腹疼痛，时发时止，口苦，或痛经，或疝气痛，舌红苔黄，脉弦数。

（2）处方解析

一是方证病机。本方证因肝郁气滞，气郁化火所致。肝藏血而喜条达，主疏泄，其经脉布两胁、抵少腹、络阴器。若情志失和，肝郁气滞则疏泄失常，气机不畅，不通则痛，故见心胸胁肋脘腹诸痛；疼痛加剧、时发时止，是谓疼痛可随情绪的变化而波动，心情愉快则痛止或减轻，心情不好则痛作或痛甚，此乃肝郁所致疼痛的特征；肝郁化火，故见口苦、舌红苔黄、脉弦数。治宜疏肝气，泻肝火，畅血行，止疼痛。

二是方剂释义。方中金铃子即川楝子，味苦性寒，入肝胃小肠经，疏肝行气，清泻肝火，以治心胸胁肋脘腹疼痛，为君药；延胡索辛苦性温，入肝经，行气活血，擅长止痛，能行血中气滞以达行气活血止痛之功，为臣佐之药。二药相配，一寒一温，一气一血，既可行气止痛，又能疏肝泄热，使气行血畅，肝热得清，疼痛自止。李时珍曾高度评价该方："用之中的，妙不可言。方虽小制，配合存神，确有应手取愈之功，勿以淡而忽之。"本方药少力薄，性偏寒，气血并调，疏清并行，药简效专，用治气郁血滞诸痛属热者为宜。

（3）药理研究

本方具有镇痛、抗炎效果，其抗炎作用机制部分在于抑制 PGE_2（前列腺素 E_2）、NO（一氧化氮）、IL-6（白细胞介素-6）的产生，抑制 PMN（多形核白细胞）产生氧自由基，但与影响下丘脑-垂体-肾上腺皮质轴无关。延胡索止痛的有效成分为生物碱，主要为叔胺与季胺类生物碱，具有很强的镇痛、镇静、降压和抗心律失常作用。川楝子的毒性成分可能为毒性蛋白，加热后可使毒性蛋白变性。川楝子中某些化学成分对延胡索中生物碱的溶出率可能具有一定的促进作用。

（4）注意事项

一是若肝气郁滞属寒者，则不宜单独使用。二是本方具有活血作用，孕妇、月经淋沥不断、有出血倾向者慎用。

（5）临证心悟

一是辨证要点。临床应用以心胸胁肋脘腹诸痛，口苦，苔黄，脉弦数为辨证要点。

二是临床应用。本方常用于胃炎、胃肠痉挛、消化性溃疡、胆囊炎及胆石症、肋间神经痛、肋软骨炎等属肝郁化火者。胸胁疼痛者，加郁金、柴胡、香附等；脘腹疼痛者，加木香、陈皮、砂仁等；妇女痛经，加当归、益母草、香附等；少腹疝气痛者，加乌药、橘核、荔枝核等。

三是临证体会。本方药性平和，实痛、虚痛均可用之。

22 越鞠丸解郁主方

【原著精要】

元代滋阴派名医朱震亨提倡"六郁"说，其《丹溪心法》中针对"六郁"组建"越鞠丸"。气郁用香附，血郁用川芎，痰湿郁用苍术，火郁用栀子，食郁用神曲，五味等分为丸，每服6g，通治郁证。

越鞠丸又名"芎术丸"，方中无祛痰之品，因痰由脾湿所生，与气、火、食郁有关，诸郁解除，痰郁亦消。临床应用时宜香附10g，川芎10g，炒苍术10g，生栀子10g，神曲15g，再根据诸郁加味：气郁偏重，胸脘痞闷胀痛，情志不舒，苔黄脉弦，可选加柴胡10g，枳壳10g，木香10g，郁金10g，川楝子10g，延胡索10g；血郁偏重，胸胁疼甚，并有定处，质紫脉涩，可选加丹参30g，赤芍10g，桃仁10g，红花10g，苏木10g；痰郁偏重，头重胸满，口黏纳呆，苔腻脉滑，可选加全瓜蒌30g，薤白10g，莱菔子15g，竹茹10g；火郁偏重，口苦且渴，心烦不宁，嘈杂吞酸，苔黄脉数，可选加黄芩10g，知母10g，黄连10g，芦根10g，竹叶5g，连翘10g；湿郁偏重，脘腹胀满，纳谷不香，神疲肢困，苔腻脉濡，可选加泽泻10g，生薏苡仁10g，云苓15g，陈皮15g，石菖蒲10g，法半夏10g；食郁偏重，脘胀纳呆，嗳腐食臭，呕吐嗳气，苔厚脉实，可选加谷芽、麦芽各15g，生鸡内金30g，大腹皮10g。如见寒凝郁滞者，减栀子用量为5g，选加温通的桂枝10g，干姜10g，川椒1g，乌药10g，吴茱萸10g；如因虚致郁者，川芎换当归10g，选加健脾的生黄芪10g，炒白术10g，党参10g，扁豆10g，山药10g。总之，郁证临床多见，"六郁"中以气郁为主，理气是解郁大法，但要顾及血、痰、湿、火、食、虚诸因，"越鞠丸"的组方是示范，可以列作解郁主方。

【原著详解】

（1）方剂溯源

越鞠丸，出自元代滋阴派名医朱震亨《丹溪心法》，为理气剂。由香附、川芎、苍术、栀子、神曲五味组成。功用：行气解郁。主治：六郁证。症见胸膈痞闷，脘腹胀痛，嗳腐吞酸，恶心呕吐，饮食不消。

（2）处方解析

一是方证病机。本方证乃因喜怒无常、忧思过度，或饮食失节、寒温不适所致气、血、痰、火、湿、食六郁之证。朱震亨认为"人生诸病，多生于郁"，可见六郁之中以气郁为主。气郁而肝失条达，则见胸膈痞闷；气郁又使血行不畅而成血郁，故见胸胁胀痛；气血郁久化火，则见嗳腐、吞酸、吐苦之火郁；气郁即肝气不舒，肝病及脾，脾胃气滞，运化失司，升降失常，则聚湿生痰，或食滞不化而见恶心呕吐。反之，气郁又可因血、痰、火、湿、食诸郁导致或加重，故宜行气解郁为主，使气行则血行，气行则痰、火、湿、食诸郁自解。

二是方剂释义。方中香附辛香入肝，行气解郁为君药，以治气郁。川芎辛温入肝胆，为血中气药，有活血行气之功，既可活血祛瘀治血郁，又可助香附行气解郁；栀子苦寒清热泻火，以治火郁；苍术辛苦性温，气味芳香雄烈，可悦脾化湿，以治湿郁；神曲味甘性温入脾胃，消食导滞，以治食郁，四药共为臣佐。因痰郁乃气滞湿聚而成，若气行湿化，则痰郁随之而解，故方中不另用治痰之品。以五药治六郁，贵在治病求本；诸法并举，重在调理气机。本方是主治气、血、痰、火、湿、食"六郁"的代表方。

（3）药理研究

本方能够调节神经递质水平、神经保护，从而起到抗抑郁作用；改善FD大鼠的消化功能，增加胃排空率，其作用机制可能与增加胃窦组织

5-HT 含量，下调 VIP 水平有关；可明显改善反流性食管炎大鼠食管黏膜的病理学改变，减轻食管炎症。

（4）注意事项

一是重在调理中焦，升降气机。二是六郁并非同时出现，应视何郁为重以调整相应药物的剂量，使方证相符，切中病机。

（5）临证心悟

一是辨证要点。临床应用以胸膈痞闷，脘腹胀痛，饮食不消等为辨证要点。

二是临床应用。本方常用于胃神经官能症、胃及十二指肠溃疡、慢性胃炎、胆石症、胆囊炎、肝炎、肋间神经痛、痛经、月经不调等辨证属"六郁"者。若气郁偏重者，可重用香附，酌加木香、枳壳、厚朴等以助行气解郁；血郁偏重者，重用川芎，酌加桃仁、赤芍、红花等以助活血祛瘀；湿郁偏重者，重用苍术，酌加茯苓、泽泻以助利湿；食郁偏重者，重用神曲，酌加山楂、麦芽以助消食；火郁偏重者，重用山栀，酌加黄芩、黄连以助清热泻火；痰郁偏重者，酌加半夏、全瓜蒌、海浮石以助祛痰。

23 酸枣仁汤安眠主方

【原著精要】

"酸枣仁汤"由张仲景组方，在《金匮要略·血痹虚劳病脉证并治》篇中，以酸枣仁 18g，甘草 3g，知母 6g，茯苓 6g，川芎 3g 共五味组成，主治"虚劳虚烦不得眠"。此处虚劳者乃肝阴不足，虚烦者乃阴虚内热，故以酸枣仁养肝血宁心神为主药。辅以川芎，养中有行，酸收辛散伍用，相反相成，增其养血安神之力。茯苓即健脾补气，气为血母，利于酸枣仁之养血，又宁心安神，利于酸枣仁之宁神，为重要的辅佐药。用知母清虚热，甘草调诸药，形成养血安神，清热除烦之剂。

临床失眠以虚证为多，尤其责之于心肝，肝血不足，虚火上扰，心神不宁为重要病机，故失眠之外还见心悸眩晕，心烦咽干，口燥盗汗，苔少舌红，脉象细数等证。其组方宜用炒酸枣仁 15g，知母 10g，云苓 15g，川芎 10g。柔肝除烦可选加生地黄 10g，当归 10g，白芍 10g，女贞子 10g，旱莲草 10g，生栀子 10g；宁神镇悸可选加生龙骨 30g，生牡蛎 30g，灵磁石 30g，柏子仁 10g，炙远志 10g；清热除晕可选加草决明 30g，白菊花 10g，川牛膝 15g，蝉蜕 5g，葛根 10g，为增安眠之力，均可加入首乌藤 30g。酸枣仁汤系虚证失眠的主方，如属实证，痰瘀互结，上蒙清窍者，加入石菖蒲 10g，郁金 10g，法半夏 10g，丹参 30g，莱菔子 10g，赤芍 10g，亦能奏效，乃攻补兼施之法。

【原著详解】

（1）方剂溯源

酸枣仁汤，出自张仲景《金匮要略·血痹虚劳病脉证并治》篇，为安神剂。由酸枣仁、甘草、知母、茯苓、川芎五味组成。功用：养血安神，清热除烦。主治：肝血不足，虚热内扰证。症见虚烦失眠，心悸盗汗，头目眩晕，咽干口燥，舌红，脉弦细。

（2）处方解析

一是方证病机。本方证皆由肝血不足，虚热内扰，心神失养而致。肝藏血，血舍魂；心藏神，血养心。肝血不足，心失所养，魂不守舍，加之阴虚生内热，虚热内扰，故虚烦失眠、心悸不安；肝阴不足，阴不敛阳，则肝阳上亢，阳升风动，清空被扰，故见头目眩晕；阴虚内热，虚火上炎，则咽干口燥；阴虚内热，迫津外泄，故为盗汗；舌红，脉弦细乃肝血不足，阴虚内热之征。治宜养血以安神，清热以除烦。

二是方剂释义。方中重用酸枣仁为君，入心肝之经，以其甘酸质润，养血补肝，宁心安神；茯苓健脾补气，气为血帅，利于酸枣仁之养血，又宁心安神，利于酸枣仁之宁神；知母苦寒质润，滋阴润燥，清热除烦，共为臣药，与君药相伍，以助安神除烦之功。佐以川芎之辛散，调肝血而疏肝气，与大量酸枣仁相伍，辛散与酸收并用，补血与行血结合，具有养血调肝之妙；甘草和中缓急，调和诸药，与茯苓相配伍可增强健脾和中的功效，与酸枣仁配伍滋养肝阴，为使。诸药相伍，心肝同治，重在养肝；养中兼清，补中有行，共奏养血安神、清热除烦之效，可使阴血得补，心神得养，虚热得清。本方是治心肝血虚而致虚烦失眠之常用方。

（3）药理研究

本方通过总生物碱、酸枣仁皂苷以及酸枣仁总黄酮等有效成分发挥镇静催眠、保护大脑、改善学习记忆能力、改善睡眠时相结构、抗抑郁、抗焦虑、抗惊厥、降脂、拮抗失眠导致心肌细胞凋亡及肝损伤等作用。

（4）注意事项

一是凡心火上炎之心悸不寐者，皆不宜使用。二是酸枣仁汤属滋补良品，含有较多的维生素和纤维素等物质，经常服用能起到帮助消化的作用，但又能使肠胃不好者加重病情，引起胃肠道的各种不适，故慎用。

（5）临证心悟

一是辨证要点。临床应用以虚烦失眠，咽干口燥，舌红，脉弦细为辨证要点。

二是临床应用。本方常用于贫血、神经衰弱、心脏神经官能症、阵发性心动过速、更年期综合征及精神分裂症妄想型等属于心肝血虚，虚热内扰，心神不安者。血虚甚而头目眩晕重者，加当归、白芍、枸杞子以增强养血补肝之功；虚火重而咽干口燥甚者，加麦冬、生地黄以养阴清热；若寐而易惊，加龙齿、珍珠母以镇惊安神；兼见盗汗者，加五味子、牡蛎以安神敛汗；若见烦躁易怒，目赤口苦；舌红苔黄，脉弦数，加龙胆草、牡丹皮以清肝泻火；若兼头部刺痛，舌质紫暗或有瘀斑，脉涩，加桃仁、红花、当归以活血止痛；若心烦懊憹，胸脘痞闷，痰多，头晕目眩，苔黄腻，脉滑数，加胆南星、鲜竹沥以清热祛痰；若精神抑郁，心烦不眠较甚者，合甘麦大枣汤加首乌藤、合欢皮以解郁安神。

三是临证发挥。失眠产生的原因虽然多种多样，但不外乎虚实两种，如《景岳全书·不寐》所讲述的："不寐证虽病有不一，然惟知邪正二字则尽之矣。盖寐本乎阴，神其主也，神安则寐，神不安则不寐；其所以不安者，一由邪气之扰，一由营气之不足耳。"由胃气不和，痰热内扰，心情神态不舒畅，实证较多；由年老体弱，或气血亏损，阴阳失调，思虑过度，劳伤心脾，致心失所养，神无所主，多为虚证失眠。虚实可相互转化，相互影响。实证用沈氏温胆汤加减；虚证用酸枣仁汤加减。

24 增液汤养阴主方

【原著精要】

"增液汤"出自清·吴鞠通著《温病条辨》，由玄参 30g，麦冬、生地黄各 24g 三味组成。本方重用玄参养阴生津，清热润燥为主药，辅以麦冬的养阴润燥，生地黄的养阴清热，共成增液清热，润燥通便之剂，主治阴津不足，便秘口渴，舌质干红，脉象细数之证。

临床可以将增液汤视作养阴主方。玄参 15g，麦冬、生地黄各 10g，再按阴亏部位加味投之：心阴不足选加炒酸枣仁 15g，柏子仁 10g，云苓 15g；肝阴不足选加当归 10g，白芍 10g，枸杞子 10g；脾阴不足选加黄精 10g，芦根 10g，石斛 10g；肺阴不足选加沙参 10g，紫菀 10g，百合 10g；肾阴不足选加女贞子、旱莲草各 10g，首乌 10g。如阴虚而有内热者可用清降之品，如知母 10g，黄柏 10g，银柴胡 10g，桑白皮 10g，地骨皮 10g。如虚火上炎可用交通心肾法，用黄连 10g，肉桂 3g。大便秘结难下者，还可加大"增液行舟"之力，如选加白菊花 10g，当归 10g，首乌 10g，草决明 30g，桃仁 10g，全瓜蒌 30g。

【原著详解】

（1）方剂溯源

增液汤，出自清·吴鞠通著《温病条辨》，为治燥剂。由玄参、麦冬、生地黄三味组成。功用：增液润燥。主治：阳明温病，津亏肠燥便秘证。症见大便秘结，口渴，舌干红，脉细数或沉而无力。本方重用与纯用养阴药，增液润燥以泻下大便，"妙在寓泻于补，以补药之体，作泻药之用，既可攻实，又可防虚"（《温病条辨》卷二），养阴增液而清热，使肠燥得润，大便自下，故名之曰"增液汤"。

（2）处方解析

一是方证病机。阳明温病不大便，不外热结、液干两端。若阳邪炽盛之热结实证，则用承气汤急下存阴；若热病阴亏液涸者，《温病条辨》所谓"水不足以行舟，而结粪不下者"，当增水行舟。本方所治大便秘结为热病耗损津液，阴亏液涸，不能濡润大肠，"无水舟停"所致。津液亏乏，不能上承，则口渴；舌干红，脉细数为津液亏乏，阴虚内热之象；脉沉而无力者，主里主虚之候。治宜增液润燥。

二是方剂释义。方中重用玄参，苦咸而凉，养阴生津，清热润燥，壮水制火，启肾水以滋肠燥为君药。生地黄甘苦而寒，清热养阴，润燥通便，壮水生津，以增玄参滋阴润燥之力；又肺与大肠相表里，故用甘寒之麦冬，滋养肺胃阴津以润肠燥，共为臣药。三药合用，大补阴液，润滑肠道，使肠燥得润，大便得下。本方为治疗津亏肠燥所致大便秘结之常用方，又是治疗多种内伤阴虚液亏病证的基础方。

（3）药理研究

本方可使胃肠收缩节律增加，使肠管活动紧张性增高，促进肠蠕动，加速排便；能降低 ESR（红细胞沉降率）、CRP（C 反应蛋白）及免疫球蛋白，增加唾液和泪液分泌，进而缓解干燥症状。同时，通过促进胰岛素的分泌来降低糖尿病小鼠的血糖，改善正常小鼠和糖尿病小鼠的糖耐量。

（4）注意事项

一是湿邪未尽时慎用。本方是养阴生津之剂，所以对湿浊较甚的病证不宜投用，以免恋邪助湿。二是邪盛者不宜单用。本方虽可作泻药之用，但毕竟是滋腻补益之剂，祛邪的作用较为有限，所以邪热尚盛、表邪未去者，都不能滥用本方。三是使用本方药量宜重，否则无增液通便之效。

（5）临证心悟

一是辨证要点。临床应用以便秘，口渴，舌干红，脉细数或沉而无力为辨证要点。

二是临床应用。本方常用于温热病津亏肠燥便秘，以及习惯性便秘、慢性咽喉炎、复发性口腔溃疡、糖尿病、皮肤干燥综合征、肛裂、慢性牙周炎等证属阴津不足者。若口干面红，心烦盗汗者，加白薇、玉竹以清热养阴；胃阴不足，口干唇燥，加沙参、石斛以养阴生津；虚火上炎，发为牙疼者，加川牛膝、牡丹皮以降火凉血；肺脾气虚明显者，配党参、黄芪、黄精、生白术，其中白术宜重用，补气养阴；血虚津亏较著者，加当归、生地黄、白芍、何首乌以养血通便。

三是临证体会。本方咸寒苦甘同用，旨在增水行舟，非属攻下，欲使其通便，必须重用。同时，使用本方"增水行舟"，可配合少量砂仁或陈皮等行气药，以"扬帆鼓风"。其意既可防止大剂量养阴药滋腻碍胃，又可疏理肠道气机，以利通便。对于老年患者，因年事已高，脏腑功能减退，气血津液亏虚，大肠传导无力所致便秘，应顾及老年人自身的脏腑生理特点，不可妄用硝黄类泻下攻积药以图一时之快，使老年人脾胃、气血更加亏虚，越用越秘或便通复秘，要滋阴增液，润肠通便。正如吴鞠通所谓"以补药之体，作泻药之用"，亦即"增水行舟"之意。重用白术健脾益气，脾健能为胃行其津液，益气则能生津。

25 荆防败毒散替代麻黄汤辛温解表

【原著精要】

外感风寒表实证其治大法系辛温解表，古训用张仲景在《伤寒论》中所组的"麻黄汤"，由麻黄、桂枝、杏仁、甘草四味组成。本方为发汗峻剂。仲景告诫："疮家""淋家""衄家""亡血家"均当禁用，也不可误投于表寒虚证和风热表证，汗之过度，首伤心阳，误治之害，更为昭然。加之近代研究发现麻黄有提升血压、抑制心脏、加重心衰的作用，故高血压病、心功能差者，纵有表寒实证也不宜投以麻黄。凡此，麻黄汤辛温解表有利也有弊，故提倡以"荆防败毒散"代之。

"荆防败毒散"出自明·张时彻所撰《摄生众妙方》。其据宋·钱乙撰《小儿药证直诀》的"人参败毒散"，去人参、薄荷、生姜，加荆芥、防风而成，共11味药，即荆芥、防风、柴胡、前胡、川芎、枳壳、羌活、独活、茯苓、桔梗及甘草。荆防解表散风为主药，辅以柴胡、前胡宣解表邪，川芎行血祛风，桔梗、枳壳宣肺祛痰，茯苓、甘草健脾化痰，羌活、独活散风祛湿，共为辛温解表，散风祛湿之剂，主治外感风寒湿邪的表证。

荆防败毒散同样具有辛温解表之效，但其发汗力较麻黄汤轻，且无麻黄之副作用。方中配以前胡、桔梗、柴胡等宣肺化痰之品，更可取代麻黄的散表止咳功能，适合于风寒表证的咳痰之证。川芎行血祛风，利于风寒之表散。如见肢体酸楚，头重项强之表湿证，加入羌活、独活散风祛湿则更为适宜。临床如见风寒表实证，恶寒重，发热轻，头痛节楚，咳痰清稀，鼻塞流涕，舌苔薄白，脉象浮紧者，投以荆防败毒散有效。其用量为：荆芥穗 10g，防风 10g，川芎 10g，柴胡 5g，前胡 10g，桔梗 10g，枳壳 5g，云苓 10g。如见夹湿而头重项强，舌苔薄腻则可选加羌活、独活各10g，生薏苡仁 10g，车前草 30g。

【原著详解】

（1）方剂溯源

荆防败毒散，出自明·张时彻所撰《摄生众妙方》，为解表剂。其据宋·钱乙撰《小儿药证直诀》的"人参败毒散"，去人参、薄荷、生姜，加荆芥、防风而成。由荆芥、防风、柴胡、前胡、川芎、枳壳、羌活、独活、茯苓、桔梗、甘草共十一味组成。功用：辛温解表，散风祛湿。主治：外感风寒湿邪的表证。症见恶寒重，发热轻，头痛节楚，咳痰清稀，鼻塞流涕，舌苔薄白，脉象浮紧。

（2）处方解析

一是方证病机。本方证系外感风寒湿邪。风寒湿邪束于肌表，卫阳被遏，正邪交争，故见憎寒壮热、无汗；寒性收引，湿性重着，客于肢体、骨节、经络气血运行不畅，故头项强痛、肢体酸痛；风寒犯肺，肺气郁而不宣，津液聚而不布，故咳嗽有痰、鼻塞声重、胸膈痞闷；舌苔白腻，脉浮紧，是外感风寒兼湿之征。治当辛温解表，散风祛湿。

二是方剂释义。方中荆芥、防风、羌活、独活发汗解表，除湿止痛，使风寒之邪随汗而解，共为君药。川芎行气活血，并能祛风；柴胡解肌透邪，且能行气，二药既可助君药解表逐邪，又可行气活血加强宣痹止痛之力，俱为臣药。桔梗辛散，宣肺利膈；枳壳苦温，理气宽中，两药相配，一升一降，宣降肺气、畅通气机、宽胸利膈。前胡化痰以止咳；茯苓渗湿以消痰，皆为佐药。甘草调和药性，兼以益气和中，为佐使之品。本方是一首辛温解表的常用方，内外并调，既可祛风散寒除湿以解表，健脾化痰理气以和里；又可解表散邪退热止痹痛，和里兼能健脾畅肺复升降。

（3）药理研究

本方可抗病原微生物，能够减少体温调节中枢神经元 cAMP 合成和释放，具有降低体温、显著解热作用；能提高痛阈，具有明显的镇痛、镇静和解痉作用；能对抗乙酰胆碱及组胺引起的支气管痉挛，具有较好的镇咳、祛痰及抗病毒效果；对流感病毒原甲型及亚洲甲型均有一定的抑制作用，提高机体免疫功能。

（4）注意事项

一是本方药物多为辛温香燥之品，外感风热及阴虚外感者均忌用。二是对于疮疡已脓已溃，日久不敛，体质虚弱者，即使表证存在，不宜发汗太过。正如《伤寒论》说："疮家，虽身疼痛，不可发汗，汗出则痉。"

（5）临证心悟

一是辨证要点。临床应用以恶寒发热，肢体酸痛，无汗，脉浮紧为辨证要点。

二是临床应用。本方常用于感冒、流行性感冒、支气管炎、风湿性关节炎、痢疾、过敏性皮炎、湿疹等属外感风寒湿邪者。若湿滞肌表经络，肢体酸楚疼痛甚者，可加威灵仙、桑枝、秦艽、防己等祛风除湿，通络止痛；咳嗽重者，加杏仁、白前止咳化痰；痢疾之腹痛、便血、里急后重甚者，可加白芍、木香以行气和血止痛；如痢疾初起，加木香、黄连、黄芩清热化湿行滞；疮疡初起，加金银花、连翘、蒲公英清热解毒；感冒鼻塞甚者，加苍耳子、辛夷花发散风寒通鼻窍；小儿感冒高热、抽搐烦躁者，加钩藤、蝉蜕清热平肝，息风止痉；皮肤发痒者，加蝉蜕、苦参、白鲜皮疏风止痒。

三是临床体会。荆防败毒散味辛性平，对于一切表证初起均可使用，常作为感冒防治的一线用方，《本草正义》言其为"四时感冒之神剂"，《医宗说约》亦言："如看病人纯是表证，用荆防败毒散，汗散之。"不仅适合外感风寒湿邪引起的恶寒发热，肢体疼痛，亦是治疗瘟病初起的良剂。正如《黄帝内经》所说"汗之则疮已"，凡壅阻于皮肤血脉之间的毒邪，可随汗而散。但在临床应用时要注意掌握两点：一是必须有发热恶寒等表证存在。二是必须是疮肿初起。

26 辛凉解表仍沿用银翘桑菊

【原著精要】

"银翘散"和"桑菊饮"均出自《温病条辨》，至今仍是辛凉解表的代表方。前者以金银花、连翘轻宣透表，清解热毒，为君药；荆芥、豆豉、薄荷辛散表邪，透热外解，为臣药；竹叶、芦根清热生津，牛蒡子、桔梗宣肺利咽，为佐药；生甘草调和为使药。合成疏散风热，清解热毒之功，主治发热恶风，咳痰稠黏，咽痛口渴，苔薄黄，舌质红，脉浮数的风热表证。以清热解毒为重。后者以桑叶、菊花疏散风热，清肺止咳，为君药；薄荷清热散风，杏仁、桔梗宣肺止咳，为臣药；连翘清热透表，芦根清热生津，为佐药；生甘草调和为使药。合成疏散风热，清肺止咳之功，主治身热咳嗽，痰黏不爽，舌苔薄黄，脉象浮数的风热表证。以清肺止咳为重。

临床应用：金银花 10g，连翘 10g，桑白皮 10g，菊花 10g，芦根 15g，薄荷 10g（后下）为基础方。宜佐透窍的桔梗 5g，祛邪的车前草 30g，然后辨证加味：发热明显选加荆芥穗 10g，竹叶 5g，桑叶 10g；咳痰不爽选加全瓜蒌 30g，浙贝母 10g，冬瓜仁 10g，黄芩 10g；咽痛且渴选加板蓝根 15g，牛蒡子 10g，野菊花 10g，马勃 1g；头痛目糊选加川芎 5g，草决明 30g，葛根 10g；虚人风热可加 1 味生黄芪 10g 或党参 10g；痈肿疮疡初起风热选加蒲公英 10g，紫花地丁 10g，野菊花 10g，生薏苡仁 10g，生栀子 10g，白花蛇舌草 30g。此方临床用于流感、急性扁桃体炎、急性支气管炎、肺炎初期、麻疹初起、疮疡初发、流行性结膜炎、流行性腮腺炎、乙型脑炎等见风热表证，邪在卫分者有效。

【原著详解】

（1）方剂溯源

银翘散和桑菊饮，均出自《温病条辨》，为解表剂，至今仍是辛凉解表的代表方。银翘散以清热解毒为重。由金银花、连翘、荆芥、豆豉、薄荷、竹叶、芦根、牛蒡子、桔梗、生甘草十味组成。功用：辛凉透表，清解热毒。主治：温病初起。症见发热恶风，无汗或有汗不畅，咳痰稠黏，咽痛口渴，苔薄黄，舌质红，脉浮数的风热表证。

桑菊饮以清肺止咳为重。由桑叶、菊花、薄荷、杏仁、桔梗、连翘、芦根、生甘草组成。功用：疏散风热，宣肺止咳。主治：风温初起，表热轻证。症见咳嗽，身热不甚，口渴亦微，舌苔薄黄，脉象浮数的风热表证。

（2）处方解析

一是方证病机。银翘散方证为温病初起，邪在卫分，卫气被郁，开阖失司，毛窍闭塞，故发热、微恶风寒、无汗；若风邪入里，热邪渐甚，热性升散，迫津外泄，则可见有汗。肺位最高而开窍于鼻，邪自口鼻而入，上犯于肺，肺气失宣，则见咳嗽。风热搏结气血，蕴结成毒，热毒侵袭肺系门户，则见咽喉红肿疼痛；温邪伤津，故口渴；舌尖红，苔薄白或微黄，脉浮数均为温病初起之佐证。治宜辛凉透表，清热解毒。

桑菊饮方证系风温初起之轻证。温热病邪从口鼻而入，邪犯肺络，肺失清肃，故以咳嗽为主症；因邪浅病轻，则身不甚热、口渴亦微。正如吴氏所言："咳，热伤肺络也。身不甚热，病不重也。渴而微，热不甚也。"治当从"辛凉微苦"立法，即疏风清热，宣肺止咳。

二是方剂释义。银翘散以清热解毒为重。方中金银花、连翘轻宣透表，疏散风热，又可清解热毒，辟秽化浊为君药；荆芥、豆豉、薄荷辛散表邪，透热外解，为臣药；竹叶、芦根清热生津，牛蒡子、桔梗宣肺利咽为佐药；生甘草调和为使药，合成疏散风热，清解热毒之功。银翘散一以辛凉之中配伍少量辛温之品，既有利于透邪，又不悖辛凉之旨；一以疏散风邪与清热解毒相配，具有外散风热、内清热毒之功，构成疏清兼顾，以疏为主之剂，是治疗风温初起之风热表证的常用方。本方所用药物均系轻清之品，加之用法强调"香气大出，即取服，勿过煎"，体现了吴氏"治上焦如羽，非轻莫举"的用药原则。

桑菊饮以清肺止咳为重。方中桑叶甘苦性凉，善走肺络，疏散风热，又清宣肺热而止咳嗽；菊花辛甘性寒，疏散风热，又清利头目而肃肺。二药相须，直走上焦，协同为用，以疏散肺中风热见长，共为君药。杏仁苦降，肃降肺气；桔梗辛散，开宣肺气，相须为用，一宣一降，以复肺之宣降功能而止咳，共为臣药。薄荷辛凉解表，助君药疏散风热之力；连翘透邪解毒；芦根清热生津，共为佐药。甘草调和诸药为使药。诸药相伍，使上焦风热得以疏散，肺气得以宣降，则表证解、咳嗽止。桑菊饮一以轻清宣散之品，疏散风热以清头目；一以苦平宣降之品，理气肃肺以止咳嗽。

（3）药理研究

银翘散的药效及毒理研究表明其含有大量的黄酮类物质，可以抑制流感病毒唾液酸酶的活性和抑制膜融合。具有解热、抗菌、抗病毒、抗炎、抗过敏、镇痛、增强免疫等作用，且无明显的毒副作用。桑菊饮有发汗、退热、抗炎、抗菌、免疫作用；可以降低白细胞介素6和白细胞介素8的表达水平，从而起到抗炎和止咳化痰作用；能减轻新型冠状病毒感染引起的炎症反应，对免疫系统具有一定的保护作用。

（4）注意事项

一是银翘散凡外感风寒者当慎用。二是桑菊饮系风寒咳嗽者禁用。三是两方中药物多为芳香轻宣轻清之品，不宜久煎。

（5）临证心悟

一是辨证要点。银翘散临床应用以发热，微恶寒，咽痛，口渴，脉浮数为辨证要点。桑菊饮临床应用以咳嗽，发热不甚，微渴，脉浮数为辨证要点。

二是临床应用。银翘散临床用于流感、急性扁桃体炎、急性支气管炎、肺炎初期、麻疹初起、疮疡初发、流行性结膜炎、流行性腮腺炎、乙型脑炎等见风热表证，邪在卫分者有效。若渴甚者，为伤津较甚，加天花粉生津止渴；项肿咽痛者，系热毒较甚，加马勃、玄参清热解毒，利咽消肿；衄者，由热伤血络，去荆芥穗、淡豆豉之辛温，加白茅根、侧柏炭、栀子炭凉血止血；咳者，是肺气不利，加杏仁苦降肃肺以加强止咳之功；胸膈闷者，乃夹湿邪秽浊之气，加藿香、郁金芳香化湿，辟秽祛浊。

桑菊饮常用于感冒、急性支气管炎、上呼吸道感染、肺炎、急性结膜炎、角膜炎等属风热犯肺或肝经风热者。若二三日后，气粗似喘，是气分热势渐盛，加石膏、知母以清解气分之热；若舌绛、暮热，是邪初入营之象，加水牛角、玄参清营凉血；若邪入血分，舌质深绛，躁扰或神昏谵语，加生地黄、牡丹皮、麦冬凉血和血养阴；若咳嗽较频，是肺热甚，可加黄芩清肺热；若咳痰黄稠，咳吐不爽，加瓜蒌、黄芩、桑白皮、贝母清热化痰；咳嗽咯血者，可加白茅根、茜草根、牡丹皮凉血止血；若口渴甚者，加天花粉生津止渴；兼咽喉红肿疼痛，加玄参、板蓝根清热利咽。

三是临证发挥。银翘散与桑菊饮都是治疗温病初起的辛凉解表方剂，组成中都有连翘、桔梗、甘草、薄荷、芦根五药。但银翘散用金银花配伍荆芥、豆豉、牛蒡子、竹叶，解表清热之力强，为"辛凉平剂"。桑菊饮用桑叶、菊花配伍杏仁，肃肺止咳之力大，而解表清热作用较银翘散为弱，故为"辛凉轻剂"。

27　抗链丸消咽喉炎

【原著精要】

咽喉炎常由乙型溶血性链球菌感染所致，控制不好可引发免疫性疾患，特别是肾炎。

中医将咽喉炎归入"喉痹"范畴，始载于《黄帝内经》，《素问·阴阳别论》曰："一阴一阳结，谓之喉痹。"其病有急慢性之分，其证有虚实之辨：急性者有风热、风寒和肺胃热毒；慢性者有阴虚、气虚和阳虚。唯喉痹多见之因乃风热上壅和虚火上炎。其治以清降为要。

自拟"抗链丸"由金银花10g，连翘10g，生甘草5g，板蓝根15g，桔梗5g，玄参10g六味组成，临床辨证加味，对急慢性咽喉炎均有效。风热者选加菊花10g，薄荷10g（后下），桑白皮10g；风寒者选加苏梗10g，桂枝5g，防风5g；肺胃热毒选加生石膏30g，知母10g，生薏苡仁10g；阴虚者选加麦冬10g，北沙参10g，女贞子10g；气虚者选加生黄芪10g，黄精10g，仙鹤草10g；阳虚者选加蛇床子10g，补骨脂10g，菟丝子10g。

临床还应据症加味：咽痛红肿选加马勃1g，露蜂房10g，僵蚕10g，蝉蜕5g，山豆根10g；咽痒发堵选加橘红10g，苏梗10g，百部10g，葶苈子10g；咽干欲饮选加百合15g，芦根15g，生地黄10g，知母10g，野菊花10g；音哑选加胖大海10g，玉蝴蝶1g，射干4g，金果榄10g，白菊花5g。

【原著详解】

（1）方剂溯源

抗链丸，系沈氏自拟，为清热剂。由金银花、连翘、生甘草、板蓝根、桔梗、玄参六味组成。功用：清热解毒，利咽消肿。主治：咽炎。症见咽部红肿疼痛，或干燥、异物感，或咽痒不适，吞咽不利等。

（2）处方解析

一是方证病机。咽喉乃肺之门户，肺之所属。常因禀赋不足或起居不慎，肺卫失固易感受风邪，卫气被郁，正邪相争，风热上壅，搏结气血，蕴结成毒，热毒外邪乘虚侵袭肺系门户，致使气血壅滞，出现咽痛、咽部黏膜充血、咽干及咽部异物感等症状。

二是方剂释义。方中金银花，性寒，归肺经，清热解毒；连翘，味苦性凉，具有散结、清热功能，为治咽喉肿痛要药，共为君药。玄参，味苦性寒，具有滋阴降火、疏风解表、解毒散结、润肠利咽之功效；板蓝根，味苦性寒，具有清热解毒、凉血消肿、利咽之功能，共为臣药。桔梗辛散苦泄，宣肺祛痰，利咽排脓，又可载药上行直达咽喉；甘草清热解毒、祛痰止咳、缓急止痛、调和药性，两药合用具有加强宣肺利咽开音的作用，为佐使药。全方用药用量清灵，取清轻达上之意，共奏清热解毒，利咽消肿之功。本方疏散风邪与清热解毒相配，具有外散风热，内清热毒之功，是治疗咽炎属风热证的常用方。

（3）药理研究

金银花具有抑菌、抗病毒、解热、抗感染等作用，对金黄色葡萄球菌、溶血性链球菌、肺炎杆菌、伤寒杆菌、副伤寒杆菌等均有一定抑制作用，对肺炎球菌、脑膜炎双球菌、绿脓杆菌、结核杆菌亦有效；金银花中绿原酸有一定的抗病毒作用。连翘中的连翘酚、挥发油等成分也可起到抗菌、抗病毒作用。玄参、板蓝根具有解热、抗炎、抗菌及利咽作用。桔梗具有抗氧化、抑菌、提高免疫力等作用，其提取液有抗支原体作用。甘草具有抗菌、抗炎、抗过敏作用，能保护发炎的咽喉和气管黏膜，还具有祛痰、镇咳、平喘作用。

（4）注意事项

一是方中药物多为芳香轻宣之品，不宜久煎。二是服药时最好含服。因含服能使药物快速、直接地作用于咽喉病变部位，直达病所，效果显著。

（5）临证心悟

一是辨证要点。临床应用以咽部红肿疼痛，或干燥灼热，吞咽不利，发热恶寒，舌边尖红，苔薄白或薄黄，脉浮数为辨证要点。

二是临床应用。本方用于治疗咽炎证属风热者。若咽痛红肿，加马勃、射干；热甚者，加蒲公英、生石膏；头痛者，可加白芷、菊花；痰多咽痒者，可加枇杷叶、桑白皮；咽干者，加天花粉、麦冬；咽后壁淋巴滤泡增生者，加重楼；声音嘶哑者，加蝉蜕、木蝴蝶；若便秘，加杏仁、火麻仁。

三是临证发挥。咽炎在中医属"喉痹"范畴，临床自觉症状单一，常不引起人们重视。若治疗不当，易使病情错综复杂，迁延不愈，使机体抵抗力下降而反复发作，治疗也比较棘手。因此，一要注意中医辨证西医辨病相结合，促进疾病早日痊愈。二要注意用药轻灵。五官各窍，属于上焦，多喜清肃，而恶重浊，应使用杏仁、金银花、桔梗等质地轻清的升散之品治疗喉痹。正如吴鞠通在《温病条辨》中说"治上焦如羽，非轻不举"。药及量过重，则药过病所而不及。

28 急症投"三宝"

"三宝"指古方急救药:"安宫牛黄丸""紫雪丹"和"至宝丹"。

温邪热毒内陷心包或感染秽恶瘴气,高热昏厥,神昏谵语,苔黄垢焦竭,舌质红绛不润,脉滑数有力,称作热闭实证,急宜清热解毒,开窍醒神,最宜投"三宝"。

清代《温病条辨》组"安宫牛黄丸",牛黄、郁金、犀角(水牛角倍量代)、黄芩、黄连、栀子、雄黄、朱砂各30g,冰片、麝香各7.5g,珍珠15g,炼蜜为丸,丸重3g,金箔为衣(现已不用)。方中牛黄清心豁痰,犀角凉血解毒,麝香开窍醒神,共为君药。黄连、黄芩、栀子清热解毒,雄黄豁痰解毒,共为臣药。郁金、冰片通窍祛秽,朱砂、珍珠镇心宁神,共为佐使药。合成清热解毒,豁痰开窍之剂。

"紫雪丹"组自宋代《太平惠民和剂局方》。石膏、寒水石、磁石、滑石各1500g,犀角(水牛角倍量代)、羚羊角粉、青木香、沉香、玄参、升麻各500g,炒甘草240g,朴硝5000g,硝石930g,麝香30g,朱砂90g,丁香30g(原方还有黄金3000g,现已不用)制成散剂,每服0.9~1.5g。方中石膏、滑石、寒水石清心,羚羊角粉息风,犀角清心,麝香开窍,共为主药。玄参、升麻、甘草清热解毒,朱砂、磁石重镇安神,青木香、丁香、沉香行气宣通,朴硝、硝石泄热散结,共为辅药。合成清热解毒,镇痉开窍之剂。

《太平惠民和剂局方》还组"至宝丹"。犀角(水牛角倍量代)、玳瑁、琥珀、朱砂、雄黄各30g，龙脑、麝香各0.3g，牛黄15g，安息香4.5g（原方还有金银箔，现已不用）研末制丸，丸重3g。方中麝香、安息香辟秽化浊，豁痰开窍，为君药。犀角、牛黄、玳瑁清热解毒，雄黄祛痰解毒，共为臣药。朱砂、琥珀镇痉宁神，共为佐使药。合成清热解毒，化浊开窍之剂。

"三宝"均为凉开剂，只投于热闭实证，不可误投于脱证、腑实和表证。剂型均为丸药、散剂，宜冲服，不宜煎煮。凉开剂只应救治，不可久服，中病即止。

"三宝"均可清热解毒，镇痉宁神，辟秽开窍，均开热闭实证，各功有所长，不可不辨：安宫牛黄丸药性最凉，清心解毒之力最宏，凡痰热内闭，高热昏厥，烦扰谵语，惊厥质绛时多用，目前有改进制剂如"清开灵""安脑丸"可以代用；紫雪丹又名"紫雪"，偏重于镇痉，凡邪热内陷心包，身热烦狂，神昏抽搐，痉厥反张，苔竭脉数时多用，市售"新雪丹"可以代用；至宝丹偏重于辟浊，凡痰秽内闭昏厥惊痫，中风、中暑、中恶，苔垢脉滑时多用。

【原著详解】

（1）方剂溯源

"三宝"指古方急救药："安宫牛黄丸""紫雪丹"和"至宝丹"，为开窍剂，均属凉开。

安宫牛黄丸，出自清代《温病条辨》。由牛黄、郁金、犀角（水牛角倍量代）、黄芩、黄连、栀子、雄黄、朱砂、冰片、麝香、珍珠组成，炼蜜为丸，丸重3g，金箔为衣（现已不用）。功用：清热解毒，豁痰开窍。主治：邪热内陷心包证。症见高热烦躁，神昏谵语，口干舌燥，喉中痰鸣，舌蹇肢厥，舌红或绛，脉数有力。亦治中风昏迷，小儿惊厥属邪热内闭者。本方是以牛黄等为君药，善清心包邪热，豁痰开窍，使心主安居于心之宫城，故名安宫牛黄丸。

紫雪丹，出自宋代《太平惠民和剂局方》。由石膏、寒水石、磁石、滑石、犀角（水牛角倍量代）、羚羊角粉、青木香、沉香、玄参、升麻、炒甘草、朴硝、硝石、麝香、朱砂、丁香（原方还有黄金3000g，现已不用）组成，制成散剂，每服0.9～1.5g。功用：清热开窍，息风止痉。主治：温热病，热闭心包及热盛动风证。症见高热烦躁，神昏谵语，惊厥，口渴唇焦，尿赤便秘，舌质红绛，苔黄燥，脉数有力或弦；以及小儿热盛惊厥。由于本药呈"霜雪紫色"，且药性大寒犹如"霜雪"，故取"紫雪"之名。

至宝丹，出自《太平惠民和剂局方》。由犀角（水牛角倍量代）、玳瑁、琥珀、朱砂、雄黄、龙脑、麝香、牛黄、安息香（原方还有金银箔，现已不用）组成，研末制丸，丸重3g。功用：化浊开窍，清热解毒。主治：痰热内闭心包证。症见神昏谵语，身热烦躁，痰盛气粗，舌绛苔黄垢腻，脉滑数。亦治中风、中暑、小儿惊厥属于痰热内闭者。本方由贵重药材组成，治病救危，疗效卓著，堪称药中重宝，故称"至宝丹"。

（2）处方解析

一是方证病机。安宫牛黄丸方证因温热邪毒内闭心包，痰热蒙蔽清窍所致。温病邪热炽盛，逆传心包，必扰神明，则高热烦躁，神昏谵语；里热炽盛，灼津炼液为痰，痰热上蒙清窍，势必加重神昏谵语，故见口干舌燥，喉中痰鸣；舌为心窍，痰热闭窍，则舌謇语难；热闭心包，邪热阻滞，阳气不通，故为热厥。中风昏迷，小儿惊厥，亦属邪热内闭之证。故治以清热解毒，豁痰开窍为法。

紫雪丹方证因温病邪热炽盛，内闭心包，引动肝风所致。邪热炽盛，心神被扰，则高热烦躁，神昏谵语；热盛伤津，则口渴唇焦，尿赤便秘；热极引动肝风，风火相扇，则惊厥抽搐。小儿热盛惊厥亦属邪热内闭，肝风内动之候。本方证既有热闭心包，又见热盛动风，故治以清热开窍，息风止痉为治。

至宝丹方证因痰热内闭，瘀阻心窍所致。温热之邪炽盛，灼液为痰，痰热扰乱神明，则神昏谵语，身热烦躁；痰涎壅盛，阻塞气道，则喉中痰鸣，痰盛气粗；舌绛苔黄垢腻，脉滑数，为痰热内闭之象。至于中风、中暑、小儿惊厥亦属痰热内闭之证，尤当豁痰化浊开窍，故治以化浊开窍，清热解毒为法。

二是方剂释义。安宫牛黄丸方中牛黄苦凉，清心解毒，豁痰开窍；犀角（水牛角代）咸寒，清心凉血解毒；麝香芳香走窜，通达十二经，芳香开窍醒神。三味相配，清心开窍，凉血解毒，共为君药。黄连、黄芩、栀子清热解毒，雄黄豁痰解毒，共为臣药。郁金、冰片通窍祛秽，朱砂、珍珠镇心宁神，共为佐使药。金箔为衣，亦取其重镇安神之效，共为佐药。用炼蜜为丸，和胃调中，为使药。诸药配伍，清热解毒，芳香开窍。安宫牛黄丸清热泻火、凉血解毒与芳香开窍泻浊并用，但以清热解毒为主，意在祛邪外出，"使邪火随诸香一齐俱散也"（《温病条辨》）。安宫牛黄丸为治疗热陷心包证的常用方，亦是凉开法的代表方。

紫雪丹方中犀角（水牛角代）咸寒，清心凉血解毒；羚羊角咸寒，清热凉肝息风；麝香芳香走窜，开窍醒神。三药配伍，是清心凉肝，开窍息风的常用组合，针对高热、神昏、惊厥等主症而设，共为君药。生石膏辛甘大寒，寒水石辛咸大寒，二者清热泻火，除烦止渴；滑石甘淡而寒，清热利窍，引热下行，导热从小便而出。三石为臣，清热泻火且不伤津。佐以硝石、朴硝泄热通便，釜底抽薪；玄参滋阴清热凉血；升麻清热解毒透邪；青木香、丁香、沉香辛温芳香，行气通窍，与麝香配伍，增强开窍醒神之功；黄金、朱砂、磁石重镇安神，并能潜镇肝阳，以除烦止痉。使以甘草调药和中，防寒凉伤胃。紫雪丹金石重镇、甘咸寒凉与芳香开窍之品配伍，心肝并治，于清热开窍之中兼具息风止痉之效，既开上窍，又通下窍，且不忘固护阴液。

至宝丹方中麝香芳香开窍醒神；牛黄豁痰开窍清热，合犀角（水牛角代）清心凉血解毒，共为君药。臣以冰片（龙脑）、安息香辟秽化浊，芳香开窍，与麝香合用，开窍之力尤为显著；玳瑁清热解毒，镇心安神，息风定惊，可增强犀角、牛黄清热解毒之力。佐以雄黄助牛黄豁痰解毒；朱砂重镇安神，又清心火；琥珀镇惊安神；金箔、银箔，皆质重入心，镇心安神定惊，与朱砂、琥珀同用，加强重镇安神，通络散瘀之力。至宝丹寒凉清热解毒药与芳香化浊开窍药相配，化浊开窍，清热解毒之中兼能通络散瘀，镇心安神。

（3）药理研究

安宫牛黄丸具有抗炎、抗癌、抑制细胞代谢、强心利尿和抗真菌感染等复合作用。紫雪丹具有解热、抗炎、镇静、抗惊厥、抗病原微生物、增强免疫功能的作用。至宝丹具有解热、镇静、抗惊厥、强心、祛痰、兴奋中枢神经作用。

（4）注意事项

"三宝"均为凉开剂，只投于热闭实证。一是不可误投于寒闭证及脱证。二是剂型均为丸药、散剂，宜冲服，不宜煎煮。三是本方含香窜、寒凉及有毒之品，只应救治，不可过服、久服，中病即止。四是孕妇禁服或慎服。

（5）临证心悟

一是辨证要点。安宫牛黄丸临床应用以高热烦躁，神昏谵语，舌謇肢厥，舌红或绛，脉数有力为辨证要点。

紫雪丹临床应用以高热烦躁，神昏谵语，惊厥，舌红绛，苔黄燥，脉数实为辨证要点。

至宝丹临床应用以神昏谵语，身热烦躁，痰盛气粗，舌绛苔黄垢腻，脉滑数为辨证要点。

二是临床应用。安宫牛黄丸、紫雪丹、至宝丹合称凉开"三宝"。安宫牛黄丸常用于急性脑血管病、肝昏迷、肺性脑病、颅脑外伤、小儿高热惊厥以及感染或中毒、流行性乙型脑炎、流行性脑脊髓膜炎引起的高热神昏等属热闭心包者。紫雪丹常用于治疗各种发热性感染性疾病，如重症肺炎、猩红热、化脓性感染等疾患的败血症期、流行性脑脊髓膜炎、肝昏迷以及小儿高热惊厥、小儿麻疹热毒炽盛所致的高热神昏惊厥抽搐者。至宝丹常用于冠心病心绞痛、中暑、癫痫、急性脑血管病、脑震荡、肝昏迷、流行性乙型脑炎、流行性脑脊髓膜炎等证属痰浊偏盛而昏迷较重者。

三是三宝之别。三方均有清热开窍之功，均可治疗热闭心包之证。就寒凉之性而言，吴鞠通指出"安宫牛黄丸最凉，紫雪次之，至宝又次之"。但从功用、主治两方面分析，则各有所长。其中安宫牛黄丸长于清热解毒；紫雪丹长于息风止痉；至宝丹长于芳香开窍，化浊辟秽。

29 阳和汤宁心悸

【原著精要】

清·王维德撰《外科证治全生集》组建"阳和汤"，系治疗"阴证疮疡"的名方。由熟地黄、肉桂、麻黄、鹿角胶、白芥子、姜炭、生甘草七味组成，温阳散寒，和血通滞，主治一切阴疽、流注。

心悸有快慢之分，缓慢型心律失常之悸常常责之于心阳不振，温煦失养，治当温阳立法，正合阳和汤方意，故临床阳和汤止缓慢型心律失常有效。方以鹿角霜15g，桂枝10g为君药，温阳散寒；生地黄10g，炙麻黄5g，既和血养心，又振奋心阳，为臣药；炮姜温中散寒为佐使药。合成温阳散寒，养心宁悸之功，可治心悸胸闷，气短乏力，手足不温，苔白质淡，脉象沉细或见结代之证。

阳和汤宁心悸宜做加味：心动悸甚选加川芎10g，石韦10g，生龙骨30g，生牡蛎30g，羌活10g。形寒肢凉选加淫羊藿10g，菟丝子10g，蛇床子10g。胸闷不舒选加全瓜蒌30g，薤白10g，乌药10g。气短乏力选加生黄芪10g，仙鹤草10g，扁豆衣5g。腰酸膝软选加生杜仲10g，槲寄生10g，川续断15g。

【原著详解】

（1）方剂溯源

阳和汤，出自清·王维德撰《外科证治全生集》，系治疗"阴证疮疡"的名方，为温里剂。由熟地黄、肉桂、麻黄、鹿角胶、白芥子、僵蚕、生甘草七味组成。功用：温阳补血，散寒通滞。主治：阴疽。如贴骨疽、脱疽、流注、痰核、鹤膝风等。症见患处漫肿无头，皮色不变，酸痛无热，口中不渴，舌淡苔白，脉沉细或迟细。本方是外科治疗阴疽的著名方剂，其功效犹如仲春温暖和煦之气，普照大地，驱散阴霾，而布阳和，故以"阳和汤"名之。

（2）处方解析

一是方证病机。阴疽一证多由素体阳虚，营血不足，寒邪乘虚入里，寒凝痰滞，痹阻于肌肉、筋骨、血脉而成。寒邪侵袭，阴寒为病，故局部肿势弥漫、皮色不变、酸痛无热；寒性属阴，易伤阳气，可见全身虚寒症状；舌淡苔白，脉沉细亦为虚寒之象。治宜温阳补血，散寒通滞。

二是方剂释义。方中重用熟地黄温补营血，填精补髓；鹿角胶性温，乃血肉有情之品，温肾阳，益精血，二药合用，温肾助阳，填精补髓，强壮筋骨，共为君药。肉桂、姜炭药性辛热，均入血分，既可温经通脉，又能散寒祛邪，共为臣药。白芥子辛温，可达皮里膜外，温化寒痰，通络散结；少量麻黄，辛温达卫，宣通毛窍，外可宣透皮毛腠理，内可深入积痰凝血，共为佐药。方中鹿角胶、熟地黄得姜、桂、芥、麻之宣通，则补而不滞；麻、芥、姜、桂得熟地黄、鹿角胶之滋补，则温散而不伤正。生甘草为使，解毒而调诸药。一为补阴药与温阳药合用，温补营血之不足；二为辛散药与温通之品相伍，以解散阴寒之凝滞，两者相辅相成，温而不燥，散不伤正，可使阳虚得补，营血得充，寒凝痰滞得除。

（3）药理研究

本方能增强利尿，增加冠脉流量，扩张血管，抑制血小板聚集，增加白细胞，并有激素样作用，还可保肝、利胆、抑菌、镇痛，有抗甲状腺功能亢进及调节性腺功能；且有抗肿瘤作用，可能与其抗氧化和免疫调节作用有关。

（4）注意事项

一是熟地黄用量宜重，麻黄用量宜轻；二是阳证疮疡红肿热痛，或阴虚有热，或疽已溃破者，不宜使用本方。

（5）临证心悟

一是辨证要点。临床应用以患处漫肿无头，皮色不变，酸痛无热，舌淡脉细为辨证要点。

二是临床应用。本方常用于治疗骨结核、腹膜结核、慢性骨髓炎、骨膜炎、慢性淋巴结炎、类风湿关节炎、血栓闭塞性脉管炎、肌肉深部脓肿等属阴寒凝滞者。若兼气虚者，可加党参、黄芪等甘温补气；若阴寒重者，可加附子温阳散寒；肉桂亦可改桂枝，加强温通血脉，和营通滞作用；若寒湿凝滞较甚者，加细辛散寒通滞；若疼痛甚者，加乳香、没药活血化瘀止痛；荨麻疹属寒冷者，加荆芥、防风、生黄芪补气散寒止痒。

三是临证体会。阳和汤并非只为外科阴疽一症而设，在临床中只要抓住阳虚寒凝之疾病本质，可广泛应用于内科、外科、妇科、皮肤科等临床各科。临证关键是辨阳虚证，抓住病证，随症应用，方显疗效。如雷诺病是血管功能紊乱引起的肢端小动脉痉挛性疾病，多由素体阳虚血弱，加之寒凝痰滞，血脉不通，瘀血阻络，营血失和而致气血运行不畅，病位失于气血温养所致。本病病程较长，正虚邪盛，故以阳和汤合桃红四物汤加减温阳和血，活血通络，攻补兼施而获效。临床应用特色：方中增加麻黄、肉桂、白芥子、甘草的用量，且以鹿角霜易鹿角胶，使其通阳之功更著，又增加鸡血藤一物，则增强了通血脉的作用，从而令之更切临床实用，疗效更佳。熟地黄滋阴养血功效较佳，但沈氏女科认为熟地黄较为滋腻，容易碍胃，故以生地黄易之。

30 补心丹提心率

【原著精要】

"补心丹"又名"天王补心丹",出自明·洪九有参订的《摄生秘剖》。原方组成:生地黄 120g,五味子、当归身、天冬、麦冬、柏子仁、酸枣仁各 30g,人参、玄参、丹参、茯苓、远志、桔梗各 15g,炼蜜为小丸,朱砂为衣,每服 9g,滋阴养血,安神宁悸。

心率缓慢常因心肾不足,阴亏血少,心失所养而致。补心丹方意正好切中病机,故用来提高心率有效。方以增液汤加天冬为主药,生地黄 15g,天冬、麦冬、玄参各 10g,此为养阴主方,天冬、麦冬合用尤滋心肾之阴。党参、云苓各 10g 健脾宁神,丹参 30g,当归 10g 补血养心,共为臣药。炒酸枣仁 10g,柏子仁 10g,炙远志 10g,五味子 10g 宁心安神,共为佐药。桔梗载药上行为使药。合成补益心肾,安神宁悸之剂。

补心丹提心率还宜加味:加桂枝 10g 引入心经,知母 10g 引入肾经且能清降虚火;补心气选加生黄芪 10g,仙鹤草 10g;养心血选加黄精 10g,首乌 10g,桑椹 10g,大枣 5 枚;滋肾阴选加枸杞子 10g,女贞子 10g,旱莲草 10g;阳中求阴选加蛇床子 10g,淫羊藿 5g,生杜仲 10g,槲寄生 10g。

【原著详解】

(1)方剂溯源

"补心丹"又名"天王补心丹",出自明·洪九有参订的《摄生秘剖》，为安神剂。由生地黄、五味子、当归身、天冬、麦冬、柏子仁、酸枣仁、人参、玄参、丹参、茯苓、远志、桔梗十三味组成。炼蜜为小丸，朱砂为衣，每服9g。功用：滋阴养血，安神宁悸。主治：阴虚血少，神志不安证。症见心悸怔忡，虚烦失眠，神疲健忘，或梦遗，手足心热，口舌生疮，大便干结，舌红少苔，脉细数。

（2）处方解析

一是方证病机。本方证多由忧愁思虑太过，暗耗阴血，使心肾两亏，阴虚血少，虚火内扰所致。阴虚血少，心失所养，不能藏神，故心悸失眠、神疲健忘；阴血不足，虚热内生，扰心则手足心热、虚烦，扰动精室则遗精，上炎则口舌生疮；舌红少苔，脉细数，是阴虚内热之征。治当滋补心肾之阴血，清其虚热以安心神。

二是方剂释义。方中重用甘寒之生地黄，一入血分以养血，血不燥则津自润，一滋肾水能补阴，水盛则能制火，故能滋阴养血，壮水以制虚火，为君药。天冬、麦冬滋阴清热，酸枣仁、柏子仁养心安神，当归补血润燥，共助生地黄滋阴补血，并养心安神，俱为臣药。玄参滋阴降火；茯苓、远志养心安神，人参补气以生血，并能安神益智；五味子之酸以敛心气，安心神；丹参清心活血，合补血药使补而不滞，则心血易生；朱砂镇心安神，以治其标，以上共为佐药。桔梗为舟楫，载药上行，以使药力缓留于上部心经，为使药。诸药相伍，滋阴补血以治本，养心安神以治标，标本兼治，心肾两顾，重在补心治本为主，共奏滋阴养血、补心安神之功。本方为治疗心肾阴血亏虚所致神志不安的常用方。

（3）药理研究

本方能调节缺血心肌的血液供应，提高其对缺氧的耐受性，并改善其生化代谢，故对冠心病尤其是对心肌梗死前综合征有较好的疗效。有增强免疫功能、明显的镇静催眠、抗惊厥、抗心律失常、抗炎、抗氧化损伤及抗衰老的作用，可改善记忆功能。

（4）注意事项

本方药味偏于寒凉滋阴，伤脾碍胃，故脾胃虚弱、纳食欠佳、大便不实者，应当慎用。

（5）临证心悟

一是辨证要点。本方临床应用以心悸失眠，手足心热，舌红少苔，脉细数为辨证要点。

二是临床应用。本方常用于神经衰弱、冠心病、精神分裂症、甲状腺功能亢进等所致的失眠、心悸，以及复发性口疮等属于心肾阴虚血少者。失眠重者，可加龙骨、磁石以重镇安神；心悸怔忡甚者，可加龙眼肉、首乌藤以增强养心安神之功；血虚严重者，加何首乌、白芍以养血补血；遗精者，可加金樱子、煅牡蛎以固肾涩精；若潮热盗汗者，加龟甲、知母、地骨皮以滋阴清热；大便不畅者，加火麻仁、郁李仁以润肠通便。

（6）方剂传说

据传，本方为唐代僧人道宣所献。道宣晚年居住在终南山白泉寺，为创立佛教律宗派，不分昼夜，诵经念佛，但因过于劳心，未完夙愿，四大天王之一的毗沙门天王在道宣梦中授予此方，专于补心，是谓天王补心丹。道宣将此方公之于世，凡劳心之人，尽可服用。从报道来看，传统的天王补心丹主要用于心肾不足，阴血亏虚之心悸、健忘、失眠等症。

31　宁悸方镇惊悸

【原著精要】

"惊悸"病名始载于《金匮要略》，其书专有《惊悸吐衄下血胸满瘀血病脉证治》篇。一般指由惊致悸而言，临床多见以虚证为主，主要责之于血不养心，神失所舍。镇惊悸之要在于补养心血方能安宁心神。

自拟"宁悸方"，以当归养血为君药，用15g；辅以"气为血帅"的西洋参5g，"阴虚火旺"的黄连10g，肉桂3g为臣药；"心肾同源"的槲寄生15g，"养中有行"的三七粉10g为佐药；"养心宁神"的琥珀粉30g，云苓15g为使药。共为细末，装入1号胶囊（0.3g），每服5粒，每天2次。如值惊悸发作可即服5粒。

槲寄生与桑寄生为同科植物，均能补肝肾，强筋骨，但槲寄生富含黄酮类，对心血管药理作用更明显：增加冠脉流量，减慢心率，增强心肌收缩力，降低缺血心肌耗氧量和AMP含量而保护缺血心肌，具有抗心律失常和降压作用，改善微循环障碍，抗血小板积聚而抑制血栓形成，抗脂质过氧化作用而利于血管内皮细胞的修复。

【原著详解】

（1）方剂溯源

宁悸方，系沈氏自拟，为安神剂。由当归、西洋参、黄连、肉桂、槲寄生、三七粉、琥珀粉、云苓八味组成。共为细末，装入1号胶囊（0.3g）冲服。功用：补养心血，安宁心神。主治：血不养心，神失所舍而致惊悸。症见心悸气短，头晕目眩，失眠健忘，面色无华，倦怠乏力，纳食减少，舌淡红，脉细弱。

（2）处方解析

一是方证病机。本方多用于思虑过度，劳伤心脾，或久病失治，或失血过多，病在心、脾者。心主血，藏神，心血不足，则血不养心，神失所舍，故心悸气短，失眠健忘；血虚脑窍失养，则头晕目眩；脾虚失健，气血生化不足，则面色无华，倦怠乏力，纳食减少；舌淡红，脉细弱为血虚之象。治宜补养心血，安宁心神。

二是方剂释义。本方以当归甘温质润，补血活血养心为君药，正如《医学启源》曰"当归，气温味甘，能和血补血，尾破血，身和血"；辅以"气为血帅"的西洋参，补脾益气以生血，使气旺则血生；"阴虚火旺"的黄连、肉桂寒热并用，交通心肾，即黄连上清心火，肉桂温其肾阳，引火归原，下济肾水，使心火得降，肾阳得复，心肾相交，为臣药；"心肾同源"的槲寄生补肝肾、强筋骨，"养中有行"的三七粉活血化瘀，为佐药；"养心宁神"的琥珀粉镇惊安神、活血化瘀，云苓宁心安神，为使药。本方既有补养心血，安宁心神之功，又有交通心肾，镇静安神之效，为治疗血不养心，神失所舍而致惊悸的常用方。

（3）药理研究

本方当归、西洋参、槲寄生、三七具有增加冠脉流量，减慢心率，增强心肌收缩力，降低缺血心肌耗氧量和 AMP 含量而保护缺血心肌，抗心律失常和降压作用，改善微循环障碍，抗血小板积聚而抑制血栓形成，抗脂质过氧化作用而利于血管内皮细胞的修复。同时，黄连、肉桂、茯苓、琥珀具有解热、利尿、镇静及中枢抑制作用。

（4）注意事项

凡舌质红，苔黄腻，或有外感发热所致的失眠惊悸，忌用本方。

（5）临证心悟

一是辨证要点。临床应用以心悸气短，头晕目眩，失眠健忘，舌淡红，脉细弱为辨证要点。

二是临床应用。本方常用于治疗心悸失眠、病后虚弱、各种慢性病等属心血不足者。若以血虚为主，心悸明显者，加生地黄、白芍；以气虚为主，气短乏力明显者，加黄芪、白术；失眠不寐者，加酸枣仁、五味子；惊悸失眠者，加生龙齿、磁石重镇安神。

三是临证体会。槲寄生与桑寄生为同科植物，均能补肝肾、强筋骨，但槲寄生富含黄酮类，对心血管药理作用更明显，止悸效果更好。

32 心衰效方葶苈大枣泻肺汤

【原著精要】

《金匮要略·肺痿肺痈咳嗽上气病脉证治》篇组"葶苈大枣泻肺汤"，由葶苈子 9g，大枣 12 枚两味组成，泻肺行水，祛痰平喘，主治肺痈胸腔积液，尿少水肿，痰多喘咳，苔薄黄腻，脉象滑数的痰水壅肺证。

葶苈子性寒味辛，其功为泻肺祛痰，降气平喘，利水消肿。其所含成分"黑芥子苷""毒毛旋花子苷元"均有明显的强心作用，加之其祛痰利水之功，十分适宜于心衰的喘息水肿诸症，可以视作心衰胸腔积液的效药。生用葶苈子有致泻作用，宜炒用 10g，为防其峻烈之性泻肺太甚，配甘温的大枣 10 枚，以缓和之并护养胃气。临床还宜加味：为增强心之力选加生黄芪 10g，炒白术 10g；增强利水之力选加泽泻 10g，泽兰 10g，车前草 30g，冬瓜仁 10g；增强祛痰之力选加全瓜蒌 30g，莱菔子 10g，竹茹 10g；增强平喘之力，选加紫菀 10g，桑白皮 10g，白菊花 10g，桔梗 10g，杏仁 10g；增强清肺之力，选加鱼腥草 15g，黄芩 10g，浙贝母 10g。

【原著详解】

（1）方剂溯源

葶苈大枣泻肺汤，出自张仲景《金匮要略·肺痿肺痈咳嗽上气病脉证治》篇，为祛痰剂。由葶苈子、大枣两味组成。功用：泻肺行水，祛痰平喘。主治：痰水壅肺证。症见肺痈胸腔积液，尿少水肿，痰多喘咳，苔薄黄腻，脉象滑数。

（2）处方解析

一是方证病机。本方主治肺中痰水之证。痰水壅肺，气失清肃则痰多喘咳；肺主宣发肃降，为水之上源，通调水道，肺失肃降，则肺痈胸腔积液，尿少水肿；苔薄黄腻，脉象滑数为痰水不化，壅而化热之象。治宜泻肺行水，祛痰平喘。

二是方剂释义。方中君药葶苈子，其味辛苦、性寒，辛则善行，苦能降泄，寒可除热，有开宣肺气，泻肺除热，排痰散结，清泄脓浊，除壅利水的功效；臣药大枣甘缓补中，补脾养心，缓葶苈子药性猛烈急泻肺下降之势，防其泻力太过，使祛邪而不伤正。一攻一补，相互协调，共奏泻肺行水、下气平喘之功。本方是治疗痰水壅实之咳喘胸满的常用方。

（3）药理研究

本方强心利尿改善微循环，对心脏衰竭者可增加输出量，降低静脉压。同时，葶苈子中的芥子苷成分、苄基芥子油，可有效抑制患者机体内的炎性因子表达及释放，进而起到止咳和广谱抗菌作用。大枣中的环磷酸腺苷是人体细胞能量代谢的必需成分，可有效增强患者的免疫力。

（4）注意事项

一是葶苈子善逐水，若用之不当，或大剂量应用，或久服，往往会造成水电解质代谢紊乱，尤其是低钾血症，使患者出现神倦乏力，心悸气短，纳呆腹胀，脉律失常等心脾肺俱虚之证。二是生用葶苈子有致泻作用，宜炒用。因此，本方应慎用。

（5）临证心悟

一是辨证要点。临床应用以肺痈胸腔积液，尿少水肿，痰多喘咳，苔薄黄腻，脉象滑数为辨证要点。

二是临床应用。本方常用于肺源性心脏病、胸腔积液、肺脓肿、急性支气管炎、大叶性肺炎、小叶性肺炎等属痰水壅实者。热痰者，加浙贝母、瓜蒌皮、竹沥清化热痰；寒痰者，加白芥子、制南星温化寒痰；咳嗽重者，加紫菀、款冬花润肺下气；胸闷心悸甚者，加薤白、瓜蒌、枳实通阳宣痹导滞；水肿严重者，加车前子、猪苓利水消肿；脉结代者，加生脉散益气滋阴复脉。

三是临证体会。心衰患者发展到后期，大多数表现为阳虚水饮证，故以真武汤加人参、黄芪温补心肾而健脾利水；以葶苈大枣泻肺汤宣肺逐饮化痰，两方合用以标本同治。

33 三参饮治心肝病

【原著精要】

自拟"三参饮"由党参 10g，丹参 30g，苦参 10g 三味组成。

党参富含糖类和多种氨基酸，药理研究证实它有增强机体免疫功能和应激能力，延缓衰老、强心、保护缺血心肌以及保肝等功效，是中医健脾补气的主药。

丹参富含丹参酮和内酯等，药理研究证实它对心血管有钙拮抗作用，增加冠脉流量，保护心肌缺血，缩小心梗面积，降低心肌耗氧量，降血压，降血脂和抗动脉粥样硬化，抗凝血，增强心脑组织的能量代谢，还能保护肝损伤，促进肝细胞再生，抗肝纤维化等，是中医活血养血的主药。

苦参富含生物碱、黄酮类等，药理研究证实它对心脏有正性肌力作用，抗心律失常作用，保护心肌缺血，明显扩张血管而降血压等，是中医清热燥湿的奇药。

某些心血管病如常见的冠心病（包括心绞痛、心律失常、心力衰竭、心肌梗死），高血压病，风心病，肺心病；某些肝脏病如常见的肝炎、肝硬化等，凡久治难愈者，均可试投"三参饮"。根据古训"久病属虚"，以党参补虚，"久病入络"，以丹参活络，"余邪未清"，以苦参清热，十分符合理法方药。唯苦参易苦寒伤胃，用量控制在 10g 以内无妨，防其苦寒还可选伍和胃的神曲 15g，木香 10g，生鸡内金 30g，砂仁 10g，陈皮 15g 之类。

三参饮试治心肝病还宜重视辨证加味：心病选加生黄芪 15g，当归

10g，仙鹤草 10g，麦冬 10g，黄精 10g，全瓜蒌 30g，薤白 10g，川芎 10g，赤芍 10g，牡丹皮 10g，苏木 10g，葛根 10g，三七粉 3g（冲）。肝病选加醋鳖甲 15g，板蓝根 30g，金钱草 15g，川楝子 10g，延胡索 10g，木香 10g，郁金 10g，神曲 15g，生鸡内金 30g，连翘 10g，当归 10g。

【原著详解】

（1）方剂溯源

三参饮，系沈氏自拟，为补益剂。由党参、丹参、苦参三味组成。功用：益气活血，清热祛瘀。主治：一是心血管病，如常见的冠心病（包括心绞痛、心律失常、心力衰竭、心肌梗死），高血压病，风心病，肺心病。症见胸闷疼痛，心悸不安，自汗盗汗，脉象数、促、代。二是肝脏病，如常见的肝炎、肝硬化等。

（2）处方解析

一是方证病机。本方证多因情志刺激、精神紧张、劳累过度、久病等导致心之气阴亏损所致，气虚则无力推动血液运行，阴虚则血少，气病及血，气血不和，心血随之受损，心脉凝滞瘀阻，故反复出现胸闷疼痛；心失所养，从而出现心悸不安，精神不振，自汗，盗汗；血瘀日久易化热伤阴，热可致急，而出现数、促、代脉的现象。

二是方剂释义。方中党参性味甘平，益气健脾，作用缓和，既能补气，又能补血，具有益心气、养心阴之作用，为君药；丹参入心经，活血养血，善通行血脉，祛瘀止痛，又可清热凉血，除烦安神，为臣；佐以苦参清热利尿而泻心经之火。诸药合用，共达益气活血，清热祛瘀之效。

（3）药理研究

党参有增强机体免疫功能和应激能力，延缓衰老、强心、保护缺血心肌以及保肝等功效；丹参对心血管有钙拮抗作用，增加冠脉流量，保护心肌缺血，缩小心梗面积，降低心肌耗氧量，降血压，降血脂和抗动脉粥样硬化，抗凝血，增强心脑组织的能量代谢，还能保护肝损伤，促进肝细胞再生，抗肝纤维化等；苦参对心脏有正性肌力作用，抗心律失常作用，保护心肌缺血及升高白细胞等作用。

（4）注意事项

一是方中唯苦参易苦寒伤胃，用量控制在 10g 以内无妨，防其苦寒，还可选伍和胃的神曲、木香、生鸡内金、砂仁、陈皮之类。二是血糖高者，太子参易党参。三是党参有升高血糖作用，高血糖患者忌用。

（5）临证心悟

一是辨证要点。临床应用以胸闷疼痛，心悸不安，精神不振，自汗，盗汗，脉数、促、代为辨证要点。

二是临床应用。本方常用于治疗冠心病（包括心绞痛、心律失常、心力衰竭、心肌梗死），高血压病，风心病，肺心病，以及某些肝脏病如常见的肝炎、肝硬化等。若痰浊阻络，胸脘胀满，纳呆，苔白腻，加法半夏、浙贝母、厚朴、郁金等祛痰通络；心气虚甚，动则气短，精神疲乏，舌质淡胖，加黄芪、白参或红参等大补元气；心阴虚甚，五心烦热，口干不寐，舌质红、胖嫩，加天冬、麦冬、玉竹等滋阴清热。

三是临证发挥。心力衰竭严重者，西洋参易党参，增强益气养阴之功；血压低及心率慢者，人参易党参，大补元气，增强补阳益阴之功。

34　栝楼薤白白酒汤的应用区分

【原著精要】

《金匮要略·胸痹心痛短气病脉证治》篇曰："阳微阴弦，即胸痹而痛，所以然者，责其极虚也。今阳虚知在上焦，所以胸痹、心痛者，以其阴弦故也。"

张仲景分析：由于胸阳不足，阴邪（主要是痰浊、水饮）上乘，相互搏结而成胸痹心痛。针对此病共建"栝楼薤白白酒汤""栝楼薤白半夏汤""枳实薤白桂枝汤""人参汤""茯苓杏仁甘草汤""橘枳姜汤""薏苡附子散""桂枝生姜枳实汤"及"乌头赤石脂丸"9首。

胸痹病主症为胸背痛，短气，喘息咳唾，苔薄白腻，脉沉弦滑。其治以"宣痹通阳"为大法，故以栝楼薤白白酒汤为主方。全瓜蒌30g，宣痹宽胸，化痰散结为君药。薤白10g辛温通阳，豁痰下气为臣药。白酒半两通阳止痛，轻扬药势为佐使。现代药理研究明确薤白对心血管病的效应成分大蒜氨酸、挥发精油等只溶于酒而不溶于水，可见张仲景用薤白加酒治胸痹的科学性。

痰结胸中，痹阻胸阳更甚者，"心痛彻背""不得卧"，则加法半夏10g，增强祛痰逐饮之力，便成"栝楼薤白半夏汤"。胸痹延及胃脘，"心中痞气"，"胁下逆抢心"，宜胸胃同治，既以瓜蒌、薤白宣胸痹，又加厚朴、枳实各10g（现用枳壳）调理胃气，再入温通的桂枝10g，便成"枳实薤白桂枝汤"。

胸痹，"胸中气塞，短气"，偏于水饮的用"茯苓杏仁甘草汤"（茯苓、杏仁各 10g，甘草 3g）；偏于气滞的用"橘枳姜汤"（陈皮 15g，枳壳 10g，生姜 10g）；偏于寒湿急性作痛者用"薏苡附子散"（制附片 30g 先煎 1 小时，生薏苡仁 15g）。寒饮内停"心中痞"，上逆而"心悬痛"用"桂枝生姜枳实汤"，温化寒饮，降逆止痛（桂枝 10g，生姜 5g，枳壳 10g）；阴寒痼结，"心痛彻背，背痛彻心"用"乌头赤石脂丸"温化逐饮，温通止痛（制附片 3g，制乌头 3g，蜀椒 1g，干姜 6g，赤石脂 10g）。

胸痹，脾阳亦虚，倦怠少气，纳差肢凉，腹痛便溏，苔白质淡，脉象细弱。宜补中助阳，振奋阳气，可用"人参汤"（人参 3g 另煎兑服，炒白术 10g，干姜 10g，炙甘草 3g），本方又名"理中丸"，为温中主方。在《伤寒论》中倍甘草，加桂枝，名为"桂枝人参汤"，主治中焦虚寒而兼外感表寒证（163 条）。

后世对"人参汤"加以发挥，加味组方，扩大了主治范围。如宋代《太平惠民和剂局方》加附子，名"附子理中丸"，主治脾肾阳虚证；加枳实、茯苓，名"枳实理中丸"，主治脾虚痞满，痰饮腹痛；宋·陈言著《三因极一病证方论》加附子、肉桂，名"附桂理中丸"，回阳散寒之力更大，主治脾肾阳虚证；明·王纶撰《明医杂著》加半夏、茯苓，名"理中化痰丸"，主治脾胃阳虚，痰饮内停证；明·秦景明撰《症因脉治》，加黄连，名"连理汤"，主治脾胃虚寒，呕吐泛酸证；明·龚廷贤撰《万病回春》，去甘草，加蜀椒、乌梅、茯苓，名"理中安蛔汤"，主治脾胃虚寒，蛔虫腹痛证。

【原著详解】

（1）方剂溯源

栝楼薤白白酒汤，出自《金匮要略》，为理气剂。由瓜蒌、薤白、白酒三味组成。功用：通阳散结，行气祛痰。主治：胸痹。系胸阳不振，痰气互结之胸痹轻证。症见胸部满痛，甚至胸痛彻背，喘息咳唾，短气，舌苔白腻，脉沉弦或紧。

（2）处方解析

一是方证病机。本方证因胸阳不振，痰浊中阻，气结于胸所致。胸阳不振，阳不化阴，津液不得输布，凝聚成痰，痰为阴邪，易阻气机，结于胸中，则胸满而痛，甚或胸痛彻背；痰浊阻滞，肺失宣降，故见咳唾喘息、短气；胸阳不振则阴寒之气上逆，故有气从胁下冲逆，上攻心胸之候。舌苔白腻，脉沉弦或紧，均为痰浊结聚之征。治当通阳散结，祛痰下气。

二是方剂释义。方中瓜蒌味甘性寒入肺，理气宽胸，涤痰散结，开胸通痹为君药；薤白辛温，通阳散结，行气止痛，化痰散寒，能化上焦结聚之痰浊、宣胸中阳气以宽胸、散胸中凝滞之阴寒，为臣药。二药合用，一祛痰结，一通阳气，相辅相成，为治胸痹之要药。白酒辛散温通，轻扬药势，行气活血，通阳止痛，既可温煦胸中之阳，又能疏解胸膈之气为佐使。诸药相合，既寓降逆平（冲）于行气之中，以恢复气机之升降；又寓散寒化痰于理气之内，以宣通阴寒痰浊之痹阻。本方是主治胸阳不振，痰浊中阻，气结于胸所致胸痹之常用方。

（3）药理研究

本方能扩张冠状动脉，增加冠脉流量，减慢心率，减弱心肌收缩力，提高动物耐缺氧能力，抑制血小板聚集，降低血液黏度，改善脂质代谢和调整前列腺素及环核苷酸代谢平衡，对冠心病心绞痛有一定治疗作用。

（4）注意事项

一是本方性偏温燥，若胸痹证属阴虚有热者应忌用。二是方中白酒一般用量为25mL左右。三是药理研究明确薤白对心血管病的效应成分大蒜氨酸、挥发精油等只溶于酒而不溶于水，可见张仲景用薤白加酒治胸痹的科学性。

（5）临证心悟

一是辨证要点。临床应用以胸中痞满，气从胁下冲逆，上攻心胸，舌苔白腻，脉沉弦或紧为辨证要点。

二是临床应用。本方常用于冠心病心绞痛、肋间神经痛、非化脓性肋软骨炎等属胸阳不振，痰气互结者。若寒重者，可加干姜、附子以助通阳散寒之力；气滞重者，可加厚朴、枳壳以助理气行滞之力；痰浊重者，可加半夏、茯苓以助消痰之力；逆气上冲者，加厚朴、枳实、桂枝以下气除满；兼血瘀，见舌质暗红或有瘀斑者，加丹参、红花、赤芍、川芎以活血祛瘀；心绞痛严重者，可加丹参、红花、川芎、降香、赤芍等以活血止痛；对见有汗出肢冷等阳虚气脱症状者，可加人参、附子以益气回阳。

35 珍决汤降血压

【原著精要】

自组"珍决汤"由珍珠母30g，白菊花10g，草决明30g三味组成。主治肝阳亢盛之高血压。

珍珠母为珍珠贝的贝壳，含92%以上的碳酸钙，5%的硬蛋白，性寒味甘，功专平肝潜阳，清肝明目。白菊花含挥发油和氨基酸，现代药理研究证实其可扩张冠状动脉而明显增加冠脉流量，扩张周围血管而降血压，功专疏风清热，平肝明目。草决明又称决明子，含蒽醌类，现代药理研究证实其有降血脂、降血压作用，特别能降舒张压，功专滋水涵木，清肝明目，润肠通便。

"珍决汤"降血压适于肝火、肝阳证类，证见眩晕目糊，胁满易怒，郁闷不舒，甚则肢麻耳鸣，舌红苔黄，脉弦或数。

临床应用还应加味：草决明有润肠通便作用，如见便溏者，一则用量减为15g，二则选加葛根10g，炒白术10g；清肝可选加夏枯草15g，薄荷10g，生栀子10g，地龙10g，羚羊角粉0.6g（冲）；平肝可选加钩藤15g（后下），生石决明30g，灵磁石10g，生龙骨30g，天麻10g；疏肝可选加柴胡10g，香附10g，川楝子10g，炒橘核10g，沉香粉3g（冲）；滋水可选加枸杞子10g，女贞子10g，生杜仲10g，桑寄生10g，川牛膝15g。

【原著详解】

（1）方剂溯源

珍决汤，系沈氏自拟，为治风剂。由珍珠母、白菊花、草决明三味组成。功用：平肝潜阳，清肝明目。主治：肝阳亢盛之高血压。症见眩晕目糊，胁满易怒，郁闷不舒，甚则肢麻耳鸣，舌红苔黄，脉弦或数。

（2）处方解析

一是方证病机。本方所治指肝阳上亢证所致高血压。肝阳上亢，化火生风，循经上扰，故眩晕目糊耳鸣；肝火上炎，化火伤阴，肝阴耗伤，肝阳易动，经脉不畅，则胁满易怒，郁闷不舒，甚则肢麻；舌红苔黄，脉弦或数为肝阳亢盛之象。治宜平肝潜阳，清肝明目。

二是方剂释义。珍珠母味咸性寒入肝，功专平肝潜阳，清肝泻火；又入心经，有镇静安神之效，适用于肝阴不足，肝阳上亢所致的头痛眩晕、心悸失眠等症，为君药。草决明又称决明子，功专滋水涵木，清肝明目，润肠通便，降脂降压，治疗便秘及高血脂、高血压，为臣药。白菊花性寒，入肝经，疏风清热，平抑肝阳，清肝明目，以加强平肝息风之效，为佐使药。三药合用，镇降咸寒与辛甘苦寒相配，既有平肝潜阳，息风止惊之功，又有清泄肝热，清肝明目之效。

（3）药理研究

珍珠母为珍珠贝的贝壳，含92%以上的碳酸钙，5%的硬蛋白，抑制中枢神经，保护肝损伤。草决明含蒽醌类，有降血脂、降血压作用，特别能降低舒张压。白菊花含挥发油和氨基酸，可扩张冠状动脉而明显增加冠脉流量，扩张周围血管而降血压。

（4）注意事项

一是本方咸寒易伤脾胃，故脾胃虚寒，食少便溏者慎用。二是属镇降之方，故血压低者及孕妇禁用。三是气虚血瘀或肾精不足，脑失所养所致眩晕者慎用。

（5）临证心悟

一是辨证要点。临床应用以头痛，眩晕，失眠，舌红苔黄，脉弦为辨证要点。

二是临床应用。本方常用于治疗高血压病、急性脑血管病、更年期综合征等属肝阳上亢者。眩晕头痛剧者，可加羚羊角、龙骨、牡蛎等以增强平肝潜阳息风之力；若肝火盛，口苦面赤，心烦易怒者，加龙胆草、夏枯草以加强清肝泻火之功。

36　大雄丸止头痛

【原著精要】

大雄丸由川芎、天麻两味组成。在《苏沈良方》（宋·沈括撰《良方》，苏轼撰《苏学士方》，后经不明姓氏人合编而成）中名为"芎麻饮"，在明·朱橚等编《普济方》中名为"天麻丸"。

川芎辛温善窜，为活血行气，祛风止痛良药，且有镇静安神作用。天麻善于平肝潜阳，息风止痉，为息风要药，且能祛风湿痹痛。两药相配，可祛内外之风邪，平上亢之肝阳，调畅气血而止头痛，尤其可除偏头痛（血管神经性头痛）。

临床应用要注意川芎用量。川芎可以扩张脑血管，特别是痉挛状态时，但用量过大，超过10g，脑血管扩张过度反致头痛加重，不得不防。天麻价贵，可用天麻粉3g冲服。为提高止头痛之效还可加川楝子10g，延胡索10g。其痛难忍，可用羚羊角粉0.3g冲服。增强平肝潜阳之力，可选加夏枯草15g，生石决明30g，草决明30g，白菊花10g，僵蚕10g，钩藤15g，还可加导血下行的川牛膝15g。肝阳甚者常常化火，故选加清肝的生栀子10g，薄荷10g，桑叶10g，蝉蜕5g，牡丹皮10g，赤芍10g，有利于镇痛之效。

【原著详解】

（1）方剂溯源

大雄丸即大芎丸，出自《圣济总录》芎麻丸，《本草纲目》称之天麻丸，至《医宗金鉴》将丸剂改为汤剂，定名"芎麻汤"，为治风剂。由川芎、天麻两味组成。功用：活血化瘀，平肝息风。主治：肝风夹瘀者。症见头痛眩晕，面红目赤，心烦易怒，睡眠不安，泛恶欲吐。

（2）处方解析

一是方证病机。由于情志不舒，导致肝气失于疏泄而郁结，从而引起肝阳上亢，或肝风内动，使气血内乱，充塞脑络，闭塞清窍，不通则发为头痛；肝开窍于目，肝阳偏旺，故面红目赤；肝阳化火，扰乱心神，所以心烦易怒，睡眠不安；肝风内动，损脾伤胃，故见泛恶欲吐。肝风夹瘀是偏头痛的重要病机。头为诸阳之会，颠顶之上，唯风可至，其痛无不夹有风邪。风为阳邪，其性善行，与清阳相搏，则头痛骤发。治疗以活血化瘀、平肝息风镇痛为原则。

二是方剂释义。川芎性味辛温，辛香行散，温通血脉，行血中之气，祛血中之风，上行头目，行气活血止痛，故以之为君。张元素曾誉川芎为"上行头目，下行血海，能散肝经之风，治少阳厥阴头痛及血虚头痛之圣药也"。天麻味甘性平，质润不燥，入肝经，功擅平肝潜阳，清利头目，息风止痉，为息风之要药，以之为臣。王肯堂《证治准绳》云："天麻苗谓之定风草，独不为风所摇，以治内风之神药。"两药相配，可祛内外之风邪，平上亢之肝阳，行血中之瘀，调畅气血而止头痛。

（3）药理研究

本方可通透血脑屏障，有效改善血管收缩功能，减少血液黏度，抑制血小板聚集，增加脑血流量，改善脑血管舒缩功能；同时具有较好的降压、减慢心率及抗炎镇痛作用，可有效缓解偏头痛症状。

（4）注意事项

一是临床应用要注意川芎用量。川芎可以扩张脑血管，特别是痉挛状态时，用量不宜过大，超过10g，脑血管扩张过度反致头痛加重，不得不防。二是天麻价贵，可用天麻粉冲服。三是本方有活血化瘀之效，故孕妇禁用。

（5）临证心悟

一是辨证要点。临床应用以头痛，眩晕欲吐为辨证要点。

二是临床应用。本方常用于治疗头痛，脑血管病等属肝风夹瘀者。太阳头痛，加羌活、蔓荆子；阳明头痛，加葛根、白芷；少阳头痛，加柴胡、黄芩；厥阴头痛，加吴茱萸；病久入络加红花、赤芍；久病气血亏虚加黄芪、当归。

三是临证体会。头痛是临床常见的慢性、反复发作的一种疾病，也可为其他疾病的一种症状，发病机制较为复杂。常因精神紧张、过度疲劳而诱发，就临床所见，该病的发生大多与情志不遂有关，常伴夜寐不安、失眠多梦，而睡眠不佳可使偏头痛症状加重，临床治疗除辨证治疗头痛外，可加疏肝解郁的柴胡、香附及镇静安神的生龙骨、珍珠母、石决明，效果更佳。

37　开窍散熄耳鸣

【原著精要】

《灵枢·决气》曰"精脱者耳聋","液脱者……耳数鸣"。《灵枢·海论》又曰："髓海不足，则脑转耳鸣。"耳鸣，尤其是神经性耳鸣，常系阴液亏于下，虚火上炎的本虚标实证。其治应守攻补兼施治则，即既要滋阴又应降火，既要清肝又应潜阳，既要通窍又应宁神。为此自拟"开窍散"治之。

"开窍散"由阿胶珠 15g，石菖蒲 10g，知母 10g，柴胡 10g，蝉蜕 5g 五味组成。

阿胶珠系用阿胶丁按宋政和年间政府编撰的《圣济总录》和清·汪昂撰的《本草备要》，前者用蛤壳粉，后者用蒲黄同炒鼓泡而成。除有阿胶的滋阴补血，润肺止血之功外，还增强化痰止血之力，在开窍散中用其滋补肺肾之阴为君药，成珠者便于煎服，不必烊化。石菖蒲入心经，为开窍宁神之良药，又可芳香化湿，和胃消食；知母入肾经，为滋阴降火良药，又可润肺清胃，共为臣药。柴胡疏解肝郁，升举阳气，既清肝又上达病所；蝉蜕疏散风热，增柴胡清肝之力，共为佐使药。全方滋阴潜降，开窍宁神，可熄耳鸣。

临床加味：滋阴选加女贞子 10g，旱莲草 10g，生地黄 10g。潜降选加珍珠母 30g，草决明 30g，白菊花 10g。开窍选加桔梗 5g，枳壳 10g。宁神选加炒酸枣仁 10g，首乌藤 30g。再佐以升清降浊的川芎 5g，川牛膝 15g，其效更佳。

【原著详解】

（1）方剂溯源

开窍散，系沈氏自拟，为补益剂。由阿胶珠、石菖蒲、知母、柴胡、蝉蜕五味组成。功用：滋阴降火，清肝潜阳，通窍宁神。主治：阴液亏于下，虚火上炎的本虚标实证耳鸣，尤其是神经性耳鸣。症见耳鸣耳聋，头晕目眩，手足心热，舌红，脉细弱。

（2）处方解析

一是方证病机。素体不足，或病后精血衰少，或恣情纵欲，肾精耗伤，均可引起耳鸣。耳为肾之外窍，为十二经宗脉所灌注，内通于脑；肾藏精而主骨髓，脑为髓海，肾精充沛，髓海得到濡养，则听觉就会正常。如肾精亏损，不能上充清窍，则髓海空虚，以致耳鸣耳聋。肾阴亏虚，虚火上扰，则见头晕目眩，手足心热。舌红，脉细弱为肾精不足的征象。

二是方剂释义。方中阿胶滋阴补血，润肺止血，又能增强化痰止血之力，注重滋补肺肾之阴，精血充足则耳聪目明，故重用为君药。石菖蒲入心经，为开窍宁神之良药，又可芳香化湿，和胃消食；知母入肾经，为滋阴降火良药，又可润肺清胃，共为臣药。柴胡疏解肝郁，升举阳气，既清肝又上达病所；蝉蜕疏散风热，增柴胡清肝之力，共为佐使药。全方滋阴补肾潜降治其本，开窍宁神熄鸣治其标。本方是肾精亏虚所致耳鸣耳聋的常用方。

（3）药理研究

阿胶有显著的补血作用，服阿胶者血钙浓度有轻度增高；石菖蒲水煎剂、挥发油或细辛醚均有镇静作用和抗惊厥作用；知母有抗菌、降血糖作用；柴胡有镇静、安定、镇痛、解热、镇咳等广泛的中枢抑制作用，其抗炎作用与促进肾上腺皮质系统功能等有关；蝉蜕具有解热、抗惊厥作用。

（4）注意事项

一是本方阿胶黏腻，有碍消化，故脾胃虚弱者慎用。二是凡属肝火上炎，痰瘀阻滞所致的耳鸣耳聋者慎用。三是服药期间，注意饮食调理，忌食或少食辛辣刺激及油腻之物。

（5）临证心悟

一是辨证要点。临床应用以耳鸣耳聋，头晕目眩，手足心热，舌红，脉细弱为辨证要点。

二是临床应用。本方常用于治疗耳鸣、耳聋。耳鸣甚者，加生龙骨、牡蛎以潜阳止鸣；头晕目眩者，加地龙、天麻以平肝息风，通经活络；肝火上炎者加龙胆草、栀子以清肝泻火；肝血虚而见视物昏花者，加当归、白芍、枸杞、菊花以补血滋阴，养肝明目；肾阳虚者加肉苁蓉、锁阳以补肾助阳；腰膝酸痛无力者，加杜仲、牛膝、桑寄生以强健腰膝；小便频数者，加益智仁、覆盆子以固精缩尿；肾精亏损甚者，加龟甲、女贞子、枸杞以滋阴填精；梦遗、滑精甚者，加五味子、金樱子以涩精止遗。

38 醒脑克栓丸治疗脑病

【原著精要】

缺血性脑病以痉挛栓塞为主要病理。由于缺血可以并发脑中风、脑萎缩、脑痴呆等。为缓解痉挛排通栓塞，以活血祛痰立法，组成"醒脑克栓丸"。

"醒脑克栓丸"由水蛭 10g，川芎 5g，赤芍 10g，莱菔子 10g，石菖蒲 10g，郁金 10g 六味组成。活血醒神，豁痰透窍，主治脑病而见头重且痛，胸闷口黏，舌见紫斑，苔薄黄腻，脉涩有力的痰瘀互结证。

水蛭所含水蛭素，有明显的抗凝作用，破血逐瘀，抗血栓，为主药。川芎活血又行气，赤芍活血又凉血，莱菔子祛痰，三者相伍，痰瘀同治，共为辅药。石菖蒲透窍，郁金行气且破瘀，现代药理研究发现两药同用可以调节大脑皮层功能，共为佐使药。全方重在"克栓"，有"栓"之病均可试用。

为克服水蛭煎剂其臭难咽的副作用，也考虑到"丸药缓图"，患者可以坚持长服之方便，将此方共研细末，装入 1 号胶囊（0.3g），每次 5 粒，每天 2 次。

【原著详解】

（1）方剂溯源

醒脑克栓丸，系沈氏自拟，为理血剂。由水蛭、川芎、赤芍、莱菔子、石菖蒲、郁金六味组成。功用：活血醒神，豁痰透窍。主治：脑病，系痰瘀互结证。症见头重且痛，胸闷口黏，舌见紫斑，苔薄黄腻，脉涩有力。

（2）处方解析

一是方证病机。本方证由痰瘀互结所致。痰瘀胶结，脉络不通，气血不能上荣，脑窍失养，故见头重且痛；痰浊闭阻，气机不畅，则胸闷口黏；舌见紫斑，苔薄黄腻，脉涩有力为痰瘀互结之象。

二是方剂释义。方中水蛭咸苦入血，破血通经，逐瘀消癥，为君药。川芎活血又行气，赤芍活血又凉血，莱菔子降气化痰，三者相伍，痰瘀同治，共为臣药。石菖蒲辛开苦燥温通，芳香走窜，不但有开窍醒神之功，且兼具化湿、豁痰、辟秽之效；郁金辛苦寒，既入血分，又入气分，善活血止痛，行气解郁，且破瘀，共为佐使药。全方共奏活血醒神，豁痰透窍之功。本方为脑病痰瘀同治基本方。

（3）药理研究

水蛭所含水蛭素，有明显的抗凝作用，与川芎、赤芍合用，能增加血小板内环磷酸腺苷的含量，抑制血小板聚集和释放反应，抑制和溶解血栓，以改善微循环，促进侧支循环，保护脑组织免遭破坏；水蛭煎剂能降血脂，能消退动脉粥样硬化斑块，增加心肌营养性血流量。莱菔子降气化痰，有缓和而持续的降压作用。石菖蒲透窍，郁金行气且破瘀，药理研究发现两药同用可以调节大脑皮层功能。

（4）注意事项

一是为克服水蛭煎剂其臭难咽的副作用，也考虑到"丸药缓图"，患者可以坚持长服之方便，将此方共研细末，装入 1 号胶囊（0.3g），每次 5 粒，每天 2 次。二是中风后半身不遂属阴虚阳亢，痰阻血瘀，见舌红苔黄、脉洪大有力者，非本方所宜。三是本方破血消癥力强，故孕妇及月经过多者禁用。

（5）临证心悟

一是辨证要点。临床应用以头重且痛，胸闷口黏，舌见紫斑，苔薄黄腻，脉涩有力为辨证要点。

　　二是临床应用。本方常用于脑病属痰瘀互结者。若半身不遂以上肢为主者，可加桑枝、桂枝以引药上行，温经通络；下肢为主者，加牛膝、杜仲以引药下行，补益肝肾；日久效果不显著者，加虻虫以破瘀通络；语言不利者，加重石菖蒲、郁金量，加远志等以化痰开窍；口眼㖞斜者，可合用牵正散以化痰通络；痰多者，加制半夏、天竺黄以化痰；偏寒者，加熟附子以温阳散寒；脾胃虚弱者，加党参、白术以补气健脾。

39 百合固金汤退低热

"百合固金汤"收载于明·周之干撰的《慎斋遗书》之中。原方由生地黄 6g，熟地黄 9g，麦冬 5g，百合、炒白芍、当归、贝母、生甘草各 3g，玄参、桔梗各 2g 组成。养阴清热，润肺祛痰，主治肺肾阴亏，虚火上炎的咳喘痰血，咽喉燥痛，五心烦热，舌红少苔，脉象细数证。

不明原因低热难退，西医称作"神经性发热"，中医辨证大多属于"阴虚内热"或"中气下陷"。凡低热咽燥，渴而欲饮，腰酸膝软，五心烦热，月经不调，苔净质红，脉象细数，属阴虚内热证类者，可以试投"百合固金汤"，常可奏效而退低热。

方以增液汤为基础，用生地黄、麦冬各 10g，玄参 5g，辅以当归 10g，炒白芍 10g 养血柔肝而和阴，百合 10g 增其滋养肺肾之阴。佐以桔梗 10g 清肺利咽，合为滋阴清热之剂。临床应用时可做加味：滋阴涵木选加枸杞子、白菊花各 10g；滋阴健脾选加黄精、白术各 10g；清虚热选加青蒿 15g（后下），桑白皮 10g，地骨皮 10g，银柴胡 10g，车前草 30g；阴虚及阳常见气阴两虚，选加生黄芪 10g，仙鹤草 10g；阳中求阴选加生杜仲 10g，桑寄生 10g，川续断 15g；滋阴清降加知母 10g；调理月经选加鸡血藤 10g，香附 10g，丹参 30g，益母草 10g。

【原著详解】

（1）方剂溯源

百合固金汤，出自明·周之干《慎斋遗书》，为治燥剂。由生地黄、熟地黄、麦冬、百合、芍药、当归、贝母、生甘草、玄参、桔梗十味组成。功用：滋润肺肾，止咳化痰。主治：肺肾阴亏，虚火上炎证。症见咳嗽气喘，咳痰量少而黏稠，痰中带血，头晕目眩，午后潮热，骨蒸盗汗，咽喉燥痛，舌红少苔，脉细数。本方以百合润肺为主，诸药合用，可使阴血渐充，虚火自清，痰化咳止，以达固护肺阴之目的，故名"百合固金汤"。

（2）处方解析

一是方证病机。本证乃由肺肾阴虚，虚火上炎所致。肺阴不足，清肃失职，则咳嗽气喘；阴不制阳，虚火内生，炼液成痰，则咳痰量少而黏稠；若虚火灼伤肺络，络伤血溢，故痰中带血；阴精不足，头目失养，故头晕目眩；阴虚则生内热，热扰营阴，故午后潮热，骨蒸盗汗；喉为肺系，肾脉夹咽，肺肾阴亏，津液不能上承咽喉，加之虚火上攻，故咽喉燥痛；舌红少苔，脉细数为阴虚内热之象。治宜滋养肺肾之阴，止咳祛痰。

二是方剂释义。方中百合甘苦微寒，养阴而润肺，清热而保肺，止咳而宁肺，具有养阴扶正而不滞邪的特点，故能固护肺金；生地黄、熟地黄并用，滋肾壮水，熟地黄兼能补血，生地黄兼能凉血。三药相伍，为润肺滋肾，金水并补，共为君药。麦冬甘寒，协百合以滋阴清热，润肺止咳；玄参咸寒，协二地滋肾壮水，以清虚火，兼利咽喉，共为臣药。当归养血润燥，白芍养血敛肺，贝母清肺润肺，化痰止咳，共为佐药。桔梗宣肺利咽，化痰散结，并载药上行；生甘草清热泻火，调和诸药，共为佐使药。诸药合用，一为滋肾保肺，金水并调，尤重润肺止咳；二为滋养之中以凉血止血，宣肺祛痰，标本兼顾。本方为治疗肺肾阴亏，虚火上炎而致咳嗽痰血的常用方。

（3）药理研究

本方具有抗菌、消炎、解热作用，扩张支气管平滑肌，增加支气管腺体分泌，抗组胺，调节免疫，有明显的镇咳化痰功能。百合浸剂对结核杆菌有抑制作用，并对多种细菌及皮肤真菌亦有一定的抑制作用，能加速清除氧自由基，增加 SOD（超氧化物歧化酶）活性，降低 MDA（丙二醛）值。

（4）注意事项

本方药物多属甘寒滋腻之品，若脾虚便溏，饮食减少者宜慎用。

（5）临证心悟

一是辨证要点。临床应用以咳嗽气喘，痰中带血，咽喉燥痛，舌红少苔，脉细数为辨证要点。

二是临床应用。本方常用于肺结核、慢性支气管炎、支气管扩张咯血、慢性咽喉炎、自发性气胸等属肺肾阴虚，虚火上炎者。若痰多而色黄者，加胆南星、黄芩、瓜蒌皮以清肺化痰；若咳喘甚者，可加杏仁、五味子、款冬花以止咳平喘；若咯血重者，可去桔梗之升提，加白及、白茅根、仙鹤草以止血；低热者，加地骨皮、鳖甲以滋阴凉血，清热除蒸；咽痒较甚者，加僵蚕、前胡、蝉蜕以疏风利咽；大便秘结者，加瓜蒌、黄芩、山栀以清热通便。

40　参苓白术散降血糖

【原著精要】

"参苓白术散"出自宋代《太平惠民和剂局方》，用于气虚夹湿证，治疗面黄气短，消瘦乏力，纳差便溏，苔薄白腻，脉沉细缓者。凡慢性消耗性疾患，消化功能低下均可用之。方中以四君子汤补气，山药、扁豆、生薏苡仁、莲肉渗湿，砂仁补而不滞、和胃理气，桔梗载药上行。明·缪希雍撰《先醒斋医学广笔记》加山楂、麦芽、藿香、白豆蔻、芡实、黄连，加强渗湿之力，并兼清热安胎，主治脾胃虚弱而兼湿热者，名为"资生健脾丸"。

参苓白术散加减有确切的降糖作用。临床应用处方如下：西洋参3g另煎兑服，炒白术10g，云苓10g，生薏苡仁15g，山药10g，五味为基础方，再增补气的生黄芪15g，黄精10g，养阴的生地黄15g，知母10g，潜阳固涩的生龙骨30g，五倍子10g，补而不滞的木香10g，陈皮10g。如果经济条件有限，西洋参太贵，绝不可以党参代之，因党参为升高血糖之品，可以太子参30g（又名童参）代之。

【原著详解】

（1）方剂溯源

参苓白术散，出自宋代《太平惠民和剂局方》，为补益剂。由人参、白术、茯苓、山药、白扁豆、薏苡仁、砂仁、桔梗、莲子、甘草十味组成。功用：益气健脾，渗湿止泻。主治：脾虚湿盛证。症见饮食不化，胸脘痞闷，肠鸣泄泻，面色萎黄，肢倦乏力，舌质淡，苔白腻，脉虚缓。

（2）处方解析

一是方证病机。本方证是由脾胃虚弱，运化失司，湿浊内停所致。脾主运化，胃主受纳，脾胃虚弱，纳运乏力，故饮食不化；脾主运化水湿，脾虚水湿不运，阻滞中焦，气机不畅，则胸脘痞闷，下迫大肠，则肠鸣泄泻；脾主肌肉，脾失健运，则气血生化不足，肢体肌肤失于濡养，故四肢无力，形体消瘦，面色萎黄；舌淡，苔白腻，脉虚缓，为脾虚湿盛之征。治当益气健脾，渗湿止泻。

二是方剂释义。方中人参大补脾胃之气，白术、茯苓健脾渗湿，共为君药。山药、莲子肉既能健脾，又有涩肠止泻之功，二药可助参、术健脾益气，兼以厚肠止泻；白扁豆健脾化湿，薏苡仁健脾渗湿，二药助术、苓健脾助运，渗湿止泻，四药共为臣药。佐以砂仁芳香醒脾，行气和胃，既助除湿之力，又畅达气机；桔梗宣开肺气，通利水道，并能载药上行。甘草健脾和中，调和药性，为使药。诸药相合，益气健脾，渗湿止泻，一是以益气补脾之品配伍渗湿止泻药物，虚实并治；二是伍用桔梗上行入肺，宣通利气，又能通调水道；三是用药甘淡平和，补而不滞，利而不峻，久服无不良反应。本方药性平和，温而不燥，是治疗脾虚湿盛泄泻的常用方。

（3）药理研究

本方具有调节胃肠收缩功能，小剂量可兴奋肠管收缩，大剂量则主要起抑制作用；可改善肠管代谢，增加肠管对水和氯化物的吸收，对肠管收缩活动具有双向调节作用，且具有保护消化道黏膜的作用；同时具有提高机体免疫功能、抗菌消炎、促进胃黏膜水肿吸收及促进组织修复的作用。

（4）注意事项

一是实热便秘者及肝阳上亢的高血压病者忌用。二是孕妇慎用。

（5）临证心悟

一是辨证要点。临床应用以泄泻，舌苔白腻，脉虚缓为辨证要点。

二是临床应用。本方常用于慢性胃肠炎、贫血、慢性支气管炎、慢性肾炎以及妇女带下病等属脾虚湿盛者。若兼里寒而腹痛者，加干姜、肉桂以温中祛寒止痛；纳差食少者，加焦三仙以消食和胃；白痰多者，加半夏、陈皮以燥湿化痰；湿重者，改用炒白术、炒山药以燥湿健脾；咳重者，加太子参、五味子以益气止咳。

41 归脾汤止自汗

【原著精要】

宋·严用和撰《济生方》，组"归脾汤"，益气养血，成为心脾两虚证的效方，用治神经衰弱、胃肠消化不良、再生障碍性贫血、紫癜、月经不调、子宫出血等而见心悸失眠，气短纳少，苔白质淡，脉象细弱者。方中健脾补气用四君子、生黄芪、姜、枣，养血宁心用当归、酸枣仁、龙眼肉，补而不滞用木香。

临床自汗和低热，虚证居多，常见气血不足证，"归脾汤"切中其证，稍做加减投之有效。健脾用党参10g，炒白术10g，云苓10g，生黄芪15g。宁心用当归10g，炒酸枣仁10g，补而不滞用木香10g。自汗不止可选加浮小麦15g，生龙骨30g，生牡蛎30g；低热不退可选加青蒿15g（后下），银柴胡10g，地骨皮10g；心悸明显可选加柏子仁10g，琥珀粉3g（冲）；失眠严重可选加首乌藤30g，川芎10g，知母10g；贫血肌衄可选加三七粉3g（冲），仙鹤草10g，茜草10g，鸡血藤10g，石韦10g；月经不调可选加香附10g，柴胡10g，鸡血藤10g，伸筋草10g，益母草10g；子宫出血不止可选加赤石脂30g，乌梅炭10g，艾叶炭10g，生牡蛎30g，生栀子10g。

【原著详解】

（1）方剂溯源

归脾汤，出自宋·严用和撰《济生方》，为补益剂。由人参、当归、白术、白茯苓、黄芪、龙眼肉、酸枣仁、木香、甘草九味组成。功用：益气补血，健脾养心。主治：一是心脾气血两虚证。症见心悸怔忡，健忘失眠，盗汗虚热，食少体倦，面色萎黄，舌淡，苔薄白，脉细弱。二是脾不统血证。症见便血，皮下紫癜，以及妇女崩漏，月经提前，量多色淡，或淋沥不止，舌淡，脉细弱。

（2）处方解析

一是方证病机。本方证因思虑过度，劳伤心脾，气血亏虚所致。心藏神而主血，脾主思而统血，思虑过度，心脾气血暗耗，心血不足，则神无所主，意无所藏，故见心悸怔忡，健忘失眠；脾虚运化无力，化源不足，气血衰少，四肢百骸均失其养，故见食少且体倦；阴血亏虚，虚阳外浮，亦可见盗汗虚热；面色萎黄，舌质淡，苔薄白，脉细弱为气血不足之象。脾主统血，脾虚如不能摄血，则表现为各种出血证。治宜益气健脾与养血安神兼施。

二是方剂释义。方中以人参、黄芪、白术、甘草大队甘温之品补脾益气以生血，使气旺而血生；当归、龙眼肉甘温补血养心；茯苓（多用茯神）、酸枣仁宁心安神；木香辛香而散，理气醒脾，与大量益气健脾药配伍，复中焦运化之功，又能防大量益气补血药滋腻碍胃，使补而不滞，滋而不腻；用法中加姜、枣调和脾胃，以资化源。诸药配伍，心脾得补，气血得养，诸症自除。本方是治疗心脾两虚的常用方。

（3）药理研究

本方可以明显增强实验动物的记忆功能，增强过氧化氢酶的活性，使超氧化物歧化酶活性增强，丙二醛降低，具有较强的抗氧化作用；具有改善骨髓微循环，增加骨髓造血组织，促进多能干细胞增殖分化和幼稚中性粒细胞发育成熟，延长中性粒细胞寿命等作用；通过作用于中枢神经系统，对紊乱的神经系统进行调节，提高胃黏膜的防御能力，对抗胃酸的侵蚀；既有促进白蛋白合成，增加血红蛋白量，补充多种维生素和微量元素等作用，又有良好的抗抑郁作用。

（4）注意事项

一是属阴虚血热的出血患者，应慎用。二是人参燥易伤阴，可换西洋参、党参。

（5）临证心悟

一是辨证要点。临床应用以心悸失眠，体倦食少，便血及崩漏，舌淡，脉细弱为辨证要点。

二是临床应用。本方常用于治疗神经衰弱、胃肠消化不良、再生障碍性贫血、紫癜、月经不调、子宫出血等病。对于失眠严重者，加淮小麦、首乌藤以养心安神；情志抑郁者，合甘麦大枣汤以养心调肝；更年期妇女出现烘热汗出者，加熟地黄、黄柏以滋阴清热；失眠多梦者，重用酸枣仁，加柴胡、黄芩、川楝子以清肝泻火；胸痹心痛者，加桂枝、薤白、清半夏以辛温通阳散结；崩漏下血偏寒者，可加艾叶炭、炮姜炭以温经止血；崩漏下血偏热者，加生地黄炭、阿胶珠、棕榈炭以清热止血；冲任不固者，加紫石英、煅龙骨、煅牡蛎以固摄冲任。

三是临证体会。对于出血证的治疗，一是黄芪用量要大，每剂用量至少在30g以上，以加强益气生血和固摄之功。二是选用鹿角胶、阿胶、龟甲胶等血肉有情之品，生精补血。三是对血小板减少而无出血之症，宜少用凉血止血及收敛止血之品，以免留瘀之弊。

42 二仙汤调整内分泌紊乱

【原著精要】

"二仙汤"是出自上海的经验方,由仙茅、淫羊藿、当归、巴戟天、黄柏、知母六味组成。温肾阳,滋肾阴而泻虚火,调冲任。原治更年期高血压,既可明显降压,又能改善症状,实为效方。后又扩大应用于更年期综合征、更年期精神分裂症、闭经、肾炎、肾盂肾炎、神经衰弱、糖尿病以及众多慢性病属肾亏阴阳两虚,虚火上炎者。其组方十分精当,十分严谨,以仙茅、淫羊藿、巴戟天温肾补精,知母、黄柏滋阴泻火,当归调理冲任。

内分泌系统是人体的一个体液调节系统,由内分泌腺及脏器中的内分泌组织所组成。在神经系统的支配和物质代谢反馈调节基础上释放激素。其主要功能是调节体内的代谢过程,以及各脏器功能、生殖衰老、生长发育等众多生理活动,以维持人体内环境的相对稳定和适应复杂多变的体内外变异。其腺体组织自上而下有多达 15 种以上,如下丘脑、脑垂体、甲状腺、甲状旁腺、胸腺、肺、心、胰岛、脾、胃肠、肾、肾上腺、卵巢、睾丸、前列腺等。内分泌疾病可分为五类:原发于内分泌腺或组织的疾病(如肿瘤等);继发于非内分泌病的内分泌腺或组织功能异常(如肾衰竭的内分泌失常等);非内分泌肿瘤引起的异源性激素综合征(如癌症引起的异源性促肾上腺皮质激素综合征等);受体功能失常引起的内分泌病(如肾原性尿崩症等);长期激素治疗引起的内分泌病(如强的松引起的垂体 – 肾上腺皮质功能减退症等)。

内分泌紊乱是指其功能紊乱。如见头痛且晕，五心烦热，腰酸膝软，尿频失眠，月经不调，舌红苔黄，脉沉细数，属肾亏精损，阴阳失调，虚火上炎证类。无论男女，均可投以"二仙汤"试治。方用淫羊藿10g，因仙茅温燥有小毒，故以蛇床子10g代之，知母10g，黄柏10g，当归10g，巴戟天10g。临证时还可加味：增加行气透窍，调整大脑皮层功能的石菖蒲10g，郁金10g。增加调肾阴阳的生杜仲10g，桑寄生10g，川续断10g。增加调理冲任的泽兰10g，鸡血藤10g。增加升清降浊的川芎10g，川牛膝15g。增加宁心安神的炒酸枣仁15g，首乌藤30g。增加补而不滞的云苓10g，泽泻10g，陈皮10g。

【原著详解】

（1）方剂溯源

二仙汤，出自20世纪50年代上海中医药大学张伯讷教授，针对围绝经期综合征，经临床反复筛选验证，最终研制出的方剂，为补益剂。由仙茅、淫羊藿、当归、巴戟天、黄柏、知母六味组成。功用：温肾阳，滋肾阴，泻虚火，调冲任。主治：肾阴阳两虚，虚火上炎证。症见月经不调，烘热汗出，头痛且晕，五心烦热，腰酸膝软，尿频，失眠，舌红苔黄，脉沉细数。原治更年期高血压，后又扩大应用于治疗更年期综合征、更年期精神分裂症、闭经、肾炎、肾盂肾炎、神经衰弱、糖尿病等慢性疾病。

（2）处方解析

一是方证病机。本方多因肾阴阳俱虚，冲任不调，月经紊乱，或多或少；阴阳失衡，营卫不和，则乍寒乍热，烘热汗出；肾阴亏虚，脑窍失养，则头痛且晕；肾阴不足，虚火内扰，则五心烦热；虚热内生，相火扰动，扰心失眠，扰肾尿频；肾阴阳不足，阴虚失养则腰酸膝软，失于温煦则腰背冷痛；舌红苔黄，脉沉细数，属肾亏精损，阴阳失调，虚火上炎征象。

二是方剂释义。方中仙茅、淫羊藿性味皆属辛温，归肝、肾二经，温肾阳，补肾精，辛温助命门而调冲任为君药；巴戟天温肾阳，补肾精，强筋骨，性柔不燥以助二仙温养之力，为臣药；黄柏、知母味苦性寒入肾经，滋肾阴而泻虚火，既可治疗肾阴不足所致的虚火上炎，又可缓解二仙的辛热猛烈，为佐药；当归温润养血，调理冲任为使药。全方温补肾阳，滋阴降火，调理冲任，爕理肾之阴阳。

（3）药理研究

本方具有调节内分泌功能，增强下丘脑－垂体－性腺轴分泌，以调节卵巢功能，促进雌激素分泌，具有类激素作用，但无类激素副作用；有降压及一定的延缓衰老效应。特别是淫羊藿具有降压、增强机体免疫力、明显降低血糖、抗炎等多种作用，亦能降低组胺所致的毛细血管通透性增高；对脊髓灰质炎病毒有显著的抑制作用等。

（4）注意事项

一是本方具有明显的降压作用，因此低血压以及脾胃虚寒或素体阳盛者不宜使用。二是方中仙茅温燥有小毒，不宜久服。三是沈师常用蛇床子易仙茅。

（5）临证心悟

一是辨证要点。临床应用以头痛且晕，五心烦热，腰酸膝软，尿频，失眠，月经不调，舌红苔黄，脉沉细数为辨证要点。

二是临床应用。本方常用于治疗肾阴、肾阳不足而虚火上炎之更年期综合征、高血压、肾炎、肾盂肾炎、尿路感染、闭经、不育不孕等。若肾阴虚甚者，加女贞子、旱莲草滋阴补肾；两胁胀痛，胸闷心烦者，加枳壳、柴胡疏肝行气止痛；尿崩症者，加肉桂、牡蛎、山药、益智仁暖肾缩尿；阳痿不育者，加雄蚕蛾、阳起石温肾壮阳；脏躁、悲伤欲哭者，加甘麦大枣汤养心安神，和中缓急。

三是临证体会。二仙汤不仅能治疗女性绝经前后诸证，还可以广泛应用于其他各科疾病，如内分泌系统、精神神经系统、免疫系统等疾病。其核心病机为肾中精气亏虚，阴阳失调，冲任督脉损伤，体现了中医"异病同治"的治疗法则。

43 良附丸止胃脘痛

【原著精要】

"良附丸"由高良姜、香附等分为末，米汤入姜汁 1 匙，盐 1 撮为丸，每服 6g。出自清·谢元庆编《良方集腋》。为温中散寒，行气止痛效方。高良姜温胃散寒，专祛胃中寒凝，香附疏肝理气，专解肝郁气滞，米汤、姜汁、食盐为丸兼以和胃。主治寒凝气滞的胃脘胸胁诸痛，也可用治痛经。

"良附丸"止寒凝气滞的胃脘痛有效，辨证关键在于胃脘胀痛发凉，喜暖拒按，舌苔薄白，脉象弦缓。一般用量两味均为 10g。如寒凝甚者，高良姜用 15g；气滞甚者，香附用 15g，两味研末装入 1 号胶囊（0.3g），痛作服 5 粒。通则不痛，佐入川楝子、延胡索各 10g，止痛效果更明显。胁痛选加木香 10g，丹参 30g，郁金 10g，青皮 10g；胸痛选加全瓜蒌 30g，薤白 10g，苏木 10g，牡丹皮 10g；痛经选加桂枝 10g，炮姜 10g，当归 10g，便可汤剂服用。

【原著详解】

（1）方剂溯源

良附丸，出自清·谢元庆《良方集腋》，为理气剂。由高良姜、香附两味组成。等分为末，米汤入姜汁 1 匙，盐 1 撮为丸，每服 6g。功用：行气疏肝，祛寒止痛。主治：肝胃气滞寒凝证。症见胃脘疼痛，胸胁胀闷，畏寒喜温，苔白，脉弦，以及妇女痛经等。

（2）处方解析

一是方证病机。本方证因肝胃气滞寒凝所致。因肝有气滞，胃有寒凝，阳气被遏，气机阻滞，不通则痛，故见胃脘胀满疼痛发凉；喜热恶寒、遇寒痛甚、得热痛减，寒之象也；苔白，脉弦，亦属寒凝气滞之征。肝郁气滞，寒邪凝聚，在妇女则可引发痛经。治宜行气疏肝，祛寒止痛。

二是方剂释义。方中香附味辛微苦微甘性平，归肝、脾、三焦经，功善疏肝解郁、调经止痛、理气调中。《本草正义》曰："香附，辛味甚烈，香气颇浓，皆以气用事，故专治气结为病。"高良姜味辛性热，归脾、胃经，散寒止痛，温中止呕。《本草正义》曰："良姜大辛大温，洁古谓辛热纯阳，故专主中宫真寒重症。"《名医别录》载："主治暴冷，胃中冷逆，霍乱腹痛。"《谦斋医学讲稿》云："治肝胃气痛之偏于寒者有效。"二药相合，一散寒凝，一行气滞，共奏温胃理气之功。清·黄宫绣《本草求真》中认为高良姜"同香附则能除寒祛郁"。本方为治疗气滞寒凝之胃痛的常用方。

（3）药理研究

本方具有抑制胃肠平滑肌的收缩，降低胃肠蠕动、胃酸酸度和胃蛋白酶活性，以及镇痛和抗溃疡作用；可抑制子宫平滑肌收缩；对多种细菌，如溶血性链球菌、肺炎球菌、白喉杆菌等均具有抑制作用。另外，高良姜能够刺激胃肠壁的神经末梢，反射性地引起消化功能亢奋和通畅胃肠血液循环，具有抗缺氧的能力。

（4）注意事项

一是胃部灼痛、口苦便秘之胃热者，禁用。二是过敏体质者，慎用。三是孕妇禁用，以防行气散寒走窜，损伤胎元。

（5）临证心悟

一是辨证要点。临床应用以胃脘冷痛，胸胁胀满，苔白，脉弦为辨证要点。

二是临床应用。本方常用于慢性胃炎、消化性溃疡、胃癌、胆囊炎，以及妇女痛经及月经不调等属气滞寒凝者。肝郁气滞明显者，香附加量，佐以柴胡、郁金、玫瑰花疏肝行气；寒邪客胃明显者，高良姜加量，佐以桂枝、乌药、干姜温胃散寒；疼痛较重，加川楝子、延胡索行气止痛；胃胀者，加枳实、厚朴行气除胀；泛酸者，加海螵蛸、瓦楞子制酸止痛；纳差者，加鸡内金、炒麦芽、炒谷芽消食和胃；气滞寒凝之痛经，可酌加当归、川芎和白芍等和血调经止痛。

44 乌贝散消溃疡病

【原著精要】

溃疡病包括胃或十二指肠溃疡，常以胃痛泛酸为主症。由于胃内湿润，较难愈合，故溃疡病以制酸和保护黏膜为要。制酸用乌贼骨（海螵蛸）15g，凤凰衣3g，保护黏膜用白及10g，清热解毒、消痈散结用浙贝母10g，蒲公英10g，热性反佐、健胃止痛用甘松3g，共六味药研为细末，装入1号胶囊（0.3g），每服5粒，每天2次，方名为"乌贝散"。

【原著详解】

（1）方剂溯源

乌贝散，乃民间验方。以其疗效卓著，被《实用中药学》收载。书中说，此方治胃酸过多，胃、十二指肠溃疡，效果非常可靠。上方由乌贼骨270g，浙贝母45g组成。沈氏女科在此基础上组建新的"乌贝散"。由乌贼骨、凤凰衣、白及、浙贝母、蒲公英、甘松六味组成。功用：清热和胃，制酸止痛。主治：溃疡泛酸。症见胃脘疼痛，泛酸嘈杂，口干口苦，舌红，脉数。

（2）处方解析

一是方证病机。本方证由于饮食不节损伤脾胃，或肝郁气滞、情志不畅致肝胃不和，胃失和降，胃火内蕴，遂有胃脘疼痛，泛酸嘈杂；肝胆互为表里，肝热则胆火上乘，故见口干口苦；舌红，脉数，为肝胃郁热之象。治宜清热和胃，制酸止痛。

二是方剂释义。乌贼骨又名海螵蛸，味咸而涩，能制酸止痛；凤凰衣即鸡蛋壳的内膜，其可养阴敛疮，帮助溃疡愈合，两者均含碳酸钙，可以制酸，为方中君药。臣以白及收敛生肌，不仅能止血，更有制酸和促进溃疡病灶愈合的作用。前贤有论，吐酸之证，无论寒因，总为热化，故佐清热解毒、消痈散结的蒲公英、浙贝母，投以甘松醒脾和胃止痛，同时热性反佐蒲公英、浙贝母的寒性。本方重点是制酸和保护胃黏膜。

（3）药理研究

本方服用后能覆盖在胃食管黏膜表面，形成保护膜，并起到抑制胃酸分泌、降低胃液酸度、减少蛋白酶活性的作用，有利于糜烂、溃疡面的修复和愈合，可有效保护食管、胃黏膜。其有效成分多糖具有抗炎、抗氧化、促进溃疡愈合等多种生物学活性。同时具有镇静、镇痛，加强胃肠道平滑肌收缩功能等功效。

（4）注意事项

一是饮食宜清淡，忌暴饮暴食，忌酒及辛辣、生冷、油腻食物。二是忌愤怒、忧郁，保持心情舒畅。三是过敏体质者慎用。四是服药期间禁服含乌头、附子类药物。

（5）临证心悟

一是辨证要点。临床应用以胃脘疼痛，泛酸嘈杂，口干口苦，舌红，脉数为辨证要点。

二是临床应用。本方常用于胃食管反流病、胃及十二指肠溃疡等相关疾病。胃酸严重，加瓦楞子、珍珠末以增强制酸；胃脘痛甚加郁金、香附以行气止痛；胃脘胀满加莱菔子、川厚朴以降逆行气；偏寒加干姜以温中；偏热加生石膏以清胃热；湿盛加炒苍术、石菖蒲以化湿；嘈杂、口苦吞酸可加黄连、吴茱萸以清泻肝火，降逆止呕；食滞不化，脘腹胀满加焦三仙、莱菔子以消食除胀；胃中寒冷而痛，喜按喜温者，加炮干姜以温胃止痛。

三是临证体会。溃疡病包括胃或十二指肠溃疡两种，常以饥饿性胃痛和泛酸为主症。溃疡初期，病变脏腑单一，久则相互影响，由实转虚，虚实错杂，迁延不愈。临床上外邪、食停、气滞、热郁、血瘀、湿阻等多属实证；脾胃虚寒、胃阴亏虚等多为虚证。各证类之间，可相互转化兼加；如由实转虚，或因虚致实，虚实夹杂；或由寒化热，寒热错杂；或由气滞而血虚；或由瘀血阻遏气机而气滞。治疗要审证求因，审因论治，理气和胃，化瘀止痛。由于胃内湿润，溃疡面较难愈合，故治溃疡病以制酸和保护胃黏膜为要。

45 蛇蜂汤治疗萎缩性胃炎

【原著精要】

萎缩性胃炎属于慢性胃炎的一种，病理所见胃腺体萎缩，胃黏膜变薄，黏膜肌层增厚，表现为上腹疼痛，胀满不适，纳呆嗳气，疲乏腹泻，面色少华，后期可见营养不良，消瘦，贫血，甚至癌变。分析病因病机不外乎虚寒、湿热、气滞、食积和瘀血。其治以调畅气机、健脾和胃为大法。

萎缩性胃炎常常寒热错杂，气血不畅，夹湿阻络，久治难愈。自拟"蛇蜂汤"调治有效。

蛇蜕又名蛇退、蛇衣，入肝祛风，解毒定惊，可用 5g；蜂房又名露蜂房，系蜂窝，入肝祛风，解毒止痛，可用 10g，两味共为主药。辅以活血调气而止痛的丹参 30g，延胡索 10g，清热渗湿而排毒的生薏苡仁 10g，云苓 10g，天花粉 10g，蒲公英 10g，温中行气而止痛的荜澄茄 5g；佐使以酸涩生津、和胃止血的乌梅 10g，祛瘀生新、补阴利尿的血余炭 5g，辛温祛风、解毒止痛的白芷 10g。全方 12 味药合成温中祛风，和胃解毒，调畅气血，寒热兼施之剂。应用时对过敏体质者慎之，因蛇蜕、蜂房的异性蛋白可引发或加重过敏反应。

【原著详解】

（1）方剂溯源

蛇蜂汤，系沈氏家传，为清热剂。出自《医学入门》蜂蛇散加味。由蛇蜕、露蜂房、丹参、延胡索、生薏苡仁、云苓、天花粉、蒲公英、荜澄茄、乌梅、血余炭、白芷十二味组成。功用：调畅气机，健脾和胃。主治：萎缩性胃炎。系寒热错杂，气血不畅，夹湿阻络证。症见上腹疼痛，胀满不适，纳呆嗳气，疲乏腹泻，面色少华，消瘦，贫血等。

（2）处方解析

一是方证病机。萎缩性胃炎常常寒热错杂，气血不畅，夹湿阻络，不通则痛，故见上腹疼痛，痛有定处；肝气郁结，不得疏泄，横逆犯胃，脾失健运，故见胀满不适，纳呆嗳气，腹泻；久病失养，气血不足，故见面色少华，消瘦，贫血等。治宜调畅气机，健脾和胃。

二是方剂释义。蛇蜕甘咸平，归肝经，质轻且性善走窜，入肝祛风止痒，解毒消肿；露蜂房甘平，归胃经，质轻且性善走窜，解毒杀虫，祛风止痛。二药合用，祛风攻毒，杀虫敛疮，共为君药。辅以活血调气而止痛的丹参、延胡索，清热渗湿而排毒的生薏苡仁、云苓、天花粉、蒲公英，温中行气而止痛的荜澄茄；佐使以酸涩生津、和胃止血的乌梅，祛瘀生新、补阴利尿的血余炭，辛温祛风、解毒止痛的白芷。诸药合用，温中祛风，和胃解毒，调畅气血，寒热兼施。本方常用于治疗萎缩性胃炎属寒热错杂，气血不畅，夹湿阻络证。

（3）药理研究

蛇蜕、生薏苡仁有镇静、解热作用。露蜂房能抑制急性和慢性炎症；提取物有降压、扩张血管及强心作用，并可抗癌、抗菌和降温。丹参改善微循环，降低血液黏稠度，保护胃黏膜、抗胃溃疡。延胡索、云苓、荜澄茄有镇痛、催眠、镇静作用，抗溃疡，抑制胃酸分泌。天花粉、蒲公英、白芷对溶血性链球菌、肺炎双球菌、白喉杆菌、痢疾杆菌等有一定的抑制作用。乌梅收缩胆囊促进胆汁分泌。血余炭既有缩短凝血时间作用，又有抗菌作用。

（4）注意事项

本方对过敏体质者慎用，因蛇蜕、露蜂房的异性蛋白可引发或加重过敏反应。

（5）临证心悟

一是辨证要点。临床应用以上腹疼痛，胀满不适，纳呆嗳气，疲乏腹泻，面色少华，消瘦、贫血为辨证要点。

二是临床应用。本方常用于胃炎、胃溃疡、萎缩性胃炎等属寒热错杂，气血不畅，夹湿阻络者。若泛吐清水较多，加干姜、制半夏、茯苓、陈皮温胃化饮；胃脘灼痛、泛酸嘈杂者，加生牡蛎、海螵蛸或左金丸制酸；阴虚胃热者，加石斛、知母、黄连养阴清胃；胃脘胀痛明显者，加厚朴、玫瑰花、佛手行气止痛；胃脘刺痛，加蒲黄、五灵脂化瘀止痛；大便干燥难解，加火麻仁、瓜蒌仁润肠通便；便黑者，加三七、白及化瘀止血。

三是临证体会。沈氏家传蛇蜂汤，治疗萎缩性胃炎，特别是病理显示肠上皮化生的效果较好。

46　四逆散排胆石

【原著精要】

张仲景在《伤寒论》中针对少阴化热之"热厥证"组建"四逆散"，以柴胡、芍药疏肝清热，枳实、炙甘草运脾缓急，组成宣郁解热，疏肝理脾之剂。后世扩大范围，凡肝郁气滞，脘腹胁肋诸痛，四肢厥冷，脾运不良，泻痢下重，纳谷不香，胀满呕逆，苔薄黄腻，脉弦有力属肝脾不调证类均可用之。后世的"逍遥散""柴胡疏肝散"等都由此发展而成。

胆结石是常见的结石病，大凡胆囊炎患者70%存有结石。平时可能没有症状，或见消化不良症，发作时右胁疼痛，甚至绞痛，消化症明显，或有发热，或见黄疸，舌苔黄腻，脉象弦数。多责之于肝胆气滞，夹湿瘀阻。

"四逆散"中取柴胡10g，枳壳10g，炒白芍10g三味疏泄肝胆气滞为主药，辅以茵陈15g（后下），金钱草30g，生薏苡仁10g清利湿热，赤芍10g，丹参30g活络化瘀，川楝子10g，延胡索10g行气止痛，草决明30g，车前草30g分利两便，利于排石，取名"排石四逆散"，治疗胆囊炎、胆结石是谓效方。

【原著详解】

（1）方剂溯源

四逆散，出自东汉张仲景《伤寒论》，为和解剂。由柴胡、芍药、枳实、甘草四味组成。功用：透邪解郁，疏肝理脾。主治：一是阳郁厥逆证。症见手足不温，或身微热，或腹痛，或泻痢下重，脉弦。二是肝脾不和证。症见胁肋胀闷，脘腹疼痛，脉弦。

（2）处方解析

一是方证病机。四逆者，乃手足不温也。其证缘于外邪传经入里，气机为之郁遏，不得疏泄，导致阳气内郁，不能达于四末，而见手足不温。气滞阳郁化热，则身微热，气郁不畅，木横乘土，则腹痛；胃肠气机不利，则泻痢下重。而肝气郁结，疏泄失常，以致脾气壅滞，而成肝脾不和之证，故见胁肋胀闷，脘腹疼痛，脉弦。正如李中梓云："此证虽云四逆，必不甚冷，或指头微温，或脉不沉微，乃阴中涵阳之证，惟气不宣通，是为逆冷，气机宣通，四逆可痊矣。"故治宜透邪解郁，调畅气机为法。

二是方剂释义。方中取柴胡入肝胆经，升发阳气，疏肝解郁，透邪外出，为君药。白芍敛阴，养血柔肝为臣，与柴胡合用，以补养肝血，调达肝气，可使柴胡升散而无耗伤阴血之弊。佐以枳实苦降辛行寒清，具有下气破结泄热之功，既助柴胡调畅气机，又合白芍调理气血。甘草甘平，调和诸药，益脾和中为使药。综合四药，共奏透邪解郁，疏肝理脾之效，使邪去郁解，气血调畅，清阳得升，四逆自愈。本方原治阳郁厥逆证，后世多用作疏肝理脾的基础方。

（3）药理研究

本方具有促进胃动力作用，提高胃动素水平，增强胃平滑肌细胞嵌合。药理研究证实本方能改善慢性心理应激胃溃疡模型大鼠胃黏膜组织细胞的微观病理形态，促进大鼠胃肠动力，修护受损的胃黏膜，具有较好的抗溃疡、促进胃肠动力和改善胃肠功能等作用。本方还具有抗应激、抗抑郁、催眠、保肝利胆等作用。

（4）注意事项

一是中病即止，不可过量服用。二是四肢厥冷，面色苍白，精神萎靡，脉沉者慎用。三是阴虚内热者，忌用本方。

（5）临证心悟

一是辨证要点。临床应用以手足不温，或胁肋、脘腹疼痛，脉弦为辨证要点。

二是临床应用。本方常用于慢性肝炎、胆囊炎、胆石症、胆道蛔虫病、肋间神经痛、胃溃疡、胃炎、胃肠神经官能症、附件炎、输卵管阻塞、急性乳腺炎等属肝胆气郁，肝脾（或胆胃）不和者。若咳者，加五味子、干姜以温肺散寒止咳；悸者，加桂枝以温心阳；小便不利者，加茯苓以利小便；腹中痛者，加炮附子以散里寒；泻痢下重者，加薤白以通阳散结；气郁甚者，加香附、郁金以理气解郁；有热者，加栀子、川楝子以清内热；纳差者，加莱菔子、生鸡内金以消食健胃；泛酸者，加海螵蛸、煅瓦楞子以制酸止痛。

三是临证体会。四逆散原为少阴病"四逆"而设，主要用于伤寒"阳郁四逆"证，病机为外邪传经入里，气机郁滞，不得疏泄，阳气内郁，不能达于四末，而见手足不温之症，体现了其透邪达表、调和阴阳的作用。而目前患者发病多由于情志、饮食失调引起的相关疾病，肝郁气滞、肝脾不调为其主要病机，在把握"四逆"的基础上，应从四逆散证"郁"的病机着手，侧重于肝，重在理气，通过疏肝解郁、疏理气机、调和肝脾，往往可以取得满意的效果。

47 苇茎汤疗肺癌

【原著精要】

"苇茎汤"出自唐·孙思邈撰《备急千金要方》，故又名"千金苇茎汤"。由苇茎加三仁（薏苡仁、桃仁、冬瓜仁）组成。原方清肺化痰，逐瘀排脓，专为"肺痈"所设，证见咳吐腥臭黄痰脓血，苔腻舌红，脉象滑数，责之于痰热瘀血，壅肺酿痈。

原发性肺癌中医称"息积""息贲"，主要因痰浊瘀毒壅积肺脏而酿成，其证正合"苇茎汤"，可投之。以芦根30g为主，清肺泄热，如以鲜芦根汁30mL兑服，效果更佳。生薏苡仁15g清热利湿，桃仁10g活血逐瘀，冬瓜仁10g清热祛痰，三仁共为辅药，再加鱼腥草30g清热解毒，白花蛇舌草30g解毒利湿，增其清肺排毒之功，六味药成为治疗肺癌的基本方。

肺癌有四个主症：国内统计2975例，国外统计2000例发现，咳嗽，55%～73%为首发症，病程中占90%；咯血，36%～51%为首发症，病程中占63%；胸痛，24%～49%为首发症，病程中占69%；发热，20%～26%为首发症，病程中占48%。可以应用中药辨证加味：咳嗽者，痰多选加苏子10g，莱菔子10g，葶苈子10g，牛蒡子10g，白芥子10g，杏仁10g，桔梗10g，全瓜蒌30g，海蛤壳30g，胆南星10g，竹茹10g，蛇胆陈皮末3g冲服；干咳者选加北沙参15g，麦冬10g，紫菀15g，川贝母15g，百合10g，百部10g，桑白皮10g，白菊花10g，炙枇杷叶10g。止咳均可用地龙15g，桔梗10g煎水雾化吸入。

咯血者，凉血止血选加牡丹皮 10g，焦栀子 10g，茜草 10g，白茅根 30g，侧柏叶 10g，金银花炭 10g，黄芩炭 10g；益气摄血选加仙鹤草 10g，生黄芪 15g，当归 10g，西洋参 5g 另煎兑服，藕节炭 10g；祛瘀生新选加丹参 30g，血余炭 10g，三七粉 6g（冲），蒲黄炭 10g。均可配加"止血粉"（花蕊石、三七、白及、川贝母等分研细末），每服 3g。

胸痛者，选加全瓜蒌 30g，薤白 10g，苏木 10g，牡丹皮 10g，赤芍 10g，徐长卿 10g，细辛 3g，血竭粉 3g（冲），还可以冰片 0.3g，芥末 5g，血竭、细辛各 3g，延胡索 10g，共研细末，陈醋调敷胸部。

发热者，选加生黄芪 15g，青蒿 15g（后下），竹叶 10g，银柴胡 10g，野菊花 10g，蒲公英 10g，紫花地丁 15g，生石膏 30g，知母 15g，生薏苡仁 10g，藿香 10g，山豆根 10g。

【原著详解】

（1）方剂溯源

苇茎汤，出自唐·孙思邈撰《备急千金要方》，故又名"千金苇茎汤"，为清热剂。由苇茎、薏苡仁、桃仁、瓜瓣四味组成。功用：清肺化痰，逐瘀排脓。主治：肺痈。责之于痰热瘀血，壅肺酿痈证。症见身有微热或时时振寒，咳嗽痰多，胸中隐隐作痛，甚则咳吐腥臭黄痰脓血，舌红苔黄腻，脉象滑数。

（2）处方解析

一是方证病机。本方所治之肺痈，是由风热毒邪入肺，痰瘀互结，内外合邪所致。风热之邪，外袭肺卫，则身有微热，或时时振寒；痰热壅肺，气失清肃，肺气上逆，则咳嗽痰多；《黄帝内经》曰"热盛则肉腐，肉腐则为脓"，邪热犯肺，伤及血脉，致热壅血瘀，若久不消散则血败肉腐，乃成肺痈；痈脓溃破，从口咽而出，故咳吐腥臭黄痰脓血；痰热瘀血，互阻胸中，肺络不通，因而胸中隐痛；舌红苔黄腻，脉象滑数皆痰热内盛之象。治当清肺化痰，逐瘀排脓。

二是方剂释义。方中苇茎甘寒轻浮，中空质轻，可入肺经，善清肺热,《本经逢原》谓"专于利窍,善治肺痈吐脓血臭痰",为肺痈必用之品,故用以为君。瓜瓣甘寒,清热化痰,利湿排脓,能清上彻下,肃降肺气,与苇茎配合则清肺宣壅,涤痰排脓;薏苡仁甘淡微寒,上清肺热而排脓,下利肠胃而渗湿,二者共为臣药。桃仁甘苦而平,活血逐瘀,且润燥滑肠,上可入肺经以清肺部瘀滞,活血消肿,瘀去则痈消,下可入大肠经助瓜瓣利胃肠湿热从大便解,是为佐药。全方清肺化痰为主,逐瘀排脓为辅,药性平和,清化于上,降渗于下,凉而不寒,使肺热清,痰热化,瘀结去,则肺痈自愈。

（3）药理研究

本方可通过抑制炎症细胞释放炎症因子而起到抗炎作用,对肺功能有不同程度的改善。有明显的止咳、平喘、解热作用;亦具保护血管内皮系统,清除体内过多氧自由基,增强机体的免疫力,抑制癌细胞生长等作用。临床主要用于呼吸系统多种疾病。另外,对由肺系所导致的循环等系统疾病也有广泛的治疗作用。

（4）注意事项

一是本方药物多为滑利之品,并有活血祛瘀作用,孕妇禁用。二是方中苇茎一药,现代临床上多用芦根,而鲜用茎者,是古今用药习惯不同使然;瓜瓣一药,《张氏医通》认为"瓜瓣即甜瓜子",后世常以冬瓜仁代瓜瓣,因其功用近似。

（5）临证心悟

一是辨证要点。临床应用以胸痛,咳嗽,吐腥臭痰或吐脓血,舌红,苔黄腻,脉数为辨证要点。

二是临床应用。本方常用于肺脓肿、大叶性肺炎、支气管炎、百日咳、肺癌等属肺热痰瘀互结者。若肺痈脓未成者,宜加金银花、鱼腥草以增强清热解毒之功;脓已成者,可加桔梗、生甘草、贝母以增强化痰排脓之效;肺热明显而见发热、口干口苦、痰黄稠者,加鱼腥草、黄芩、人工牛黄以清热化痰;咳嗽甚者加浙贝母、苦杏仁、百部以润肺止咳;胸痛甚者加延胡索、郁金,兼服西黄丸以行气止痛;痰血、咯血明显者选加白及、浙贝母、三七粉、花蕊石以祛痰止血；胸腔积液可加葶苈子、猪苓等以利水消肿；肺癌脑转移者，加用全蝎、蜈蚣等虫类药物以散结止痛。

48 桂枝茯苓丸和子宫肌瘤

【原著精要】

张仲景在《金匮要略·妇人妊娠病脉证并治》篇中设"桂枝茯苓丸"，专治"妇人宿有癥病"。其方由桂枝、茯苓、牡丹皮、芍药、桃仁五味组成，蜜丸如兔屎大，每日食前服1丸，不效，加至3丸。功能活血化瘀，缓消癥块，也治瘀血经闭，瘀血痛经，瘀血崩漏，难产胞衣不下，产后瘀阻，恶露不尽等。

子宫肌瘤常由瘀血闭阻，郁久成癥所致，"桂枝茯苓丸"是效方。临床应用组方如下：桂枝10g，茯苓15g，赤芍10g，牡丹皮10g，桃仁10g，红花5g，当归10g，丹参30g，香附10g，郁金10g，鸡血藤10g。

子宫肌瘤与内分泌紊乱有关，选加调整内分泌功能的蛇床子10g，女贞子10g，泽兰10g，川续断10g，淫羊藿5g，菟丝子10g，再选加软坚散结的夏枯草15g，生牡蛎30g，山慈菇10g，浙贝母10g，海藻15g，均可提高消癥疗效。"桂枝茯苓丸"有成药，其服法：经期汤剂每日两次送服成药，平时汤剂每剂煎2汁，分2个晚上服，上下午各服成药。一般需要调治2～3个月经周期，再复查B超对照。

【原著详解】

（1）方剂溯源

桂枝茯苓丸，出自张仲景《金匮要略·妇人妊娠病脉证并治》篇，专治"妇人宿有癥病"，为理血剂。由桂枝、茯苓、牡丹皮、芍药、桃仁五味组成。蜜丸如兔屎大，每日食前服 1 丸，不效，加至 3 丸。功用：活血化瘀，缓消癥块。主治：瘀阻胞宫证。症见妇人素有癥块，妊娠漏下不止，或胎动不安，血色紫黑晦暗，腹痛拒按，或经闭腹痛，或产后恶露不尽而腹痛拒按者，舌质紫暗或有瘀点，脉沉涩。

（2）处方解析

一是方证病机。本方证由瘀阻胞宫所致。仲景原治妇人素有癥块所致的妊娠漏下不止或胎动不安之证。胞宫素有血瘀癥块，复因妊娠，阻遏经脉，以致血溢脉外，故有妊娠初期漏下不止，血色紫黑晦暗；瘀血癥块，停留于胞宫，阻滞胞脉，血不养胎，则胎动不安；瘀阻胞宫，积而成癥，属有形之邪，血行不畅，不通则痛，故腹痛拒按；瘀阻胞宫，冲任受阻，则致月经不行而经闭；产后恶露不尽，亦为瘀阻而血不归经之候；舌质紫暗或有瘀点，脉沉涩，俱为瘀阻胞宫之佐证。故治当活血化瘀，缓消癥块，使瘀去癥消，血能循经以养胎，胎儿自安，下血自止。

二是方剂释义。方中桂枝辛甘而温，既温通血脉，以行瘀滞，又助阳化气，以消痰饮，为君药；桃仁味苦甘性平，既能活血化瘀，又能清血中瘀热，助君药以化瘀消癥，且《女科经纶》曰"消癥瘕不嫌伤胎"，用之为臣；牡丹皮、芍药味苦而微寒，既可活血以散瘀，又能凉血以清退瘀久所化之热，有"凉血不致瘀滞，活血不致妄行"的特点，芍药并能缓急止痛；茯苓甘淡性平，渗湿祛痰，以助消癥之功，健脾益胃，扶助正气，均为佐药。以白蜜为丸，取蜜糖之甘缓，并用丸药，"丸者缓也"，以缓和诸破泄药之力，是以为使。诸药合用，共奏活血化瘀，缓消癥块之功，使瘀化癥消，诸症皆愈。本方为治疗瘀血留滞胞宫，妊娠胎动不安，漏下不止的常用方。

（3）药理研究

本方具有扩张外周血管，增加血管血流量，改善血流动力学的作用。有降低血小板表面活性，抑制血小板凝集，提高纤维蛋白溶解活性，调解血液流变性，改善血液的浓、黏、聚、凝倾向，有改善微循环的作用，对子宫平滑肌有兴奋和抑制的双向调解作用；有明显的镇静、镇痛和抗炎作用，还具有抗肿瘤、抑制肿瘤生长的作用。

（4）注意事项

一是孕妇慎用。二是建议饭后半小时服用，减少对胃部刺激，有胃溃疡和胃酸过多患者慎用。三是月经淋沥不断及月经量大者禁服。

（5）临证心悟

一是辨证要点。临床应用以少腹有癥块，血色紫黑晦暗，腹痛拒按，舌质紫暗或有瘀点，脉沉涩为辨证要点。

二是临床应用。本方常用于子宫肌瘤、子宫内膜异位症、卵巢囊肿、附件炎、慢性盆腔炎等属瘀血留滞者。若瘀血阻滞较甚，可加丹参、川芎等以活血祛瘀；若疼痛剧烈者，宜加延胡索、没药、乳香等以活血止痛；出血伴有血块者，可加茜草、蒲黄等以化瘀止血；气滞者加香附、陈皮等以理气行滞；带下量多者，加薏苡仁、芡实以除湿止带；恶露不尽，宜加当归、益母草、炮姜以活血止血。

49 艾附暖宫丸可种子

【原著精要】

"艾附暖宫丸"系宋·杨士瀛撰《仁斋直指方论》方，原方由艾叶、当归各9g，香附18g，吴茱萸、川芎、白芍、黄芪各6g，续断4.5g，生地黄3g，肉桂1.5g组成，糊丸，梧子大，饭后淡醋汤送服50～70丸，功能温暖子宫，调经止痛。

妇人不孕大多系宫寒所致，故暖宫可种子。艾附暖宫丸系温肾暖宫良方，用于种子时组方如下：温肾用生地黄10g，肉桂3g，续断15g，还可选加淫羊藿5g，菟丝子10g，蛇床子10g，补骨脂10g，巴戟天10g，鹿角霜15g。暖宫用艾叶10g，香附15g，还可选加炮姜10g，川椒1g，乌药10g，小茴香10g。补气健脾用生黄芪10g，还可选加炒白术10g，黄精10g，山药10g，仙鹤草10g，白扁豆15g。养血柔肝用当归10g，炒白芍10g，还可选加枸杞子10g，女贞子10g，首乌10g，阿胶珠10g，桑椹10g。补中有行，用川芎10g，还可选加木香10g，陈皮15g，郁金10g。

临床应用还要辨证加味：月经量少选加三七粉3g（冲），丹参30g，鸡血藤15g，泽兰10g，益母草10g。痛经选加川楝子10g，延胡索10g，赤芍10g，桃仁10g，蚕沙10g（包）。腰痛选加老鹳草10g，鸡血藤10g，牛膝10g，狗脊10g，桑寄生10g，生杜仲10g。

"艾附暖宫丸"有成药，其服法可仿"桂枝茯苓丸"。

【原著详解】

（1）方剂溯源

艾附暖宫丸，出自宋·杨士瀛撰《仁斋直指方论》，为温里剂。由艾叶、当归、香附、吴茱萸、川芎、白芍、黄芪、续断、生地黄、肉桂十味组成。功用：理气补血，暖宫调经。主治：用于血虚气滞、下焦虚寒所致的月经不调、痛经。症见行经延后，经量少，有血块，小腹疼痛，经行小腹冷痛喜热。

（2）处方解析

一是方证病机。外感寒邪，或贪食生冷，或素体阳虚，寒从内生，不能温养脏腑，气血化生不足，气虚血少，冲任不充，血海满溢延迟，故月经不调、行经延后、经量少；寒凝血滞，气血运行不畅，故小腹疼痛，有血块；血得热则行，寒遇热而散，气血暂通，腹痛缓解，故经行小腹冷痛喜热。

二是方剂释义。方中艾叶温经暖宫，散寒止痛，香附疏肝解郁，调经止痛，共为君药。吴茱萸、肉桂温经散寒通脉，为臣药。当归、生地黄、川芎、白芍皆入肝经，能活血祛瘀，养血调经，黄芪补气健脾，以资气血生化之源，使气旺血生，气旺血行；续断补肝肾，通血脉，共为佐药。全方合用，共奏理气补血，暖宫调经之功。本方是治疗血虚寒凝的常用方。

（3）药理研究

本方主要有解痉、镇痛、降低血液黏度等作用。能促进红细胞增生，调节子宫功能，松弛其紧张度，具解痉作用；有抗菌，镇痛，促凝止血，促进免疫功能，增强细胞生理代谢，兴奋造血功能而具抗贫血作用。艾叶抗细菌、真菌，增强网状内皮系统的吞噬作用，抑制纤溶酶活性，促进血液凝固而止血，炒炭暖宫温经。

（4）注意事项

一是孕妇禁用。二是经行量大，腹痛拒按者不宜选用。三是用生地黄而不用熟地黄，是借其甘寒之性，以防辛热太过。

（5）临证心悟

一是辨证要点。临床应用以月经不调，痛经，行经延后，经量少，有血块，经行小腹冷痛喜热为辨证要点。

二是临床应用。本方常用于治疗宫寒不孕、痛经、慢性盆腔炎、子宫出血、慢性腹泻、妇女腰腹痛属于血虚寒凝者。月经量少者，选加红花、丹参、鸡血藤、泽兰、益母草活血养血；痛经者，选加川楝子、延胡索、赤芍、桃仁、蚕沙活血行气止痛；腰痛者，选加老鹳草、鸡血藤、牛膝、狗脊、桑寄生、生杜仲强筋壮骨；脾虚者，加白术补中益气；肾阳虚者，加淫羊藿、鹿角霜温肾散寒。

三是临证体会。临床常用艾附暖宫丸加减治疗不孕。因为患者常因饮食不节，贪凉喜冷，或者过度劳累，而导致体内阳气亏耗，胞宫失于温煦，风寒之邪乘虚侵入经血，聚集于子宫，子宫寒冷，难以受孕故无子，用艾附暖宫丸加减治疗常可获效。

50 平胃散治体胖不孕

【原著精要】

体胖不孕常因痰浊阻宫所致，临床常见经少经闭，形胖乏力，纳差脘胀，腰酸带多，苔腻脉滑。其治专祛痰浊，"平胃散"宜之。

"平胃散"出自宋代《简要济众方》，由陈皮、厚朴、苍术、甘草四味组成。燥湿运脾，行气和胃，专治湿困脾胃证，而见脘腹胀满，纳差口淡，呕恶嗳气，倦怠嗜卧，身体沉重，苔厚脉缓。方中重用苍术为主药，温燥运脾。辅以厚朴化湿除满，行气消胀，佐以陈皮、甘草和胃理气。《太平惠民和剂局方》再加藿香、半夏，增强化湿之力，名为"不换金正气散"。明·骆龙吉编《内经拾遗方论》，经明·刘浴德、朱练增订，名为《增补内经拾遗方论》，将"平胃散"与"小柴胡汤"合用，名为"柴平散"（以银柴胡代柴胡），燥湿运脾，和解少阳，专治湿疟。

"平胃散"治体胖不孕临床组方如下：燥湿用炒苍术15g，法半夏10g，行气用厚朴10g，运脾用云苓15g，陈皮15g，和胃用神曲15g，调经用丹参30g。临证加味如下：经少闭经选加泽兰10g，益母草10g，赤芍10g，鸡血藤15g，香附10g，郁金10g，红花10g。纳差脘胀选加生山楂15g，莱菔子10g，神曲15g，生鸡内金30g，大腹皮10g，木香10g。腰酸带下选加生薏苡仁10g，黄柏10g，川牛膝15g，车前草30g，老鹳草10g，川续断10g，蛇床子10g。

七味"平胃散"也可共研细末装入1号胶囊（0.3g），经期随汤剂服用，每煎先服5粒，每天2次。平时早晚各服5粒，可以不加汤剂，唯在排卵前后 1 周内，按经期方法服用。

【原著详解】

（1）方剂溯源

平胃散，出自宋代《简要济众方》，为祛湿剂。由苍术、厚朴、陈皮、甘草四味组成。功用：燥湿运脾，行气和胃。主治：湿滞脾胃证。症见脘腹胀满，纳差口淡，呕恶嗳气，身体沉重，倦怠嗜卧，泄泻，苔白腻而厚，脉缓。

（2）处方解析

一是方证病机。本方证系由湿阻气滞，脾胃失和所致。脾为太阴湿土，居中州而主运化，其性喜燥恶湿，脾为湿困，则运化失司，气机受阻，故见脘腹胀满，食少无味；脾与胃互为表里，脾失健运，胃失和降，甚则胃气上逆，故恶心呕吐，嗳气吞酸；湿为阴邪，其性重滞黏腻，故肢体沉重，怠惰嗜卧；湿阻脾胃，升降功能失常，下迫大肠，则为泄泻；苔白腻而厚，脉缓，乃湿滞脾胃之证。治当燥湿运脾为主，兼以行气和胃，使气行则湿化。

二是方剂释义。方中以苍术为君药，以其辛香苦温，入中焦能燥湿健脾，使湿去则脾运有权，脾健则湿邪得化；湿邪阻碍气机，气不宣通，气行则湿化，故以厚朴为臣，芳化苦燥，非但善能行气消满，且有苦燥芳化之性，行气燥湿两者兼顾；陈皮为佐，味辛性温，理气健脾，燥湿化痰，以助苍术、厚朴之力。甘草调和诸药，又具益气健脾和中之功。加姜、枣煎服，生姜能和胃降逆，温散水湿，大枣补脾益气。诸药合用，集辛散、温通、化浊之功，以振奋被困之脾阳，宣行被遏之气机，起到"阻者行之，滞者运之"之效，通过调和脾胃而达到"邪去正安"。本方为治疗湿滞脾胃证之基础方。

（3）药理研究

本方具有较强的抗溃疡、保肝、调节胃肠功能、健胃助消化的能力，又具有抗炎、抗氧化、抗病原微生物等作用，特别是对幽门螺杆菌有抑杀作用，故对胃或十二指肠溃疡有一定的治疗作用；本方对神经、内分泌系统及免疫功能有一定积极作用，故对胃肠功能紊乱也有一定的治疗作用；特别是苍术和厚朴的利尿作用，可以减轻消化道水肿，利于止泻。

（4）注意事项

一是脾胃虚弱者及孕妇慎用。二是方中甘草味甘性缓，极易化湿碍胃，阻碍气机，故舌苔腻、食欲不振者，不宜使用。

（5）临证心悟

一是辨证要点。临床应用以脘腹胀满，舌苔厚腻为辨证要点。

二是临床应用。本方常用于治疗体胖不孕、慢性胃炎、消化道功能紊乱、消化性溃疡等属湿滞脾胃者。若有表证，可加藿香、香薷以解表化湿；属湿热者，宜加黄连、黄芩以清热燥湿；属寒湿者，宜加干姜、草豆蔻以温化寒湿；肝气郁滞、肝胃不和者，可加玫瑰花、川楝子、香附、苏梗、青皮等以疏肝和胃；若兼食滞、脘痞纳呆、吞酸嗳臭者，酌加焦三仙、鸡内金、莱菔子、焦槟榔以消食健脾；若呕者，加半夏以和胃止呕；泛酸者，酌加煅瓦楞子、海螵蛸以制酸止痛；湿盛泄泻者，宜加茯苓、泽泻以利湿止泻；便秘者，加制大黄、全瓜蒌、草决明以泄热通腑。

51 补中益气汤定胎漏

【原著精要】

金·李东垣撰《脾胃论》，创建益气升阳的代表方"补中益气汤"。方内补中用人参（血糖不高者可用党参代之）、生黄芪、白术、甘草；"血为气母"，养血补气用当归；升举轻用升麻、柴胡，升阳恐泻痢故不用可补中但淡渗的茯苓、薏苡仁等；补而不滞用陈皮。专治中气不足，气虚下陷证类。

胎漏即先兆流产，是妇产科的常见病。由于补中益气汤的补中升举，故定胎漏有效。临床组方如下：白参3g（另煎兑服），生黄芪15g，炒白术10g，升麻5g，柴胡5g，陈皮10g。"胎前宜清"可选加黄芩10g，竹茹10g，黄连5g，连翘10g，蒲公英10g。"补肾养胎"可选加川续断10g，生杜仲10g，桑寄生10g，狗脊10g。"养血安胎"可选加阿胶15g（烊化），生地黄10g，大枣10枚。如仍有呕吐反应，可选加苏梗10g，砂仁10g（后下）。如已见红可选加仙鹤草10g，生牡蛎30g，侧柏叶10g。

【原著详解】

（1）方剂溯源

补中益气汤，出自金·李东垣《脾胃论》，为补益剂。由黄芪、炙甘草、人参、当归、陈皮、升麻、柴胡、白术八味组成。功用：补中益气，升阳举陷。主治：一是脾胃气虚证。症见少气懒言，体倦肢软，面色㿠白，饮食减少，大便稀溏，舌淡，脉大而虚软。二是气虚发热证。症见身热自汗，渴喜热饮，气短乏力，舌淡脉虚。三是气虚下陷证。症见脱肛，子宫脱垂，久泻，久痢，崩漏，气短乏力等。

（2）处方解析

一是方证病机。本方证系因饮食劳倦，损伤脾胃，以致脾胃气虚，清阳下陷所致。脾胃为营卫气血生化之源，脾胃虚弱，运化失司，气血生化乏源，脏腑经络无以为养，则肢倦体软，面色㿠白，饮食减少，大便稀薄；脾主升清，脾虚则清阳不升，中气下陷，升举无力，故见脱肛、子宫下垂、崩漏、胃下垂等内脏下垂之象；清阳陷于下焦，郁遏不达则发热，因非实火，故其热不甚，病程较长，时作时休，时轻时重，手心热甚于手背，且劳则加重，脉虚大无力；气虚腠理不固，阴液外泄则自汗。治宜补中益气，升阳举陷。

二是方剂释义。方中重用黄芪，味甘微温，入脾、肺经，补中益气，升阳举陷，固表止汗，为君药。人参、白术、炙甘草甘温益气健脾，共为臣药。与黄芪合用，以增强其补益中气之功。血为气之母，气虚时久，营血亦亏，故用当归养血和营，协人参、黄芪以补气生血；陈皮理气行滞，使诸药补而不滞，行而不伤，共为佐药。少入柴胡、升麻升阳举陷，协助君药以升提下陷之中气，又能透表退虚热，且引芪、参走外以固表，二药兼具佐使之用。炙甘草调和诸药，亦作使药。全方补气与升提并用，使气虚得补，气陷得升，故为治脾虚气陷之要方。对于气虚发热者，以本方甘温益气而除之。

（3）药理研究

本方已初步阐明了主治脾失健运的机制与调节胃肠运动、增强消化吸收功能，以及加强胃黏膜屏障作用有关；同时还从提高免疫功能、抗疲劳、抗缺氧、强心等方面，揭示了本方主治气虚证候的药效学基础；并发现了本方在抗突变和抗肿瘤等方面的特殊作用。本方甘温除热，可能与降低脑脊髓 PGE_2（前列腺素 E_2）和丘脑下部 – 视前区组织 cAMP（环磷酸腺苷）含量有关。

（4）注意事项

一是本方甘温升散，故阴虚火旺及内热炽盛者忌用。二是恶寒发热表证及暴饮暴食，脘腹胀满实证者禁用。三是肝阳上亢致高血压病者禁用。

（5）临证心悟

一是辨证要点。临床应用以体倦乏力，少气懒言，面色萎黄，脉虚软无力为辨证要点。

二是临床应用。本方常用于治疗内脏下垂、久泻、久痢、脱肛、重症肌无力、乳糜尿、慢性肝炎等；妇科之子宫脱垂、妊娠及产后癃闭、胎动不安、月经过多；眼科之眼睑下垂、麻痹性斜视等属脾胃气虚或中气下陷者。若兼腹中痛者，加白芍以柔肝止痛；头痛者，加蔓荆子、川芎、藁本、细辛以疏风止痛；咳嗽者，加五味子、麦冬以敛肺止咳；兼气滞者，加木香、枳壳以理气解郁。

三是甘温除热。所谓的甘温除热，主要是借李东垣创立的补中益气汤，甘温益气，主治气虚发热。关于气虚发热，李东垣以"阴火"立论，其实质主要是脾胃元气虚馁，清阳下陷，脾湿下流，下焦阳气郁而上冲而出现热象。因非实火，故其热不甚，病程较长，且有时发时止，手心热甚于手背等内伤发热的特点。治疗这种发热，李东垣提出"惟当以甘温之剂，补其中，升其阳，甘寒以泻其火则愈""盖温能除大热，大忌苦寒之药泻胃土耳。今立补中益气汤"。

52 羚羊钩藤汤平子痫

【原著精要】

妊娠晚期或临产时，突然血压升高，可高达 180/110mmHg，轻者头痛眩晕，抽搐肢麻，重者全身强直，甚至昏厥。此病证常因水不涵木，肝风内动所致，用"羚羊钩藤汤"可平。

"羚羊钩藤汤"系清·俞根初等著《通俗伤寒论》方，由羚羊角粉、钩藤、桑叶、川贝母、生地黄、菊花、茯神、白芍、竹茹、生甘草十味组成。平肝息风，清热止痉，专治热极动风，肝阳化风证。

平息子痫，"羚羊钩藤汤"宜做加减：滋水涵木用生地黄 10g，白菊花 10g，还可选加枸杞子 10g，女贞子 10g，黄精 10g，首乌 10g。平肝息风用钩藤 15g（后下），羚羊角粉 0.6g（冲），白芍 10g，还可选加珍珠母 30g，生石决明 30g，生牡蛎 30g，地龙 10g。平肝清热用桑叶 10g，竹茹 10g，还可选加薄荷 10g，夏枯草 10g。扶脾宁神用茯苓 15g，还可选加山药 10g，白扁豆 10g。

子痫乃急危重症，宜辨证加味：头痛眩晕选加川楝子 10g，延胡索 10g，葛根 10g，天麻 10g，川芎 10g；强直抽搐选加蝉蜕 5g，僵蚕 10g，防风 10g，荆芥 10g；昏厥者选用"三宝"救治。

【原著详解】

（1）方剂溯源

羚羊钩藤汤，出自清·俞根初等著《通俗伤寒论》，为治风剂。由羚羊角粉、钩藤、桑叶、川贝母、生地黄、菊花、茯神、白芍、竹茹、生甘草十味组成。功用：平肝息风，清热止痉。主治：热盛动风，肝阳化风证。症见高热不退，烦闷躁扰，甚则神昏，手足抽搐，发为痉厥，舌绛而干或舌焦起刺，脉弦而数。

（2）处方解析

一是方证病机。本方证为温热病邪传入厥阴，肝经热盛，热极动风所致。肝经热盛，故高热不退；热灼心营，神明被扰，轻则烦闷躁扰，甚则昏迷。由于热极动风，风助火势，风火相扇，灼伤津液，筋脉失养，以致手足抽搐，发为痉厥；邪热炽盛，阴液耗伤，故舌绛而干或舌焦起刺；脉弦而数，乃肝经热盛之征。治宜平肝息风，清热止痉。

二是方剂释义。方中羚羊角咸寒，入心、肝经，既善平肝息风，又能清热镇惊；钩藤甘寒，入心、肝经，清热平肝，息风解痉。二药合用，相得益彰，清热凉肝，息风止痉之功益著，共为君药。桑叶、菊花辛凉疏泄，清热平肝息风，以加强凉肝息风之效，共为臣药。《本草经疏》曰："菊花专制风木，故为去风之要药。"热极动风，风助火势，风火相扇，最易耗阴劫液，故用生地黄、白芍、生甘草三味相配，酸甘化阴，养阴增液，舒筋缓急，以加强息风解痉之力；邪热亢盛，易灼津成痰，故用川贝母、鲜竹茹以清热化痰；热扰心神，又以茯神平肝，宁心安神，均为佐药。生甘草调和诸药，兼以为使。诸药合用，共成平肝息风，清热止痉之剂。本方是治疗肝经热盛动风的常用方。

（3）药理研究

本方具有解热、镇静和抗惊厥作用。因对血管平滑肌有松弛作用，故亦可降压。其中，羚羊角含有角蛋白、碳酸钙，主要是对中枢神经系统有显著的镇静作用、抗惊厥作用以及解热作用。钩藤的有效成分为钩藤碱、异钩藤碱，对中枢神经系统有镇静作用和钙拮抗作用。

（4）注意事项

温病后期，热势已衰，阴液大亏，虚风内动者禁用。

（5）临证心悟

一是辨证要点。临床应用以高热烦躁，手足抽搐，舌绛而干，脉弦数为辨证要点。

二是临床应用。本方常用于妊娠子痫、高血压病引起的头痛、眩晕、抽搐等，或流行性乙型脑炎属肝经热盛，热极动风，或阳亢风动者。若气分热盛而见壮热汗多，渴欲饮冷者，加石膏、知母以清气分之热；营血分热盛而见肌肤发斑，舌质红绛者，加水牛角、牡丹皮、紫草以清营凉血；热邪内闭，神志昏迷者，可配合紫雪丹或安宫牛黄丸等清热开窍之剂；如高热不退，耗伤津液，或素有肝阴不足，属阴虚阳亢证痉厥者，可酌加玄参、麦冬、石斛、阿胶等养阴增液之品；喉间痰壅，痰迷神昏者，可加天竺黄、竹沥、姜汁以清热化痰；抽搐不易止息者，可加蜈蚣、全蝎、僵蚕以息风止痉；腑实便秘者，加大黄、芒硝以通腑泄热。

53 五子衍宗丸疗不育

【原著精要】

"五子衍宗丸"方出自明·王肯堂撰《证治准绳》，由"五子"组成（菟丝子、五味子、枸杞子、覆盆子、车前子），通治肾虚阳痿，早泄遗精，久不生育和须发早白。

男子不育凡舌淡苔滑、脉象沉细者，为肾亏之证，调肾为要。调肾者，补其水火也，以"五子衍宗丸"方意加减应用可以奏效。"五子"中取调补阴阳的"三子"，即枸杞子 10g，菟丝子 10g，覆盆子 10g，再加壮阳的蛇床子 10g，补骨脂 10g，滋阴的女贞子 10g，疏肝行气的川楝子 10g 和通血脉的王不留行 10g，新组衍宗丸，调为"八子"，且名为"新衍宗丸"。

"新衍宗丸"还宜辨证加味：精子总量不足，成活率低，选加丹参 30g，泽兰 10g，泽泻 10g，山药 10g，灵芝 10g，黄精 10g，生黄芪 10g，当归 10g；血精选加生地黄 15g，牡丹皮 10g，赤芍 10g，茜草炭 10g，金银花炭 10g，仙鹤草 10g，焦栀子 10g；不射精选加炒苍术 10g，黄柏 10g，生薏苡仁 15g，川牛膝 15g，红花 10g，连翘 10g，车前草 30g；阴囊发胀而湿选加乌药 10g，炒橘核 15g，青皮 10g，云苓 10g，小茴香 5g；阳痿选加淫羊藿 5g，韭菜子 10g，桂枝 5g，九香虫 10g，葛根 10g，河车粉 3g（冲）；遗精早泄选加芡实 15g，五味子 10g，五倍子 10g，生龙骨 30g，生牡蛎 30g，巴戟天 10g，莲肉 15g。

【原著详解】

（1）方剂溯源

五子衍宗丸，最早见于唐代道教的《悬解录》，书中记载了张果献于唐玄宗的圣方"五子守仙丸"，即五子衍宗丸的原方名。后记载于明·王肯堂撰《证治准绳》，为补益剂。由菟丝子、五味子、枸杞子、覆盆子、车前子五味组成。功用：补益肾气，填精补髓，种嗣衍宗。主治：肾虚阳痿，早泄遗精，久不生育和须发早白。

（2）处方解析

一是方证病机。本方证为肾精不足之不育症。中医学认为"人始生，先成精，而肾藏精，故肾为先天之本"。肾所藏之精，是人体生命活动的根本，主管人体的生长发育和生殖功能。但先天不足或后天失养、房事劳伤、久病劳损，均会耗伤肾精，出现阳痿不育、遗精滑精、腰膝酸软、小便频数、尿后余沥和须发早白等症。

二是方剂释义。方中枸杞子填精补血，菟丝子补肾益精，共为君药，且菟丝子益阴兼能扶阳，温而不燥，补而不滞。覆盆子甘酸微温，养真阴，固精关，起阳痿；五味子五味皆备，而酸味最浓，补中寓涩，敛肺补肾，固肾涩精，助阳止遗为臣药。佐以车前子甘寒而利，泻而通之，泻肾经虚火，使水窍常开，则小便利而湿热外泄，与补肾药相配，涩中兼通，补而不滞，可使"精窍常闭而无泄漏，精固则阴强，精盛则生子"。五子相配，补中寓泻，补肾而不滋腻，固涩而不瘀滞，补涩并举，标本兼顾。本方为补益剂，具有补肾益精之功效。

（3）药理研究

本方具有调节下丘脑－垂体－性腺轴，提高血液睾酮水平，保护睾丸生精功能，改善精液质量，保护精子膜的完整性，增强精子活力，抗衰老，降血糖，抗氧自由基，增强免疫，防治酒精性肝损伤和酒精性脂肪肝的作用。

（4）注意事项

一是本方为治肾虚精亏之阳痿遗精、不育症所设，故属热证、实证者禁用。二是不宜和感冒类药同时服用。三是本品宜饭前服用或进食时同服。因为它是水蜜丸，饭前或进食服用，能很好地促进药物的分解和吸收。

（5）临证心悟

一是辨证要点。临床应用以阳痿不育，遗精早泄，苔薄舌淡嫩，脉沉细软为辨证要点。

二是临床应用。本方常用于治疗男性不育症、阳痿、早泄、遗精、肾虚腰痛、尿后余沥等属肾阴不足，阴损及阳者，对女性尿失禁、女性不孕症、女性更年期综合征、糖尿病肾病、肾病综合征、少年早衰等也有较好疗效。若肾阳虚明显者，加巴戟天、淫羊藿以温补肾阳；遗精、早泄者，加芡实、金樱子、山茱萸以补肾固精；尿后余沥，夜尿频多者，加益智仁、乌药以补肾缩尿。

54 二至丸乌须发

【原著精要】

"二至丸"系明·王三才撰《医便》方,由女贞子、旱莲草二味组成。女贞子甘凉,滋补肝肾而明目;旱莲草甘寒,滋补肝肾而凉血,共为滋肝肾,补阴血的效方。主治肝肾阴虚,虚火上炎证,症见眩晕口苦,失眠多梦,腰酸遗精,五心烦热,舌红苔少,脉象细数。

临床以"二至丸"为基础,选加滋阴的生地黄 10g,黄精 15g,首乌 15g,降火的牡丹皮 10g,赤芍 10g,黄柏 10g,知母 10g,柔肝的当归 10g,白芍 10g,枸杞子 10g,菊花 10g,可以乌须发,对阴虚血热的白发、脱发有效。

【原著详解】

(1)方剂溯源

二至丸,出自明·王三才撰《医便》,为补益剂。由女贞子、旱莲草两味组成。功用:补肾养肝,滋阴止血。主治:肝肾阴虚,虚火上炎证。症见眩晕耳鸣,须发早白,咽干鼻燥,失眠多梦,腰膝酸痛,下肢痿软,五心烦热,月经量多,舌红苔少,脉象细数。方中女贞子,于冬至日收采者为佳;旱莲草,以夏至日收采者为优。在二至之时采撷此两药制成丸剂,故方以"二至丸"名之。

(2)处方解析

一是方证病机。本方证为肝肾阴虚所致。肝藏血,肾藏精,肝肾阴虚,经血无以上荣，髓海失充，故头晕耳鸣，须发早白；肝主筋，膝为筋之会，肾主骨，腰为肾之府，肝肾不足，筋骨不健，腰膝失养，故腰膝酸痛，下肢痿软；肝肾阴虚，虚热内生，精血失于封藏，故遗精滑脱，五心烦热；热扰心神，则失眠多梦；迫血妄行，则月经量多；阴虚失于濡润，故咽干鼻燥；舌红少苔，脉细或数均为阴虚火旺之征。治宜补益肝肾，滋阴降火之法。

二是方剂释义。方中女贞子甘苦而凉，补中有清，滋补肝肾之阴为君药。《本草备要》曰："益肝肾，安五脏，强腰膝，明耳目，乌须发。"旱莲草，味甘酸性寒，既能滋补肝肾之阴乌须发，又可入血凉血止血为臣药。两药合用，则补益肝肾，滋阴止血，药少力专，补而不滞，为清凉平补肝肾之剂，共奏补益肝肾，滋阴止血之功。本方为平补肝肾的代表方。

（3）药理研究

本方具有保肝降酶、抗肝纤维化、抗衰老、调节免疫功能、缩短血液凝血时间、改善血液流变性、抑制肿瘤、益智、抗炎、降血糖、抗疲劳等作用。用于 D-半乳糖复制大鼠衰老模型的实验发现，其可升高 SOD（超氧化物歧化酶）活力和降低 MDA（丙二醛）含量，提高实验大鼠脑细胞膜上的 Na^+-K^+-ATP 酶、Ca^{2+}-ATP 酶活性，具有抗衰老作用。

（4）注意事项

一是本方两药性偏寒凉，故脾胃虚寒、大便溏薄者慎用。二是本方属清补之剂，须久服方能奏效。

（5）临证心悟

一是辨证要点。临床应用以头晕目眩，腰膝酸软，咽干鼻燥，须发早白，舌红少苔，脉稍细数为辨证要点。

二是临床应用。本方常用于高血压、神经衰弱、慢性肝炎、遗精、妇女月经病、围绝经期综合征、干燥综合征、糖尿病、肿瘤化疗和放疗所致的血细胞减少症等证属肝肾阴虚者。阴虚甚者，加生地黄、麦冬、玄参以滋阴清热；血虚甚者，加白芍、枸杞子、何首乌以养血补血；若头眩甚者，加钩藤、白菊花以平肝息风；咽痛者，加玄参、木蝴蝶以利咽解毒；手足心热者，加龟甲、地骨皮以滋阴潜阳；腰酸甚者，加生杜仲、桑寄生以强腰健骨。

55　海鹿补肾酒

肾亏无论男女临床多见。补肾重在调其阴阳，平其水火。自拟"海鹿补肾酒"用于肾阳亏损为主症，常服有效，组方如下：

海　马 10g	鹿　茸 3g	蛇床子 5g	九香虫 10g
露蜂房 10g	枸杞子 30g	女贞子 10g	生杜仲 30g
陈　皮 15g	鞭 1 条（牛、狗、鹿均可）		

会喝酒者泡白酒 2.5kg，不会喝酒者泡黄酒 2.5kg，密封 15 天后，每晚服 25 ～ 50g。

【原著详解】

（1）方剂溯源

海鹿补肾酒，系沈氏自拟，为补益剂。由海马、鹿茸、蛇床子、九香虫、露蜂房、枸杞子、女贞子、生杜仲、陈皮、鞭（牛、狗、鹿均可）十味组成。功用：调其阴阳，平其水火。主治：肾之阴阳两虚证。症见神疲乏力，畏寒肢冷，腰膝酸软，或阳痿遗精，脉沉迟。

（2）处方解析

一是方证病机。本方证系由肾阴肾阳亏损所致。肾为水火之脏，内寄命门之火，为元阳之根本。肾阳不足，命门火衰，失于温煦，甚则火不生土，影响脾胃纳运，故见神疲乏力，畏寒肢冷；肾藏精主骨，腰为肾府，肾阴阳两虚，致使筋骨失养，故腰膝酸软；肾主天癸而藏精，肾阳虚则天癸衰少，封藏失职，精关不固，宗筋失养，故见阳痿遗精；脉沉迟为肾之阴阳不足之象。

二是方剂释义。方中海马、鹿茸、蛇床子及鞭（牛、狗、鹿均可）补肾阳，益精血，强筋骨，温里祛寒，为君药；枸杞子、女贞子、生杜仲滋阴益肾，既具养肝补脾，填精补髓之功，又有"阴中求阳"之意，为臣药；九香虫、露蜂房，气香走窜，温肾壮阳，有助阳起痿之功，特别是露蜂房，善走表达里，活血通络，疏通精道；配陈皮理气止痛，补而不滞，共为佐使药。全方以温补肾阳为主而阴阳兼顾，妙在不仅壮阳，而且阴中求阳。

（3）药理研究

海马、蛇床子、鞭类，可延长正常雌小鼠的动情期，并使子宫及卵巢重量增加；鹿茸具有明显的抗脂质过氧化作用及抗应激作用，有很强的抗疲劳作用；九香虫、露蜂房有温阳散寒，杀虫抗菌，并能促进机体新陈代谢的作用；枸杞子、女贞子、生杜仲具有免疫调节作用；陈皮理气健脾，增强心脏收缩力，使心排血量增加。

（4）注意事项

一是服用本品宜从小剂量开始，缓慢增加，不可大量服用，以免阳升风动，头晕目赤，或伤阴动血。二是凡外感发热及口腔溃疡者忌服。

（5）临证心悟

一是辨证要点。本方临床应用以神疲乏力，畏寒肢冷，腰膝酸软，或阳痿遗精，脉沉迟为辨证要点。

二是临床应用。本方可用于治疗肾病综合征、阳痿、不育不孕等证属肾阳不足者。若阳痿者，加巴戟天、肉苁蓉以补肾壮阳；遗精者，加金樱子、山茱萸以补肾固精；腰膝酸软者，加胡桃肉、桑寄生以补肾助阳，益髓强腰。

56　五子饮祛湿毒

【原著精要】

自组"五子饮",由蛇床子 10g,地肤子 10g,葶苈子 10g,莱菔子 15g,苍耳子(炒)5g 组成,利湿排毒,专治湿毒证。

"湿毒证"主要表现为皮肤瘙痒,或起疹块,小便不畅,苔薄黄腻,脉滑数濡。另外湿热甚者也可视作"湿毒"。"五子饮"中蛇床子燥湿祛风,杀虫止痒。南朝梁·陶弘景辑《名医别录》载有"蛇床子辛甘无毒",主"湿痒""恶疮"。而医者大多只知蛇床子温肾壮阳,治阳痿不孕矣。地肤子清利湿热,利尿止痒,共为祛湿毒主药。葶苈子泻肺润肠,利水消肿,肺主皮毛又合大肠,对湿毒排泄有辅佐作用。莱菔子降气消食,祛痰消胀,利于中焦运化,又可润肠通便,而佐湿毒之泄利。苍耳子辛温散寒,祛风利湿而止痒,《大明本草》(又称《日华子诸家本草》)载苍耳子"治一切风气","治疥癣及瘙痒"。唯苍耳子大量生用有小毒,轻则胃肠症状,头痛烦躁,重则呼吸循环或肾功能衰竭,胃肠道大出血而死亡。故应少量炒用或以车前子 15g(包)代之。

为提高疗效,应用"五子饮"祛湿毒还要加味:清热解毒选加苦参 10g,生薏苡仁 10g,制大黄 10g;清宣润肠选加桑白皮 10g,野菊花 10g,连翘 10g,全瓜蒌 30g;和血散风选加丹参 30g,赤芍 10g,川芎 10g;祛风止痒选加白鲜皮 10g,防风 10g;利尿排毒选加车前草 30g,白花蛇舌草 30g,泽兰 10g,泽泻 10g,冬瓜仁 10g。

【原著详解】

（1）方剂溯源

五子饮，系沈氏自拟，为祛湿剂。由蛇床子、地肤子、葶苈子、莱菔子、苍耳子五味组成。功用：利湿排毒。主治：湿毒证。症见皮肤瘙痒，或起疹块，小便不畅，苔薄黄腻，脉滑数濡。

（2）处方解析

一是方证病机。本方证多由饮食失节，或过食辛辣刺激荤腥动风之物，脾胃受损，失其健运，湿热内生，又兼外受风邪，内外两邪相搏，风湿热邪浸淫肌肤所致，故皮肤瘙痒，或起疹块；湿热下注，则小便不畅；苔薄黄腻，脉滑数濡，为湿热内蕴，湿重于热之象。治宜利湿排毒。

二是方剂释义。方中蛇床子燥湿祛风，杀虫止痒。南朝梁·陶弘景辑《名医别录》载有"蛇床子辛甘无毒"，主"湿痒""恶疮"。地肤子清利湿热，利尿止痒，清除皮肤中之湿热与风邪而止痒，两药共为祛湿毒君药。葶苈子泻肺润肠，利水消肿，肺主皮毛又合大肠，对湿毒排泄有辅佐作用，为臣药。莱菔子降气消食，祛痰消胀，利于中焦运化，又可润肠通便，而佐湿毒之泄利。苍耳子辛温散寒，祛风利湿而止痒。《大明本草》（又称《日华子诸家本草》）载苍耳子"治一切风气"，"治疥癣及瘙痒"，且具反佐作用。全方寒温并用，清热利湿，祛风止痒。

（3）药理研究

蛇床子对金黄色葡萄球菌、绿脓杆菌及皮肤癣菌有抑制作用；地肤子水浸剂对许兰毛癣菌、奥杜盎小芽胞癣菌等多种皮肤真菌有抑制作用；苍耳子对金黄色葡萄球菌、乙型链球菌、肺炎双球菌有一定的抑制作用，并有抗真菌作用；葶苈子具有广谱抗菌作用；莱菔子有抗菌、祛痰、镇咳、平喘，改善排尿、排便功能及降低胆固醇的作用。

（4）注意事项

方中苍耳子大量生用有小毒，轻则胃肠症状，头痛烦躁，重则呼吸循环或肾功能衰竭，胃肠道大出血而死亡，故应慎用，可少量炒用或以车前子代之。

（5）临证心悟

一是辨证要点。本方临床应用以皮肤瘙痒，或起疹块，小便不畅，苔薄黄腻，脉滑数濡为辨证要点。

二是临床应用。本方常用于治疗湿疹、阴道炎、阴囊潮湿等疾病。若湿重于热者，可加泽泻、薏苡仁、猪苓以增强利湿之功；若热重于湿者，加黄柏、滑石以增强清热利湿之功；皮肤红肿热甚者，加连翘、黄连、大黄以泻火解毒；若皮肤瘙痒严重者，加白蒺藜、白鲜皮以祛风止痒。

57　四妙丸疗丹毒

【原著精要】

元·朱震亨的《丹溪心法》组"二妙散"，由黄柏、苍术二味等分组成。黄柏清热，苍术燥湿，专治湿热下注证。明·虞抟撰《医学正传》，加一味导药下行的川牛膝，以增其清利之力，名为"三妙丸"。临床应用再加一味利湿的生薏苡仁，则清利湿热之力更宏，可以名为"四妙丸"。

隋·巢元方著《诸病源候论》曰："丹者，人身体忽然焮赤，如丹涂之状，故谓之丹"，对丹毒证描述精当。"丹毒"又称"流火"，发于头面者称"抱头火丹"。宋代政府编撰的《圣济总录》指出："热毒之气，暴发于皮肤间，不得外泄，则蓄热为丹毒。"西医学认为其由溶血性链球菌皮肤感染所致。

丹毒多系湿热下注，热壅成毒，用"四妙散"有效。其组方如下：黄柏10g，苍术10g，生薏苡仁15g，川牛膝15g。其加味如下：清热解毒选加制大黄15g，金银花10g，玄参15g。清热燥湿选加萆薢10g，土茯苓10g，竹茹10g。凉血解毒选加紫花地丁10g，当归10g，赤芍10g，牡丹皮10g，生栀子10g，黄连10g。每剂煎2汁，分服。可再煎第3汁，冷敷患处。

【原著详解】

（1）方剂溯源

四妙丸，出自清·张秉成《成方便读》，为祛湿剂。由苍术、黄柏、薏苡仁、牛膝四味组成。功用：清热利湿，舒筋壮骨。主治：湿热痿证。症见两足麻木或痿软，或足膝红肿疼痛，或湿热带下，或下部湿疮湿疹，小便短赤，舌苔黄腻。

（2）处方解析

一是方证病机。湿热下注，浸淫经脉关节，痹阻筋脉，以致筋骨疼痛，足膝红肿，或为脚气；湿热不攘，筋脉弛缓，则两足痿软无力而成痿证；湿热下注于带脉与前阴，则为带下臭秽；湿热浸淫下焦，郁滞肌肤，则下部湿疮湿疹；小便短赤，舌苔黄腻皆为湿热之征。治当清热燥湿。

二是方剂释义。方中黄柏为君，苦寒沉降，苦以燥湿，寒以清热，其性沉降，长于清下焦湿热，泻火解毒。苍术辛苦而温，其性燥烈，一则健脾助运以治生湿之本，二则芳化苦燥以除湿阻之标，为臣药。《医方考》谓："苍术妙于燥湿，黄柏妙于去热。"佐以薏苡仁健脾利湿，清热除痹，祛湿而不伤阴，清热而不伤阳，且能舒筋缓急。牛膝补肝肾，强筋骨，祛风湿，活血通经，引药下行。使以姜汁调服，取其辛散以助药力，增强通络止痛之功。全方清热利湿，舒筋壮骨，为治疗湿热下注的基础方。

（3）药理研究

一是调整胃肠运动功能。在一定范围内能明显缓解乙酰胆碱所致家兔离体小肠痉挛，而对肾上腺素所致的小肠运动机制，则有一定的对抗作用。二是具有较强的抗溃疡作用。主要体现在抑制胃酸分泌和增强胃黏膜保护作用。三是抑菌作用。消除耐药福氏痢疾杆菌 R 质粒的作用，能降低细菌耐受性的产生。四是具有镇静、镇痛及解热作用。

（4）注意事项

一是虚寒痿证，风寒湿痹者忌用。二是孕妇慎用。三是阴虚患者禁用。四是服药期间，忌饮酒，忌食鱼腥辛辣等食物。

（5）临证心悟

一是辨证要点。本方临床应用以足膝肿痛，小便短赤，舌苔黄腻为辨证要点。

二是临床应用。临证过程中，本方不必局限于某一种疾病，只要抓住其湿热下注或湿热内蕴之核心病机，尤以湿热蕴结下焦为主者，无论内、外、妇、儿等各科疾病均可应用。内科疾病如肠炎，湿热阻滞大肠，清浊不分，大便次数增多，泻下急迫者，可四妙丸去牛膝，加黄连、木香、黄芩、炒葛根、炒车前子等以清热利湿，行气化滞；湿热痿证，加豨莶草、木瓜、萆薢以祛湿热，强筋骨。外科疾病如下肢丹毒，湿热蕴肤，经络气血壅滞，下肢红肿热痛者，加金银花、连翘、蒲公英、牡丹皮、赤芍、忍冬藤、水蛭等内服兼外洗，利湿化浊，清热解毒，活血通络；湿热脚气，加木瓜、槟榔以渗湿降浊；下部湿疮湿疹，加赤小豆、土茯苓以清湿热，解疮毒。妇科疾病如盆腔炎，湿热内阻，气机不利，见下腹疼痛不适，日久湿热瘀阻，腹痛反复，固定不移者，加乳香、没药、香附、大血藤以清热利湿，化瘀解毒；带下黄臭，加皂角刺、茵陈、败酱草、土茯苓等以清热解毒，燥湿止带。儿科疾病如遗尿，湿热蕴结膀胱，膀胱气化失常，夜间遗尿，色黄而臭，啼哭不寐者，加萹蓄、瞿麦、滑石、车前子、淡竹叶、灯心草等以利尿通淋，清热利湿。

58 颠倒散外敷痤疮、酒渣鼻

【原著精要】

"颠倒散"出自清·吴谦等编《医宗金鉴》,由大黄、硫黄二味等分研末组成。大黄苦寒,消积导滞,泻火凉血,活血化瘀。硫黄甘温,解毒杀虫,燥湿止痒。两黄苦寒与甘温相配,活血凉血,解毒杀虫,故名之为"颠倒"。

"痤疮"中医称之为"肺风粉刺",与"酒渣鼻"均系肺风湿热,瘀毒上攻所致,长于面鼻部,影响容颜,其苦难言。可以"颠倒散"适量,用浓茶水调敷患部,晚敷晨洗。避免急躁,忌口辛辣,用硫黄皂盥洗,旬余可愈。

如能加服犀角地黄汤合白虎汤加味则效果更佳,处方:生地黄15g,牡丹皮10g,赤芍10g,生石膏30g,知母15g,生薏苡仁10g,炙枇杷叶10g,桑白皮10g,黄芩10g,车前草30g。

【原著详解】

（1）方剂溯源

颠倒散,出自清·吴谦等编《医宗金鉴》,为清热剂。由大黄、硫黄二味等分研末组成。功用:清热散瘀。主治:酒渣鼻、粉刺、脂溢性皮炎等病。大黄味苦性寒,清热解毒;硫黄味酸性温,杀虫止痒,二药寒热颠倒,故曰颠倒散。

（2）处方解析

一是方证病机。本方证系素体阳热偏盛,肺经蕴热,或饮食不节,过食辛辣肥甘厚味，以致脾胃运化失常，助湿生热，肺胃积热上蒸，湿热蕴阻，复感风寒外邪，血瘀凝结而成；或嗜酒之人，酒气熏蒸，复遇风寒之邪，交阻皮肤所致。《诸病源候论·面体病诸候·酒齄候》云："此由饮酒，热势（冲）面，遇风冷之气相搏所生，故令鼻面生齄，赤皰匝匝然也。"

二是方剂释义。大黄味苦性寒，其性重浊沉降，力猛善行，清热解毒，消积导滞，泻火凉血，活血化瘀，功专荡涤泻下，推陈出新，导积滞从大便而解；硫黄味辛性温，解毒杀虫，燥湿止痒。二药相伍，一寒一热，相互制约，相互为用，活血凉血，解毒杀虫。

（3）药理研究

大黄对痤疮丙酸杆菌、葡萄球菌、溶血性链球菌、肺炎球菌、白喉杆菌、炭疽杆菌、伤寒杆菌、痢疾杆菌、大肠杆菌、变形杆菌具有较强的抑制作用；硫黄中的硫易与皮肤分泌物作用生成硫化物，可使表皮软化，具有脱脂、杀菌、止痒及角质促成作用。全方既有消炎、杀菌、止痒，促使皮脂腺排泄通畅，防止继发感染的功效，又有杀灭痤疮丙酸杆菌和糠秕孢子菌，以及除螨虫和护肤美容的功效。

（4）注意事项

一是治疗痤疮、酒渣鼻，用浓茶水调敷患部，晚敷晨洗。二是忌口辛辣等刺激性食物。三是本方中硫黄有毒，仅作外用，内服禁用。

（5）临证心悟

一是辨证要点。本方临床应用以颜面皮脂油腻，出现黑头粉刺、炎性丘疹、继发脓疱或结节，舌红苔黄腻，脉滑数为辨证要点。

二是临床应用。本方外用，常用于治疗痤疮、脂溢性皮炎、皮脂溢出症、酒渣鼻属于肺胃郁热证者。临证时，可根据症状辨证论治，配合内服的方法，效果更佳。经前加重者，加香附、益母草、当归活血调经；舌苔厚腻者，加生山楂、鸡内金、枳实健脾和胃；伴囊肿成脓者，加白花蛇舌草、野菊花、金银花清热解毒；伴结节、囊肿难消者，加三棱、莪术、皂角刺、夏枯草消肿散结；大便秘结者，加全瓜蒌、生大黄通腑泄热。

59 手足皲裂醋泡方

【原著精要】

隋·巢元方著《诸病源候论》云："皲裂者，肌肉破也，言冬时触冒风寒，手足破，故谓之皲裂。"

组醋泡方可治皲裂：防风 15g，地骨皮 15g，苦参 30g，白鲜皮 10g，茵陈 10g，丹参 30g，牡丹皮 10g，皂角刺 30g，玄参 30g，生地黄 15g。用陈醋 1.5～2.5kg，将药放大盆中浸泡半小时，即可浸泡皲裂处，每日 2～3 次，5 天后换一剂新药。

【原著详解】

（1）方剂溯源

手足皲裂醋泡方，系沈氏自拟，为治燥剂。由防风、地骨皮、苦参、白鲜皮、茵陈、丹参、牡丹皮、皂角刺、玄参、生地黄十味组成。功用：养阴清热，活血生肌。主治：手足皲裂，皮肤干燥，舌质暗红，苔薄黄，脉细数。

（2）处方解析

一是方证病机。隋·巢元方著《诸病源候论》云："皲裂者，肌肉破也。言冬时触冒风寒，手足破，故谓之皲裂。"《黄帝内经》言："春夏养阳，秋冬养阴。"冬时寒盛，人们喜食辛辣，好饮酒以御寒。辛辣之品易生内热，酒易生湿热，饮食太过则伤阴。本方证属阴虚燥热，虚热蕴蒸，灼津伤液，不能充养肌肤，而致手足皲裂，皮肤干燥；舌质暗红，苔薄黄，脉细数为阴虚内热之象。治宜养阴清热，兼以活血生肌。

二是方剂释义。醋泡方中生地黄、玄参甘寒质润，具有清热凉血，养阴生津的作用，既可滋养阴液以扶正，又可凉血解毒以祛邪，标本兼顾，故为君药。茵陈、苦参、白鲜皮清热利湿，杀虫止痒，消遍身疮疥；地骨皮、牡丹皮辛苦性凉，清热凉血，泻血中伏火，共为臣药。丹参活血生肌，凉血消痈，皂角刺辛温，消肿排脓，祛风杀虫，防风辛温发散，能祛风止痒，共为佐使药。全方养阴清热，活血生肌，正切中皲裂证因。

（3）药理研究

茵陈、苦参、防风、白鲜皮清热抑菌，抗病毒，对结核杆菌、痢疾杆菌、金黄色葡萄球菌、大肠杆菌等多种致病性皮肤真菌均有抑制作用。地骨皮抑制伤寒杆菌，且有止痛作用。牡丹皮、丹参促进微循环，提高耐缺氧能力，对中枢神经有镇静和镇痛作用。生地黄、玄参、皂角刺亦有镇静、祛痰、抗炎、抗过敏作用。

（4）注意事项

用陈醋 1.5～2.5kg，放大盆中浸泡醋泡方药半小时后，即可浸泡皲裂处，每日 2～3 次，5 天后换一剂新药。浸泡后，应当用橡皮膏贴紧手足皲裂处，以利生肌长肉，可以加快愈合。

（5）临证心悟

一是辨证要点。本方临床应用以手足皲裂，皮肤干燥，舌质暗红，苔薄黄，脉细数为辨证要点。

二是临床应用。本方所治皲裂，属阴燥内热，肌肉破损证。如湿热重者，加黄柏、苍术、知母、泽泻清热利湿；血瘀明显者，加桃仁、红花、赤芍活血化瘀；气血两虚者，加党参、生黄芪、白术、鸡血藤补气养血。

60 乌梅丸妙用

【原著精要】

"乌梅丸"系《伤寒论》"辨厥阴病"中主治蛔厥和久利方。近人多治胆道蛔虫症,少数用治久利不止。可将"乌梅丸"原方改为汤剂,扩大用于头痛、眩晕、胁痛、腹泻等疾。只要证见寒热错杂,虚实兼夹,符合"厥阴病"特征者,均可投之。但必须掌握其主症:面白不红,口不干或口渴不欲饮,苔薄不燥,脉沉细不数。

"乌梅丸"由原方十味药组成。其中三味用量固定:补气的党参15g,养血的当归10g,主药乌梅10g。温药五味:制附片、肉桂、川椒、细辛、干姜。凉药二味:黄连、黄柏。临床根据寒热之偏重,调整其用量。如果寒象偏重,温药加量,凉药减量:制附片10g,肉桂5g,川椒2g,细辛3g,干姜10g,川黄连5g,黄柏5g。反之,热象偏重,则温药减量,凉药加量:制附片5g,肉桂3g,川椒1g,细辛2g,干姜5g,黄连10g,黄柏10g。

临证组方常应据证立法,随证变法,切扣其证,仍是取效之道,"乌梅丸"妙用便是明证。

【原著详解】

（1）方剂溯源

乌梅丸,出自张仲景著《伤寒论》,系《伤寒论》"辨厥阴病"中主治蛔厥和久利方,为驱虫剂。由乌梅、制附片、肉桂、川椒、细辛、干姜、黄连、黄柏、人参、当归十味组成。功用：温脏安蛔。主治：脏寒蛔厥证。症见脘腹阵痛，烦闷呕吐，时发时止，得食则吐，甚则吐蛔，手足厥冷，或久泻久利。

（2）处方解析

一是方证病机。蛔厥之证，是因患者素有蛔虫，复由肠寒胃热，蛔虫上扰所致。蛔虫本喜温而恶寒，故有"遇寒则动，得温则安"之说。蛔虫寄生于肠中，其性喜钻窜上扰。若肠寒胃热，则不利于蛔虫生存而扰动不安，逆行窜入胃中或胆腑，阻塞胆道，故脘腹阵痛，烦闷呕吐，甚则吐蛔；由于蛔虫起伏无时，虫动则发，虫伏则止，故腹痛与呕吐时发时止；痛甚气机逆乱，阴阳之气不相顺接，则四肢厥冷，发为蛔厥。本证既有寒的一面，又有虫扰气逆化热的一面，针对寒热错杂，蛔虫上扰的病机，治宜寒热并调，温脏安蛔之法。柯琴说："蛔得酸则静，得辛则伏，得苦则下。"

二是方剂释义。方中重用味酸之乌梅，取其酸能安蛔，使蛔静而痛止，又能涩肠以止泻止利，为君药。川椒、细辛皆辛温，辛可伏蛔，温可祛寒，川椒有杀虫之功，又可助乌梅安蛔止痛，共为臣药。黄连、黄柏性味苦寒，苦能下蛔，寒能清解因蛔虫上扰、气机逆乱所生之热；附子、桂枝、干姜皆为辛热之品，既可增强温脏祛寒之功，亦有辛可制蛔之力；素病蛔疾，必损气血，用当归、人参补养气血，扶助正气，且合桂枝以养血通脉，以解四肢厥冷，亦有利于温脏安蛔，均为佐药；炼蜜为丸，甘缓和中，为使药。诸药合用，共奏温脏安蛔，扶正祛邪之功。

（3）药理研究

一是抗炎、改善肠道菌群作用。本方麻醉蛔虫体，使其失去附着肠壁的能力，促进肝脏分泌胆汁量增加，降低pH值，明显扩张肝胰壶腹括约肌，有较强的广谱抗菌作用，尤对痢疾杆菌作用明显。二是抗肿瘤作用。乌梅丸对结肠腺瘤具有抑制作用，能减缓肿瘤体积的增长，提高小鼠的存活率。三是降低血糖作用。黄连的有效成分中含有小檗碱成分，这一成分可使胰岛B细胞的修复速度增快，由此产生降低血糖的作用；人参中的有效成分能促进胰岛素的分泌，加速靶器官对糖的利用，减缓肠道吸收葡萄糖的速度，由此达到控制血糖的目的。

（4）注意事项

一是本方性质偏温，以寒重者为宜。二是肾脏病患者、孕妇、新生儿禁用。三是服药期间禁食生冷及肥厚滋腻之品。

（5）临证心悟

一是辨证要点。本方临床应用以腹痛时作，烦闷呕吐，吐蛔，手足厥冷为辨证要点。

二是临床应用。本方常用于胆道蛔虫病、慢性菌痢、慢性胃肠炎、溃疡性结肠炎等辨证属寒热错杂，气血虚弱者。本方重在安蛔，杀虫之力较弱，可酌加使君子、苦楝皮、榧子、槟榔以增强驱蛔之力。热重者，去附子、干姜；寒重者，减黄连、黄柏；无虚者，去党参、当归；呕吐者，加生姜、吴茱萸、半夏以降逆止呕；腹痛甚者，加木香、川楝子以行气止痛；便秘者，加大黄、槟榔以泄热通便。

三是临证体会。乌梅丸绝非仅是治疗蛔厥、久利之方。清代柯琴在《伤寒来苏集》中提出："乌梅丸为厥阴主方，非只为蛔厥之剂矣。"厥阴禀风木而内寄相火，其本身即为一个阴阳寒热俱备的经脏，所以病理上多寒热错杂之证。乌梅丸治疗疾病范围较为广泛，涵盖了内、外、妇、儿各科疾病，为多种疑难杂症的验方，如泄泻、呕吐、胃痛、头痛、咳嗽等。临证时，首先要抓住舌尖红、舌苔略厚腻、左关弱三个要点；其次不应拘泥于病，只要符合寒热错杂证，就可大胆使用乌梅丸；最后乌梅丸四组药的剂量比例可根据病情予以加减，达到清上温下、补中敛肝的效果。

妙药百味妙用

1 用参类须谨慎

益气的参类包括人参（野山参、园参、白参、红参、生晒参、高丽参）、西洋参（花旗参）、党参和童参。

人参有别名：《神农本草经》（魏·吴普等述，清·孙星衍等辑，简称《本经》）名"人衔""鬼盖"。明·李时珍著《本草纲目》名"金井玉阑"。野生者称"野山参"；栽培者称"园参"，以吉林抚松县质量最好，又称"吉林参"；产于朝鲜的称"高丽参""别直参"；直接晒干的称"生晒参"；蒸熟晒干的称"红参"；煮半日再浸浓糖汁中，2日晒干者称"白参""糖参"。人参叶晒干生用，如提取其中的皂苷，则称"绞股蓝"。古时用于解暑清热，生津止渴，今时用治冠心病且降脂降糖。

"人参"大补元气，益智安神，生津安胎，通治一切气血津液不足证。其富含三萜皂苷、挥发油、糖类、氨基酸、维生素 B_1、维生素 B_2、维生素 C、烟酸等。现代药理研究证实，人参能兴奋大脑皮层，增加脑血流量，提升机体免疫力，能增强抗病能力而提高工作效力。有强心苷样作用，可改善心功能，扩张血管而降血压，抗休克，促进造血器官和性腺功能，调整血糖水平，改善脂质代谢而降脂，抗衰老，抗肿瘤，并有抗菌作用，特别是痢疾杆菌、金黄色葡萄球菌和链球菌。可见人参的治疗效应相当广泛。

人参力宏者以野山参最佳，园参次之，可用生晒参（最优者为吉林参，又称"辽参"），白参更次，但温热之性亦减。红参与生晒参补力相仿，但红参远不如白参之平和，温热之性明显，虚热甚者切勿用红参。高丽参又称"朝鲜参""拳头参"，产于金刚山者最佳，称"金刚参"，又名"别直参"。吉林参与高丽参功同力宏，然一则甘而清凉，一则甘而温养，同中有异。如见阴液耗损而相火易升者，宜吉林参养阴而兼理虚热；阴液耗损，真阳也衰者宜高丽参补阴而兼扶阳，各有专主。

人参畏五灵脂，恶皂荚、黑豆、紫石英、卤碱，不宜同茶叶、萝卜同服。

"西洋参"以产于美国威斯康星州者最佳，亦产于加拿大、法国，又称"花旗参"。补气养阴，清火生津，专治气阴两亏，虚火上炎证。其含三萜皂苷、挥发油、糖类、维生素 A、维生素 B_1、维生素 B_2、维生素 B_6 等。现代药理研究证实，西洋参能抑制中枢神经系统，抗心律失常，提高机体应激能力，调整内分泌功能。西洋参与人参同为补气要药，但其养阴清火生津之力更显，性寒清润见长，对阴虚火旺者也宜。清·赵学敏撰《本草纲目拾遗》曰："反藜芦，忌铁刀，火炒。"

"党参"健脾补肺，益气生津，用治肺脾气虚证。其富含糖类、氨基酸、皂苷、维生素 B_1、维生素 B_2。现代药理研究证实，党参能增强机体应激能力和免疫功能，延缓衰老，消除溃疡，通过肝脏作用增加红细胞和血红蛋白，扩张周围血管及抑制肾上腺素而降压，提升放化疗所致的白细胞下降，消尿蛋白，改善心功能，提升血糖。党参补气之力不如人参，但其有养血生津作用，气虚而兼血亏津耗者更宜投党参。唯禁用于血糖升高者。

"童参"别名"太子参"（清·吴仪洛撰《本草从新》）、"孩儿参"（《中国药用植物志》），补脾润肺，益气生津，用治脾胃虚弱，气虚津伤证。其含皂苷、亚油酸、糖类、氨基酸、锰。现代药理研究证实，童参有提高机体免疫功能，增强抵抗力的作用。其补气之力似人参、党参，但其力较弱，而生津之力较显，用其补气生津之力常须配伍。童参仅为补气药的辅助之品，唯在高血糖患者补气时用 30g 代替党参。

【原著详解】

党参，首载于《本草从新》，别名上党人参、防风党参、黄参、防党参、狮头参等，为桔梗科植物党参、素花党参或川党参的根，主产于甘肃东部、四川西部、陕西南部、宁夏、山西等地。其味甘，性平，归脾、肺经。

（1）功效主治

①补脾补肺。本品效近人参而力较弱，为补中益气之良药，适用于气血两亏，气津两伤，症见脾胃虚弱、食少便溏、四肢乏力等症。

②养血生津。本品有气血双补之功，又有补气生津之用，故适用于气虚不能生血，而见面色苍白、头晕乏力、气短口渴等症。

（2）常用配伍

①配伍白术，可补气健脾燥湿，用于脾气虚弱所致食少、便溏、吐泻等。

②配伍熟地黄，可增强补气生血的作用，用于气血双亏所致面色萎黄、头晕心悸、体弱乏力等。

③配伍丹参，可补气凉血，气血同治，用于气虚血热，症见气短、心悸、胁痛、心烦不寐等。

④配伍天花粉，可益气生津，用于气阴两伤，症见唇干口渴、心烦、舌红少津等。

（3）用法禁忌

内服：煎服，10～30g；或熬膏；或入丸、散。

生津养血宜生用，补脾益肺宜炙用。

参类反藜芦，畏五灵脂，恶皂荚、黑豆、紫石英、卤碱，不宜同茶叶、萝卜同服；党参对于虚寒证最为适用，如属热证，则不宜单独应用；党参有升高血糖的作用，血糖高者不适用。

（4）药理作用

①改善肺功能。党参能提高肺泡细胞表面活性物质含量，保护肺泡细

胞结构和功能，降低炎症反应，改善呼吸困难症状，提高肺功能。

②抗消化性溃疡。党参多糖能增加胃黏膜、胃壁厚度，对抗胃泌素的泌酸作用，保护胃黏膜；能促进肠绒毛生长，推动肠蠕动，提高消化能力。

③调免疫。党参多糖是天然免疫调节剂，党参总皂苷对细胞免疫、体液免疫和非特异性免疫具有增强作用。

④延缓衰老。党参醇提取物能清除 DPPH 自由基，中断机体内氧化反应，发挥抗衰老的作用。

⑤改善心功能，升血细胞。党参能调节血细胞生长发育、增强造血功能、抑制血小板聚集，减少心肌细胞凋亡，延缓慢性心力衰竭的发生及发展。

⑥升血糖。党参的主要成分是糖类，具有一定的升血糖作用。

（5）跟师体悟

①健脾补肺。本品配伍白术、黄芪、白扁豆、山药，可用于肺脾气虚所致的心慌气短、咳嗽咳喘、四肢乏力、食欲不振等症。

②益气生津。本品配伍百合、北沙参、麦冬、玉竹，可用于气阴两虚所致的口鼻干燥、胃脘灼热、大便秘结等症。

③参类之别。人参大补元气，复脉固脱，能治阳气衰微及一切气、血、阴津不足之患者，有"拯危救脱要药"及"虚劳内伤第一要药"之称；党参健脾补肺，养血生津，用治肺脾气虚证，兼有血亏津耗者更宜投之；西洋参补气养阴，清火生津，专治气阴两亏，虚火上炎证；太子参补脾润肺，益气生津，其补气之力较弱，生津之力较显，用治脾胃虚弱，气虚津伤证。

（6）附药

①人参。人参首载于《神农本草经》，别名人衔、鬼盖、海腴、玉阑、土精、神草、地精、百尺杵、棒槌等，为五加科植物人参的根。其味甘、微苦，性微温，归脾、肺、心、肾经。人参主产于我国东北三省，以吉林抚松县产量最大，质量最好，故称吉林参；自然生长于深山野岭的人参为

野山参，功效最佳；人工栽培于园地的人参为园参，功效次之。人参功效大补元气，补脾益肺，生津止渴，安神益智，安胎，可使元气充沛，脾肺气足，阴血津液得以化生，故凡一切气、血、阴津不足之证皆可应用，素有"虚劳内伤第一要药"之称。实证、热证及湿热内盛正气不虚者忌服人参。

②西洋参。西洋参首载于《本草从新》，别名西洋人参、洋参、西参、花旗参，为五加科植物西洋参的根，主产于美国及加拿大。其味甘、微苦，性凉，归心、肺、肾经。西洋参与人参同为补气要药，既能补气，又能清热养阴生津，为补气药中"清养"之品。西洋参性凉而补，养阴清火生津的功效明显，适用于气虚阴亏火旺者，症见咳嗽痰血、虚热烦倦、内热消渴、咽干口燥等。中阳衰微，胃有寒湿者忌服西洋参。沈氏女科"益气养心散"，将三七、西洋参、赤灵芝等量打粉，每日服用 3 ～ 6g，用于治疗心脏诸疾及气阴两虚诸症。

③太子参。太子参首载于《本草从新》，别名孩儿参、童参、双批七等，为石竹科植物孩儿参的块根，主产于江苏、山东。其味甘、微苦，性平，归脾、肺经。太子参性质平和，补脾润肺，益气生津，其补益之力远不如人参，以生津之力较显，为补气药中"轻补"之品。常用于治疗脾胃虚弱，食欲不振，倦怠无力，气阴两伤，干咳痰少，自汗气短，以及温病后期气虚津伤，内热口渴，心悸失眠，头昏健忘等症。血糖高者需补气时可用太子参代替党参。表实邪盛者不宜用太子参。

2 补气首选生黄芪

【原著精要】

"黄芪"补气升阳，固表止汗，利水消肿，托毒生肌，可治肺脾气虚，气短乏力，食少便溏，虚热汗多，尿少浮肿，气陷脱肛，阴挺不收，气不摄血，便血崩漏，气不达表，脓成不溃，溃不收口，苔薄质淡，脉沉细弱之证。

现代药理研究证实，黄芪强心扩张冠脉、降压降糖、保肝而治心衰、冠心病、糖尿病、高血压；利尿消蛋白而治肾炎、心性水肿、肝硬化腹水；抗菌（金黄色葡萄球菌、链球菌、痢疾杆菌）而治痈疽肿毒、痢疾。

黄芪微温而甘，药性平和，应用广泛，临床各证，凡见气虚，无论下陷失血血亏，血滞外感，疮疡等，均可投以黄芪。蜜炙者补气升阳偏重，生用者固表托疮，利尿止汗偏重，然而蜜炙有糖，对中老年患者，特别是血糖高者不宜，故应用时均以"生黄芪"为主，常用 10g，重用 30g，系补气之首选药。

【原著详解】

黄芪，首载于《神农本草经》，别名黄耆、戴糁，为豆科多年生草本植物蒙古黄芪或膜荚黄芪的干燥根，主产于甘肃岷县，山西浑源、繁峙等地。其味甘，性微温，归肺、脾经。

（1）功效主治

①补气升阳。本品为补气的首选药，凡气虚者皆可使用。适用于肺脾

气虚所致的气短乏力、纳差便溏，气虚不能摄血所致的便血崩漏。黄芪在补气的同时可以升阳举陷，能治疗气虚、气陷所致的脱肛、阴挺不收等脱垂症。

②固表止汗。本品善补肺脾之气，为固表止汗之良药，适用于肺脾气虚，卫气不固，表虚自汗者。

③利水消肿。本品健脾益气使脾运化水湿，补益肺气使肺通调水道，下输膀胱，起到利水消肿的功效，适用于小便量少、水肿者。

④生津养血。本品具有养血之功，且通过补气有助于生血，适用于血虚导致的面色萎黄，唇甲色淡，头晕眼花者。此外，本品具有生津止渴的功效，可用于治疗内热消渴。

⑤行滞通痹。本品能补气以活血通痹，适用于气虚血瘀，经脉失养导致的肌肤麻木、半身不遂、风湿痹证等病症。

⑥托毒生肌。本品升阳补气，温升之力强，可使正气行于肌肤体表，托毒外出，祛腐生肌，起到内托阴证疮疡的作用，适用于气不达表所致的疮疡日久、脓成不溃、溃不收口。

（2）常用配伍

①配伍升麻、柴胡，益气升阳，固脱举陷，用于气虚下陷所致的腹泻、脏器脱垂等。

②配伍白术、防风、浮小麦，益气固表止汗，其中生黄芪、白术可重用，防风用5g即可，适用于表虚见气短、汗出多、怕风、苔薄白、脉浮细者。

③配伍当归、地龙、赤芍，补气行血，用于气虚血瘀证的心脑血管疾病患者。

④配伍当归，益气养血，是提高免疫力，抗过敏的有效药对，临证时黄芪∶当归一般比例为1∶1，气虚明显时3∶1的比例较佳。

（3）用法禁忌

内服：煎服，9～30g，常用10g，重用30g。

生黄芪长于固表托疮、利尿止汗，蜜炙黄芪长于补气升阳。

蜜炙黄芪有糖，故中老年患者，特别是血糖高者应慎用。

（4）药理作用

①保护心脏。黄芪可增强心功能，扩张冠状动脉，保护缺血、缺氧引起的心肌受损，增强血管弹性。

②改善肾功能。黄芪可降低尿蛋白、血清肌酐、尿素氮，改善蛋白质代谢紊乱，对糖尿病肾病、肾炎与轻、中度肾衰竭有改善作用。

③降压。黄芪水煎剂可降低血压，其降压机制可能为直接扩张外周血管，并与调节中枢神经肽等机制有关。

④降糖。黄芪多糖能调节胰岛素敏感性、改善血糖，机制与减少p-PERK（磷酸化胰腺内质网激酶）的表达有关。

⑤抗感染。黄芪可增强机体免疫，保护细胞，能抑制白色念珠菌、结核菌感染，以及治疗病毒引起的流感、滤泡性口腔炎、流行性出血热等病。

（5）跟师体悟

①补脾益气。本品单用，或配伍党参、白术，可用于治疗脾气亏虚导致的倦怠乏力、纳谷不化、大便溏薄等症；配伍升麻、葛根，用于治疗中气下陷导致的子宫脱垂、胃下垂等。

②利水消肿。本品既可利水，又可消除尿蛋白，临证配伍车前草、石韦、茯苓等，可用于治疗气虚水湿不运引起的水肿、小便不利，肾炎、肾衰竭引发的水肿辨证为肺脾气虚者尤宜。

③固表止汗。本品配伍浮小麦、生牡蛎等，用于治疗表虚不固之汗证，如更年期综合征、年老体衰者。

④注意事项。黄芪应用量大、时间长容易引起膜胀，使用时应配伍陈皮，陈皮健脾理气；另生黄芪大量使用时易产生燥热，玄参、天花粉、麦冬，任选其一以制约其燥性。

3　云苓药食同用

【原著精要】

"云苓"为依附寄生于松树根的球状干燥菌核。外皮为"云苓皮"，内层淡红色为"赤茯苓"，白色为"白茯苓"，抱附松根而生为"茯神"，用朱砂拌者为"朱茯神"。

云苓利水渗湿，健脾宁心，用治小便不利，痰饮水肿，脾虚脘胀，纳少便溏，心神不宁，心悸失眠，苔薄质淡，脉沉细弱证。云苓抑制肾小管重吸收而能大量利尿并促进 Na^+、K^+、Cl^- 等排出，是良好的利尿剂。云苓还可降血糖，是有效的降糖药。其中，云苓皮专于行水退肿，消皮肤水肿。赤茯苓清热利湿，专治湿热下注的尿少尿赤。茯神宁心安神，善治神衰失眠。

云苓富含蛋白质、脂肪、卵磷脂和钾盐等，是一味优质的营养食品。历代有多张药食同源的膳食谱，如金·张从正著《儒门事亲》载有"山药茯苓（包）子"，以山药粉、茯苓粉做馅用面粉蒸（包）子，益脾胃，涩精气，适于脾胃不健，纳谷不香，消渴尿频，遗精遗尿等症；《仁斋直指方论》载有"白茯苓粥"，以白茯苓、粳米熬粥，可健脾利湿，用于老年浮肿，肥胖，腹泻等症；元·忽思慧撰《饮膳正要》载有"茯苓酒"，以茯苓泡白酒，适于脾虚失健，不能营养四肢而肌肉麻痹，沉重失用症。此外民间还有"茯苓饼""茯苓造化糕""莲子茯苓糕"等均以茯苓为主料，用于脾胃虚弱者，起到健脾宁神的作用。茯苓的药食同用，体现了中医保健膳食的优势。

【原著详解】

茯苓，在《五十二病方》即有记载，又名云苓、茯菟、松腴、松薯、松苓等，为多孔菌科真菌茯苓的菌核，主产于河北、四川、安徽、云南、湖北等地。其味甘、淡，性平，归心、脾、肺、肾经。

（1）功效主治

①利水渗湿。本品既可祛邪，又可扶正，利水而不伤正气，为利水消肿之要药，常用于寒热虚实各种水肿，以及痰饮导致的目眩、心悸、呕吐等症。

②健脾宁心。本品能健脾和胃、宁心安神，可用于脾胃不运所致的食少便溏、体倦乏力及心脾两虚所致的心神不安、惊悸、失眠等症。

（2）常用配伍

①配伍猪苓、泽泻、白术，利水渗湿，通利膀胱，可用于治疗水湿内停所致的水肿、小便不利、泄泻等病症。

②配伍半夏、生姜，化痰蠲饮，温胃止呕，用于治疗水停胃内而引起的恶心、呕吐。

③配伍人参、白术，健脾和中，用于脾虚便溏、痰饮水肿、纳少、疲乏无力者。

（3）用法禁忌

内服：煎汤，10～15g；或入丸散。

虚寒精滑者忌服。

（4）药理作用

①利尿。茯苓皮乙醇提取物具有显著的利尿作用，可能是由于其所含的四环三萜类化学成分与醛固酮结构相类似，抑制了肾小管对 Na^+ 的重吸收和 K^+ 的排泄。

②护胃膜。茯苓水提物可抑制幽门螺杆菌生长，降低幽门螺杆菌感染胃部所引发的毒性，减弱对胃黏膜的损害。

③镇静催眠。茯苓可抑制中枢神经系统，发挥镇静催眠的功效，并且

可以改善记忆功能。

（5）跟师体悟

①利水消痰。本品配伍猪苓、泽泻、车前子、五味子等，有利水消肿、淡渗利湿的功效，适用于小便不利、痰饮水肿等病症。

②健脾止泻。本品配伍莲子、山药、白术，有益气健脾之功，可用于心神不宁、心悸失眠者；又能健脾补中，常配人参、白术、甘草，治疗脾胃虚弱、食少便溏等。

③三药不同。云苓皮专于行水退肿，消皮肤水肿。赤茯苓清热利湿，专治湿热下注的尿少尿赤。茯神宁心安神，善治神衰失眠。

4　炒白术运脾胜于健脾

【原著精要】

"白术"健脾益气，燥湿利水，主治脾胃气虚，运化无力的脘胀食少，吐泻乏力，痰饮水肿，自汗胎漏，苔薄白腻，脉沉细弱。白术具有利尿排钠，降血糖，降血压，促进胃肠分泌和安胎的作用，用于糖尿病、高血压病、胃肠病、水肿、流产等有效。

白术炒用偏于补气健脾，生用偏于燥湿利水，焦用偏于和胃止泻；产于浙江临安市的称"於术"，冬天采集者称"冬术"，其健脾补气之力更大，冬术润而不燥。

炒白术用麸炒，偏于祛湿利水，土炒偏于燥湿健脾。临床用炒白术并非单纯用其健脾补气，健脾白术成不了主药，仅作辅助之品，如四君子汤、理中汤、参苓白术散之类。炒白术的特色在于和胃燥湿，利水退肿。在脾胃虚弱证中，炒白术起的作用在于祛湿和利水。故清·陈士铎在《本草新编》中称其为"开胃之神药，而其尤能去湿"。水湿之去，除补气的健脾功能外，尚需和胃的运脾之力，故炒白术运脾胜于健脾。

【原著详解】

白术，首载于《神农本草经》，又名术、山蓟，为菊科多年生草本植物白术的根茎，主产于浙江东阳、昌化，安徽黄山等地。其味苦、甘，性温，归脾、胃经。

（1）功效主治

①健脾益气。本品能补气助脾运化，补虚劳，适用于脘胀食少、气短乏力、脉沉细弱的脾胃气虚证。

②祛湿利水。本品味苦能燥，利水道而有除湿之功，其补土力强，能运脾化湿，适用于脾虚湿盛引起的痰饮及水肿者。

③补虚止汗。本品补气力强，能固表止汗，适用于卫气不固、表虚自汗者。

④和胃安胎。本品益气健脾，祛湿和胃，使脾胃健运，胎儿得养则安，有安胎之功，适用于曾流产而欲怀孕、胎漏、胎动不安者。

（2）常用配伍

①配伍党参、茯苓、炙甘草，补中益气，健脾和胃，适用于脾胃气虚，运化不健导致的乏力、气短、纳差等症。

②配伍生黄芪、防风，益气健脾，固表止汗，适用于肺脾气虚，卫外不固的汗出怕风、气短、舌苔薄白、脉浮细者。

③配伍茯苓、桂枝、党参，健脾益气，温阳化饮，祛湿利水，适用于痰饮证。

④配伍黄芪、当归，如《景岳全书》中泰山磐石散，益气健脾，补血和血，养血安胎，适用于妇女妊娠气血亏虚、胎动不安、滑胎者。

（3）用法禁忌

内服：煎汤，10～15g。

炒白术偏于补气健脾，其中麸炒白术偏于祛湿利水，土炒白术偏于燥湿健脾。生白术偏于燥湿利水，焦白术偏于和胃止泻；冬天采集者称"冬术"，冬术润而不燥，其健脾补气之力更大。

本品性偏温燥，阴虚内热及津液亏耗者慎用。

（4）药理作用

①调节胃肠功能。白术能促进胃黏膜细胞的增殖，刺激胃蛋白酶的分泌，恢复胃肠慢波节律的起搏，加速结肠运动。

②调节水液代谢。白术能促使电解质特别是钠的排出，能调控腹膜

孔，通过粪便、尿液排出腹水，起到消腹水作用。

③降低血糖。白术能加速体内葡萄糖代谢，阻止肝糖原分解，对高血糖者有显著的降血糖作用。

④安胎。白术能抑制子宫兴奋性收缩和紧张性收缩，激活子宫平滑肌细胞的钙依赖性钾通道，维持妊娠时子宫平滑肌的膜电位和静息状态。

（5）跟师体悟

①运脾健脾。炒白术的运脾作用胜于健脾，运脾主要在于利湿和胃，健脾主要在于补益脾气。本品配伍生薏苡仁、神曲、山药，可用于脾虚泄泻、完谷不化者，如慢性腹泻、慢性结肠炎、慢性胃肠炎及胃、十二指肠溃疡等病症。

②燥湿利水。本品配伍茯苓、泽泻、泽兰、白花蛇舌草，适用于脾虚湿盛引起的浮肿、尿少，例如尿潴留、慢性肾炎及肾衰竭的患者。

③补气安胎。本品配伍生黄芪、砂仁、生杜仲、菟丝子，适用于脾肾两虚引起的胎元不固、胎漏、胎动不安等病症。

5 扁豆衣补气强于化湿

【原著精要】

"白扁豆"产于江浙者最佳,含有氨基酸、糖类、亚油酸、B族维生素、维生素C、胡萝卜素等。虽然健脾化湿之力不如白术,但其补脾不腻,化湿不燥,尤其适合脾虚有湿证。白扁豆还有抗病毒、抗菌作用,且可提高细胞免疫。一般炒用,生用消暑和中,治疗暑湿腹泻证。

"扁豆衣"系白扁豆的种皮,功同扁豆,更无壅滞之弊,用5～10g,健脾补气,可以视作主药。尤宜于心脾气虚证,补而不腻不滞。医者少用扁豆衣并常以化湿为用,疏忽其补而不壅之功,在心脾气虚时投用,实为奇药,常可出奇制胜。故云"扁豆衣补气强于化湿"。

【原著详解】

白扁豆,首载于《名医别录》,为豆科植物扁豆的干燥成熟种子。主产于辽宁、山西等地,全国各地多有栽培。扁豆衣为白扁豆的种皮,首载于《本草便读》,其味甘,性微温,归脾、胃经。扁豆衣药材鲜有,多用白扁豆代之。

（1）功效主治

①健脾化湿。本品甘温健脾不滋腻,芳香化湿不燥烈,适用于脾虚湿盛的食少、便溏等病症。

②消暑和中。本品禀土气,升清降浊,消暑和中,健脾除湿,适用于暑湿吐泻、胸闷腹胀等病症。

（2）常用配伍

①配伍党参、白术、茯苓，健脾益气，补中除湿，适用于脾虚湿盛所致的便溏、乏力、纳呆等症。

②配伍荷叶、滑石，健脾化湿，和中消暑，适用于暑湿吐泻、胸闷腹胀等病症。

（3）用法禁忌

内服：水煎服，用量 5 ～ 10g。

（4）药理作用

①调节免疫。本品能增强 T 淋巴细胞的活性，提高细胞的免疫功能，恢复降低的机体防御功能。

②抗菌、抗病毒。本品对痢疾杆菌、镰刀菌、丝核菌具有抗菌活性，对 Columbia-SK 病毒有抑制作用。

（5）跟师体悟

①益气健脾。本品配伍山药、炒薏苡仁，可用于脾虚湿盛所致的食欲不振、脘腹胀闷、口腔黏腻等病症。妙用本品补而不腻不滞。

②化湿和中。本品配伍藿香、佩兰，可用于暑湿伤中引起的恶心呕吐、腹胀腹泻、纳谷不馨等病症。

6 仙鹤草扶正优于止血

【原著精要】

"仙鹤草",《滇南本草图谱》称为"脱力草"。其含仙鹤草素和维生素 K,可缩短凝血时间,增加血钙和血小板而有收敛止血作用。其性平和,适用于一切出血证。凡见出血,无论寒热虚实,无论源于哪个部位,医者必定投之仙鹤草,现已制成仙鹤草素片和注射液,更便于临床使用。

仙鹤草还有强心升压,兴奋疲劳的骨骼肌,增强细胞抵抗力而有补虚强壮作用,专治脱力劳伤,故《滇南本草图谱》称为"脱力草"。大凡神疲乏力,头晕目花,气血亏损均可以仙鹤草 10 ~ 30g 配其他补虚之品,如生黄芪、当归、党参、白术、山药等而获效。仙鹤草还有抗肿瘤作用,在癌症患者扶正祛邪时为一举两得之妙药。医者视仙鹤草只重其收敛止血之力,而疏于扶正培本之功。故提示曰:"仙鹤草扶正优于止血。"

【原著详解】

仙鹤草,首载于《图经本草》,又名龙芽草、脱力草、狼牙草等,为蔷薇科植物龙芽草的干燥地上部分,主产于浙江、江苏、湖北。其味苦、涩,性平,归心、肝经。

(1)功效主治

①补虚。本品有补虚强壮之功,可用于劳力过度所致的脱力劳伤,因病致虚导致的神疲乏力、面色萎黄、头晕目眩等,亦可用之。

②止血。本品味涩收敛,功能收敛止血,广泛用于全身各部位的出血

证。因其药性平和，大凡出血而无瘀滞者，无论寒热虚实，皆可应用，如咯血、吐血、尿血、便血、崩漏下血等。

③截疟。本品有截疟之功，治疗疟疾寒热，可单以本品研末，于疟发前 2 小时吞服，或水煎服。

④止痢。本品可涩肠止泻痢，对于血痢及久病泻痢尤为适宜。

⑤解毒。本品有解毒消肿，杀虫止痒之功，可用治痈肿疮毒、癌瘤积毒、阴痒带下等疾病。

（2）常用配伍

①配伍黄芪、大枣等，可益气固表，补益气血，治疗面色㿠白或萎黄、心悸气短、头目眩晕、食少纳呆、形体消瘦等症。

②配伍侧柏叶、牡丹皮等，可凉血止血，治疗血热妄行之出血证，常见皮肤出现青紫斑点或斑块、鼻衄、齿衄、便血、尿血等症。

③配伍苦参、黄柏等煎汤外洗，可解毒杀虫止痒，用于治疗湿毒下注、阴痒带下等。

（3）用法禁忌

内服：水煎服，用量 6～12g。外用适量。

（4）药理作用

①抗心律失常。仙鹤草提取物可调节血管内皮细胞中一氧化氮（NO）的合成与释放，解除迷走神经抑制，从而发挥其抗心律失常作用。

②抗凝。仙鹤草能够增加外周血小板数目，提高血小板黏附性、聚集性，加速血小板内促凝物质释放，发挥止血作用。

③降糖。仙鹤草提取物中具有多种活性成分，通过不同的信号通路发挥治疗糖尿病的药效。

④抗肿瘤。仙鹤草提取物在体内外水平对多种肿瘤细胞具有抑制作用，能增强免疫细胞活性，达到抗肿瘤目的。

（5）跟师体悟

①强壮心脏。本品配伍西洋参、生黄芪，可用于心功能减弱、心排血量减少、血压降低属于心气不足者。

②抑制肿瘤。本品配伍生薏苡仁、白花蛇舌草，有扶正祛邪的功效，适用于肿瘤患者，尤其适于放化疗及手术后体质虚弱、气血亏虚的患者。

7 黄精、玉竹有别

【原著精要】

"黄精"在梁·陶弘景辑《名医别录》中名"重楼""鹿竹"，在明·朱橚撰《救荒本草》中名"笔管菜"，属百合科，味甘，归肺、脾、肾经。"玉竹"在《名医别录》中名"葳蕤""马熏"。与黄精同科、同性、同归经，均为补阴要药，可养阴生津，润肺止咳，均能提高免疫功能、降血脂、防止动脉硬化及脂肪肝、抗衰老、降血糖，均有强心苷作用，故不少医者互相代用、换用和通用。

黄精、玉竹虽同实异。黄精尚有滋肾阴，益脾肾之力，系肺、脾、肾三顾其阴，而且能补脾气。由于黄精有运脾功能故补而不腻，不会影响食欲，脾虚纳差者仍宜之。玉竹尚有养胃清热之力，肺胃燥热伤阴者最宜。虽然玉竹不恋热邪，然其滋腻之性常能碍胃，食纳不佳者慎用。由于"胃气为本"，食纳是关键，故临床多用黄精而少投玉竹。唯黄精宜制用，过量、生用有毒性。

【原著详解】

● 黄精

黄精，首载于《名医别录》，又名老虎姜、黄鸡菜、节节高、仙人余粮等，为百合科植物滇黄精、黄精或多花黄精的干燥根茎。按形状不同，习称"大黄精""鸡头黄精""姜形黄精"，主产于贵州、湖南、湖北、四川、安徽等地。其味甘，性平，归脾、肺、肾经。

（1）功效主治

①补气养阴。本品气阴双补，可用于治疗气阴两虚导致的口干咽燥、神疲乏力、头晕肢乏、大便干燥等症。

②益气健脾。本品既补脾气，又养脾阴，可用于治疗脾胃气虚之体倦乏力，食欲不振，脉象虚软者，以及胃阴不足，口干食少，舌红少苔者。

③养阴润肺。本品能养肺阴，益肺气，常用于治疗肺之气阴两伤导致的干咳少痰、劳嗽久咳等症。

④益肾填精。本品能补益肾精，用于治疗肝肾亏虚，精血不足导致的头晕、腰膝酸软、须发早白等早衰症状。

（2）常用配伍

①配伍白术、山药，补气健脾，益胃生津，常用于治疗脾虚阴伤，气阴两虚证，如见面色萎黄、困倦乏力、口干食少、大便干燥、干咳少痰、阴伤肺燥等症。

②配伍枸杞子、女贞子，可滋阴入肾，常用于治疗虚劳、腰膝酸软、内热消渴、体力劳倦等症。

③配伍沙参、麦冬、川贝母等，可补肺养阴，益气润燥，适合肺之气阴两伤而引起的干咳少痰、口干咽痛、胸闷气短等症。

（3）用法禁忌

内服：水煎服，用量 9 ～ 15g。

本品性质黏腻，易助湿壅气，故痰湿壅滞、气滞腹满等实证者不宜使用。

（4）药理作用

①降血糖。黄精可降低空腹血糖和糖化血红蛋白，升高胰岛素和C肽水平，抑制氧化应激反应，减轻糖尿病视网膜血管病变。

②调血脂。黄精可恢复肠道通透性屏障，减轻炎症反应，预防脂质代谢紊乱、高脂血症、肥胖和脂肪肝。

③抗氧化。黄精能够抑菌，尤其对枯草芽孢杆菌抑制作用最强，且可抗氧化和清除自由基，抑制肝氧化损伤。

（5）跟师体悟

①滋阴益肾。本品气阴双补，肺脾肾同调，滋而不腻，配伍生地黄、百合，可用于头晕耳鸣、腰膝酸软、失眠多梦、潮热盗汗、遗精早泄等症。

②降脂降糖。本品配伍生龙骨、生荷叶、泽泻、生山楂等，有化浊降脂，生津降糖作用，可用于治疗糖尿病、高脂血症、冠心病等疾病。

● **玉竹**

玉竹，首载于《神农本草经》，又名葳蕤、玉参、铃铛菜、甜草根、靠山竹等，为百合科植物玉竹的干燥根茎，主产于湖南、湖北、江苏、浙江。其味甘，性微寒，归肺、胃经。

（1）功效主治

①养阴润燥。本品甘润能养肺阴，微寒能清肺热，适用于阴虚肺燥有热之干咳、少痰、音哑、咽干等症。

②生津止渴。本品能养胃阴，清胃热，主治胃阴不足之咽干口渴、食欲不振、消渴等病症。

（2）常用配伍

①配伍麦冬、沙参等，可养阴生津，滋阴润肺，用于治疗肺阴虚有热之咳嗽烦渴、阴虚发热、咽干嘶哑、两颧潮红等症。

②配伍知母、石膏等，可清泻胃火，生津止渴，用于治疗胃热津伤的消渴。

（3）用法禁忌

内服：水煎服，用量 6～12g。

痰湿气滞者禁服，脾虚便溏者慎服。

（4）药理作用

①调节免疫。玉竹能增强 T 淋巴细胞的活性，提高机体的免疫功能，对机体免疫功能低下、肿瘤、感染性疾病具有预防作用。

②降低血糖。玉竹可改善胰脏功能，降低血糖，防治糖尿病局部神经病变。

③抑制肿瘤。玉竹对多种肿瘤细胞显现出抗增殖和诱导凋亡的作用，如玉竹凝聚素可诱导肺癌细胞凋亡和自噬等。

（5）跟师体悟

①养阴润燥。本品养阴润燥之力强于黄精，配伍沙参、麦冬、芦根等，养阴润肺，治疗夜间盗汗、干咳少痰或痰中带血等症。

②清热生津。本品有很好的清热生津作用，可用于干燥综合征，以及鼻咽癌放化疗术后出现鼻咽干燥、口渴难耐、饮不解渴等症。

8 首乌降脂、通便又乌发

【原著精要】

"何首乌"在宋·陈自明撰《外科精要》称"红内消"，《本草纲目》称"山哥""山翁""山精""马肝石"。其富含卵磷脂、亚油酸，故能降血脂，阻止胆固醇在肝内沉积，抗动脉硬化，增强免疫，延缓衰老，强心保肝。其又含蒽醌类（大黄酚和大黄泻素），故能润肠通便。对金黄色葡萄球菌，伤寒、痢疾、白喉杆菌，链球菌均有抑菌作用而能解毒。

首乌加黑豆、黄酒蒸煮便成"制首乌"，专能补肝肾，益精血，且不寒不燥又不滋腻，最适于肝肾精血亏虚证，特别是腰膝酸软，头昏眼花，耳鸣重听，失眠健忘，心悸怔忡，须发早白，以及遗精崩带。生首乌滋补力减弱，但具有肾上腺皮质样激素作用，可抗过敏而治荨麻疹等皮肤瘙痒症；又能缓泻通便，尤治老年虚人便秘。生用还可解毒散结截疟，用于疮痈、瘰疬和久疟不止。鲜首乌润燥通便力更显，专通肠燥便秘。另有"白首乌"，《救荒本草》称为"牛皮消"，其功效与"何首乌"相仿，更能强壮筋骨、健脾消食。现用其根磨粉，称为"白首乌粉"，作为营养食品，补肝肾，乌须发。何首乌的茎叶为"夜交藤"（首乌藤），乃安神祛风良药，用于失眠梦多，皮肤瘙痒，血虚节楚，可用到30g。

【原著详解】

制首乌，首载于《日华子本草》，是以生首乌用黑豆汁拌匀，按蒸法或炖法炮制至内外皆呈棕褐色，干燥切片即成制首乌。其味微甘、苦、涩，性微温，归肝、心、肾经。

（1）功效主治

①补肝肾，益精血。制首乌功善补肝肾、益精血、乌须发、强筋骨，且不寒不燥不腻，为平补阴血之良药，最适于肝肾精血亏虚证，可用于治疗肝肾阴虚所致的腰膝酸软、头晕目眩、耳鸣耳聋，以及精血亏虚所致的面色萎黄、须发早白、失眠健忘、肢体麻木等症。

②化湿浊，通便秘。制首乌具有化浊降脂功效，常用于治疗高脂血症；而生首乌又能润肠通便，治年老体弱之人的血虚肠燥便秘。

（2）常用配伍

①配伍枸杞子、菟丝子，增强滋补肝肾的作用，可用于治疗肝肾阴虚的腰酸腰痛、视物不清、情绪急躁、月经不调、遗精等症。

②配伍泽泻、山楂，能增强降脂功效，可用于治疗高脂血症、脂肪肝等病。

（3）用法禁忌

内服：煎汤，6～12g。

制首乌偏于补益且有收敛之性，痰湿壅盛者禁用。

生首乌经炮制成制首乌后，其结合蒽醌类成分的受热部分或全部水解为游离蒽醌类衍生物，导致肝损伤的可能性明显减小，但长期超剂量服用仍可能引起轻、中度肝损伤。

（4）药理作用

①降脂。制首乌能降低 TC（血清总胆固醇）、TG（甘油三酯）、HDL–C（高密度脂蛋白），阻止胆固醇在肝内沉积，抗动脉硬化。

②乌发。何首乌乙醇提取物可促进色素的合成，用于改善头发和皮肤的颜色，抑制角质细胞脂褐素的形成。

③保肝。本品含有的蒽醌类化合物尤其是单蒽核类蒽醌能保护 CCl_4 诱导的大鼠肝损伤，具有神经保护、肝损伤保护作用。

④抗衰。首乌能够通过激活生长素释放肽受体来刺激生长激素分泌，从而发挥抗衰老作用。

（5）跟师体悟

①补益精血。本品配伍生地黄、黄精，用于治疗肝肾亏虚引发的腰膝酸软、头晕目眩、大便干燥等症。

②乌须黑发。本品配伍桑椹、龟甲等填精补髓之品，可用于须发早白、牙齿脱落等症。

③四药之别。制首乌长于补肝肾、乌须发，夜交藤长于安眠祛风，白首乌长于强壮筋骨、健脾消食，生首乌长于润肠通便，但毒副作用较大，临床慎用。

（6）附药

①生首乌。首载于《开宝本草》，又名地精、红内消、铁秤砣等，是蓼科多年生缠绕藤本植物何首乌的干燥块根，主产于河南、湖北、广东、广西、贵州。生首乌味苦、甘、涩，性微温，归肝、心、肾经，功效解毒消痈、截疟、润肠通便，主治疮疡肿痛、久疟不止及虚人便秘等症。注：生首乌滑肠通便，大便溏泄者禁用；生首乌超剂量、长期连续服用可导致肝损伤增加的风险。

②白首乌。有多种植物来源，其中以萝摩科鹅绒藤属植物耳叶牛皮消、隔山牛皮消、戟叶牛皮消的干燥块根为主，又名牛皮消、耳叶白首。其味苦甘涩，性微温，无毒，入肝、肾二经。白首乌功效与何首乌相仿，具有补肝肾、益精血、强筋骨、止心痛功效，可用于肝肾阴虚所致的头昏眼花、失眠健忘、须发早白、腰膝酸软、筋骨不健、胸闷心痛等症。本品温补宜人，且无毒副作用，多用于以保健为主。

③夜交藤。首载于《何首乌传》，为蓼科植物何首乌带叶或不带叶的藤茎，又名首乌藤。夜交藤味甘、微苦，性平，归心、肝经，具有养心安神、祛风通络之功效，是安神祛风的良药，常用于失眠多梦、风疹瘙痒、风湿痹痛等症。临床可与炒酸枣仁配伍，以增其安眠之力。

9 熟地黄慎用，生地黄多用

【原著精要】

"熟地黄"系干地黄用黄酒反复焖蒸晒干而成。含地黄素、维生素A、氨基酸和糖类。其能提升红细胞、血红蛋白数量，促进血凝，抑制血栓形成而养血补血，用于血虚诸证。熟地黄可以提高免疫，抗氧化，延缓衰老，降血压，特别是降舒张压而滋阴填精，用于肝肾阴虚证。但熟地黄滋腻碍胃，有碍消化，影响食欲，故常合醒脾的砂仁、陈皮、木香等，对脾虚纳差，腹满便溏者更应慎用。

"生地黄"又名"干地黄"，在《神农本草经》中别名"地髓"。除同熟地黄可补血滋阴外，生地黄不滋腻不碍胃，而且富含苷类，有明显的强心利尿作用；又能凉血止血，尤宜于热病伤阴，血热妄行，血虚烦热诸证。生地黄还有抗风湿、抗真菌、抑肿瘤作用。生地黄的功效较熟地黄更广泛且不影响食欲，故临床多用。鲜生地黄取汁兑服，清热凉血作用更明显，对消渴烦热，血热妄行有奇效。

【原著详解】

●熟地黄

熟地黄，首载于《本草图经》。生地黄加黄酒拌和，反复焖蒸、晒干后，制成"熟地黄"，表面乌黑、味甜、黏性大为最佳。其味甘，性微温，归肝、肾经。

（1）功效主治

①补血滋阴。本品大补"五脏真阴"及"血虚不足"，为治疗肝肾阴虚证以及血虚证的要药，常用于治疗血虚萎黄，眩晕心悸，失眠，月经不调等血虚诸证，以及腰膝酸软、耳鸣、消渴等肝肾阴虚证。

②填精益髓。本品善于补益真阴，填精益髓，用于治疗精血亏虚，须发早白，遗精盗汗，以及婴幼儿的五迟五软。

（2）常用配伍

①配伍山药、山茱萸，同补肝、脾、肾之三阴，补肾固精，滋阴养血，适用于肾阴不足所致的耳鸣、腰膝酸软、遗精等症。

②配伍白芍、当归、川芎，组成四物汤，养血和血，用于治疗心悸失眠、头晕目眩、面色无华、妇人月经不调、经量少或闭经等症。

（3）用法禁忌

内服：煎汤，6～15g。

熟地黄滋腻碍胃、性滞生痰，脾虚纳差、腹满便溏者慎用。

（4）药理作用

①对血液系统作用。地黄水提取物能刺激骨髓，快速增加血红蛋白、血小板、红细胞数量，并能加速造血恢复，控制血清巨噬细胞的应急刺激，提高外周血内含的细胞活性。

②调节免疫。地黄多糖显著刺激淋巴、T 细胞增殖生长速度，上调 T 细胞中 IL-2、IFN-γ 生成，并有效促进树突状细胞成熟，增强免疫功能。

③抗氧化、抗衰老。熟地黄能增加脑组织 NOS（一氧化氮合酶）、SOD（过氧化物歧化酶）活性成分，增强血清谷胱甘肽过氧化物酶的活性，抑制过氧化脂质的生成；同时改变 E_2（雌二醇）、ER（雌激素受体）及 PR（孕激素受体）含量，控制机体衰老性生理病变。

④降血压。熟地黄对麻醉犬有降压作用，对高血压患者能降低血压，且有一定的双向调节血压的作用。

（5）跟师体悟

①鉴别用药。鲜地黄、生地黄与熟地黄三药均能养阴生津，治疗阴虚

津亏诸证。不同之处在于，鲜地黄甘苦大寒，滋阴之力虽弱，但滋腻性较小，长于清热凉血，生津止渴，多用治血热阴亏属热邪较盛者；生地黄甘寒质润，清热凉血之力稍逊于鲜地黄，但养阴生津之力强于鲜地黄，滋腻性亦较小，长于治疗热入营血，热病伤阴，阴虚发热诸证，滋阴力不及熟地黄；熟地黄甘微温，滋腻性大，入肝肾而功专补血滋阴，填精益髓，长于治疗血虚证及肝肾亏虚证。

②注意事项。本品较为滋腻，在临床应用时需配伍醒脾开胃的砂仁、陈皮、木香等药，以减少其滋腻作用。

●生地黄

生地黄，首载于《神农本草经》，又名地髓、苄、干地黄，为玄参科多年生草本植物地黄的新鲜或干燥块根，地黄缓缓烘焙至八成干时称为"生地黄"，生地黄于我国大部分地区皆有生产，主产于河南。其味甘、苦，性寒，归心、肝、肾经。

（1）功效主治

①清热凉血。本品入营血分，善于清解营血分之热，又有凉血止血之功，常用治温热病热入营血，壮热烦渴，温毒发斑，神昏舌绛者，也可用于血热妄行之吐血、衄血、便血、崩漏等病症。

②养阴生津。本品既能滋肾阴而降虚火，又能养阴津而泄伏热，兼能通便，可用于阴虚内热，烦渴多饮，骨蒸潮热，肠燥便秘者。

（2）常用配伍

①配伍玄参、麦冬，组成增液汤，能生津润燥、清热凉血、增液养阴，适用于津液亏损所致的口鼻干燥、肠燥便秘、凉燥、温燥等病证。

②配伍水牛角、赤芍、牡丹皮，清热解毒、凉血散瘀，适用于温病热入营血，蓄血瘀热，身热谵语，吐血，衄血，斑色紫黑者。

③配伍地榆，清热凉血、收敛止血，适用于血热证所致之便血、尿血等症。

（3）用法禁忌

内服：煎汤，6～15g。

脾虚湿滞，腹满便溏者不宜使用。

（4）药理作用

①强心、扩血管。生地黄能增加心肌血流量，扩张血管，降低毛细血管的通透性，抑制血管内皮的炎症。

②降糖、抗肿瘤。地黄浸剂及地黄苷均有一定的降血糖作用。地黄多糖的活性成分能降低异变性染色体单体交换，达到抑制细胞突变的作用，提高体内 T 淋巴细胞的增殖和对肿瘤的杀伤能力。

（5）跟师体悟

①凉血止血。本品适用于各种阴虚血热之证，配伍茜草、藕节炭可治疗消化性溃疡引起的胃出血，以及妇科的血热妄行所致的崩漏等证。

②滋阴清热。本品有降低血糖的作用，配伍天花粉、知母、山药等，可用于消渴气阴两虚者，春夏季有鲜地黄，用 60～90g，消毒、捣汁后兑入汤药中，效果更好。

③滋补肝肾。本品配伍黄精、枸杞子等，可用于肝肾亏虚引起的腰膝酸软、头晕目眩、口干口渴之症，用生地黄较熟地黄更为适宜。

10　山药代食降糖

【原著精要】

《神农本草经》称山药为"薯蓣"，富含黏液质、皂苷、氨基酸、淀粉酶等，同白术一样都是健脾要药，但同中有异。白术偏燥，用于脾虚生湿而忌于伤阴时；山药偏滋，用于脾虚阴亏而忌于湿盛时。山药还有四个功效：一是益肺气，是治虚痨的要药。二是固肾关，善治遗精、尿频和虚带。三是安心神，可治肝昏迷。四是生津液，用治糖尿病。

山药产于河南新乡者最佳，名为"怀山药"。健脾补气者炒用（土炒、米炒或麸炒），滋阴生津者生用。山药是1味营养食品，在保健膳食中常用，可以代主食，制成点心、饼干或粥类。由于糖尿病，特别是2型非胰岛素依赖性糖尿病，多见气阴两虚证。山药既可代主食，又能降血糖。山药既补气，又滋阴，故山药治糖尿病为最佳的药食同用之品。张锡纯在《医学衷中参西录》中十分推崇山药，可大剂量煮水代饮，或合健脾养阴的生黄芪、葛根、天花粉等，组成"玉液汤"，或与百合、山萸肉等同用，组成"薯蓣纳气汤"，或与薏苡仁同煮为"珠玉二宝粥"等。

【原著详解】

山药，首载于《神农本草经》，又名署豫、薯蓣、山芋，为薯蓣科植物薯蓣的干燥根茎，主产于河南、河北、山西、陕西、山东等地，传统认为河南怀庆府产地的山药品质最佳，有"怀山药"之称。其味甘，性平，归脾、肺、肾经。

（1）功效主治

①益气养阴。本品既能补气，又能滋阴，可用于治疗消渴气阴两虚证，症见咽干口燥、渴喜冷饮、多食易饥、溲赤便秘等。

②补脾肺肾。本品能补肺气，兼能滋养肺阴，可治疗肺虚久咳或虚喘；能补脾气，滋脾阴，治疗脾虚所致食少乏力、大便溏泄；能补肾气，滋肾阴，治疗肾虚所致腰膝酸软等症。

③涩精止带。本品具有收涩之性，可用于治疗脾虚不能统摄导致的大便溏泄、妇女白带过多以及肾虚不固所致的小便频数、遗尿遗精、滑精早泄、妇女带下清稀等症。

（2）常用配伍

①配伍人参、白术，健脾补气，用于治疗脾虚导致的食欲不振、气短乏力、大便稀溏或泄泻等症。

②配伍熟地黄、山茱萸，滋补肾阴，用于治疗肾阴亏虚导致的腰膝酸软、夜尿频多、头晕耳鸣、骨蒸潮热等症。

③配伍黄芪、天花粉、知母，可补气养阴生津，用于治疗消渴气阴两虚证，临床以乏力、口干唇燥、舌红、脉细数为主症者。

（3）用法禁忌

内服：水煎，用量 10～30g。

健脾补气者炒用，滋阴生津者生用。

山药偏滋助湿，故湿盛中满或有积滞者不宜使用。

（4）药理作用

①降低血糖。山药能提高糖尿病大鼠肾组织中 Ins R、IRS-1、PI-3K 水平，增加组织对胰岛素的敏感性，改善胰岛素信号传导，对 2 型糖尿病大鼠具有治疗作用。

②增强免疫。山药多糖能促进淋巴细胞的增殖能力和抗体的产生，对体液免疫、细胞免疫和非特异性免疫都有增强作用。

③延缓衰老。山药多糖能降低微粒体过氧化脂质的含量，清除超氧自由基及羟自由基，具有抗氧化、延缓衰老的作用。

④镇静安神。山药水煎液能促进大脑分泌脱氢表雄酮，有效改善睡眠。

（5）跟师体悟

①生津益气。本品能生津液，且既补气，又滋阴，为治疗糖尿病的最佳药食同用之品，配伍山萸肉、黄精、生地黄等，可用于气阴两虚所致的尿频量多、消瘦、口渴、烦躁、乏力、舌红、脉细数等症。

②健脾益肾。本品为健脾要药，可长期服用。本品又可益气养阴固涩，配伍芡实、金樱子等，可用于治疗肾虚遗精、遗尿、尿频，脾虚便溏，妇女带下清稀量多等。

③安神益智。本品有安心宁神，补肾益智之功，配伍刺五加、酸枣仁等，用于治疗心神不宁、思虑过多、失眠、记忆力下降等症。

11 杜仲阴阳双补

【原著精要】

《名医别录》杜仲别称"木绵"，以产于贵州遵义、四川绵阳者最佳。杜仲能明显降压，又能减少肠道吸收胆固醇，特别适用于水不涵木证类的高血压和动脉硬化。杜仲是良好的安胎药，专治妊娠胎动，腹痛欲坠，配伍川续断，其效更佳。

杜仲归肝、肾两经，有双重作用，既可滋补肝肾，强壮筋骨，治腰膝酸软，风湿久痹，又能温补肝肾，治肾虚阳痿，小便频数。故杜仲为阴阳双补之品，其作用在于胶丝（树脂胶类），应当生用，炒后胶丝被破坏，作用减弱。炒炭后胶丝全无，仅用于止血止泻，如治崩漏和久痢（益火生土）。

【原著详解】

杜仲，首载于《神农本草经》，异名思仙、木绵，为杜仲科落叶乔木杜仲的树皮，产于贵州遵义、四川绵阳者皮厚，折断白丝浓密、弹性大，质量最优。其味甘，性温，归肝、肾经。

（1）功效主治

①补肝肾。本品既可以治疗肾虚所致阳痿遗精，小便频数，又可治疗肝肾不足导致的头晕目眩等症。

②强筋骨。本品能滋养筋脉、壮骨、强腰膝，适用于肝肾不足、风湿久痹之腰膝酸痛、筋骨痿软无力者。

③安胎。本品能调理冲、任二脉，安胎保胎，用于妊娠胎动不安，胎

漏下血，或有滑胎史而欲怀孕者。

（2）常用配伍

①配伍川续断，温肾助阳，补益肝肾，调理冲任，适用于妊娠胎动、腹痛欲坠等病症。

②配伍独活、桑寄生，补肾填精，生化气血，脾肾同治，通痹止痛，适用于治疗久痹、虚痹伴随肾虚证者。

（3）用法禁忌

内服：水煎，用量 6～10g。

杜仲应生用，炒后作用减弱，炒炭后仅用于止血止泻。

杜仲为温补之品，阴虚火旺者慎用。

（4）药理作用

①安胎。杜仲能抑制子宫收缩，对垂体后叶导致的子宫平滑肌收缩有着显著的对抗作用。

②降压。杜仲具降压作用，与促进 NO（一氧化氮）释放、抑制血管紧张素等有关。

③抗骨质疏松。杜仲能刺激成骨细胞增殖、抑制破骨细胞生长、促进骨髓间充质细胞增殖、增加骨密度、改善骨小梁微体结构，产生抗骨质疏松作用。

④降脂。杜仲可降低甘油三酯、胆固醇、低密度脂蛋白的血浆含量，并可阻止动脉粥样硬化（AS）进程，对 AS 有一定的治疗作用。

（5）跟师体悟

①保胎安胎。本品配伍桑寄生、菟丝子等，可用于早期妊娠、胎动不安、先兆流产等病症。

②滋肾涵木。本品有阴阳双调的作用，适用于阴阳失调所致的高血压病，尤其是舒张压较高的患者。

③强腰壮骨。本品配伍续断、巴戟天等，可用于肾气亏虚、精血不足引起的腰膝酸软、筋骨酸痛等症，尤其适用于更年期前后的腰痛、关节痛等骨痛病症。

12 寄生可以强心

【原著精要】

医者用桑寄生大凡以其补肝肾、强筋骨又祛风湿，故多投治久痹，又以其养血安胎而止胎动不安。殊不知寄生富含黄酮类、齐墩果酸等强心成分，对心血管有强心利尿、增加冠脉流量、减慢心率、抗心律失常、保护心肌缺血、抗血小板聚集、改善微循环等效应，又能明显降血压。临床应用不能疏忽其强心作用，可治疗心血管病，用于高血压、冠心病、心律失常、心力衰竭都有疗效，特别是槲寄生的强心功效比桑寄生更明显。

【原著详解】

桑寄生，首载于《雷公炮炙论》，别名桑上寄生、寄屑，为桑寄生科植物桑寄生的干燥带叶茎枝，主产于广东、广西、云南等地。其味甘、苦，性平，归肝、肾经。

（1）功效主治

①祛风除湿。本品能祛风湿、通经络，且能追风定痛，适用于治疗痹证日久，伤及肝肾的腰膝酸痛无力、风湿腰腿疼痛者。

②补肾强骨。本品补益下焦，功善滋补肝肾，强筋壮骨，适用于治疗肝肾亏虚所致之关节不利、筋骨酸痛等。

③养血安胎。本品善补肝肾，能益养阴血而安胎，令胎儿坚固，适用于治疗肝肾亏虚，下元不固所致之胎漏、胎动不安，或习惯性流产。

（2）常用配伍

①配伍菟丝子、续断，如《医学衷中参西录》中寿胎丸，能止血安胎，补益肝肾，适用于胎动不安、妊娠期漏血不止者。

②配伍杜仲，能补肾强腰，强筋壮骨，适用于肝肾亏虚、腰背疼痛者。

③配伍独活、川牛膝，能祛除风湿，滋补肝肾，除痹止痛，适用于风湿久痹，肝肾亏虚所致之腰膝酸痛、屈伸不利者。

（3）用法禁忌

内服：水煎服，用量 9～15g。

（4）药理作用

①扩冠。桑寄生能舒张冠状动脉，增加心脏冠状动脉血流量，改善心绞痛和心律失常症状。

②安胎。桑寄生能改善盆腔内环境，有促进宫体和胚胎的供血供氧作用，有助于胚胎的种植与发育，达到保胎优生的目的。

③降压。桑寄生能降低血浆 β-内啡肽浓度，对肾源性高血压和自发性高血压动物有明显降压作用。

④抗炎。桑寄生能抑制 IL-1、IL-6 分泌，具有很好的抗炎作用。

（5）跟师体悟

①强心利尿。本品配伍灵芝、山萸肉等，可用于心肾两虚引起的冠心病、心律失常、心力衰竭等病症。槲寄生的强心功效比桑寄生更明显。

②补肾安胎。本品具有补益肝肾，固摄冲任的作用，配伍杜仲、续断等，可用于治疗肝肾虚损，冲任不固引起的胎漏下血、胎动不安等症。

③降低血压。本品配伍生杜仲，可用于肾阴阳失调引起的血压升高，尤其是舒张压升高的患者。

13　灵芝补心、消脂又抗癌

【原著精要】

"灵芝"益气血，健脾胃，安心神，特别对心血管效应明显，可对抗心肌缺血，明显增加冠脉流量，降低冠脉血管阻力，降低心肌耗氧量，提高耐缺氧能力，降血压，抗血小板聚集，抗血栓，是一味良好的强心补心药。

灵芝所含的多糖类，既可降血糖，又可抗肿瘤。灵芝多糖还可抗氧化，延缓衰老，调节免疫功能，又是一味良好的抗衰老药。

灵芝含有多种氨基酸、三萜类物质，可调节脂质代谢、降血脂。灵芝可增强体力、补充营养，又是一味良好的滋补强壮药。

现今灵芝的人工栽培已获成功，可广泛用于冠心病、糖尿病、各类癌瘤、放化疗引起的骨髓抑制、白细胞减少症、肝炎、支气管哮喘、慢性支气管炎、神经衰弱，而见心悸失眠、头晕目花、神疲乏力、久咳喘息、食欲不振、苔白质淡、脉象沉细的虚劳证类。灵芝还可列作延缓衰老，提高免疫的保健膳食。一般汤剂用 10 ～ 15g，研末冲服用 1g，泡酒饮服用 30g。

【原著详解】

灵芝，首载于《神农本草经》，又名灵芝草、菌灵芝、木灵芝，为多孔菌科真菌赤芝或紫芝的子实体，全国大部分地区均产。其味甘，性平，归心、肺、肝、肾经。

（1）功效主治

①补气安神。本品能补心血，益心气，安心神，用于治疗气血不足，心神失养的失眠、惊悸、多梦、健忘、纳食欠佳等症。

②止咳平喘。本品能补肺肾之气，用于治疗肺气亏虚，肾不纳气导致的咳嗽、乏力、气短等症。

（2）常用配伍

①配伍酸枣仁，可益气补血安神，用于治疗气血不足，心神失养所致失眠多梦之症。

②配伍参类，则补益气血之力倍增，用于治疗虚劳诸证。

③配伍山药，可补五脏精气，用于治疗肝肾不足，气血不荣，须发早白，面色黝黑等病症。

④配伍磁石，补肾气，盈髓海，用于治疗肾气不足，耳鸣耳聋等病症。

（3）用法禁忌

内服：煎汤，10～15g；研末，1～3g；或浸酒，30g。

实证及外感初起者忌用。脾胃虚寒者慎用。

（4）药理作用

①抗肿瘤。灵芝的子实体、孢子粉、菌丝体中均含有抗肿瘤活性成分，可激活吞噬细胞来抑制肿瘤细胞活动，抑制调节性 T 细胞的功能，发挥抗肿瘤的功效。

②降血糖。灵芝可修复胰岛 β 细胞、促进胰岛素分泌、改善葡萄糖转运功能和葡萄糖氧化作用而达到降低高糖的目的。

③抗动脉粥样硬化。灵芝多糖可抑制动脉粥样斑块形成，明显降低血清 TC、TG，LDL 水平。

④保肝。灵芝多糖能显著提高细胞活力，抑制脂质过氧化，提高抗氧化酶活性，抑制细胞凋亡和免疫炎症反应，保护受损的肝细胞。

（5）跟师体悟

①益气养血。本品补五脏之气，益五脏之血，补而不腻，可用于五脏

衰竭患者，配伍参类，可大补元气，野生灵芝效果更佳，用量10～30g，赤灵芝善入心，紫灵芝善入肾。也可3～5g煮水代茶饮，可用于美容保健，延缓衰老。

②养心降脂。本品有较好的养心宁心之功，适用于症见心悸、胸闷、气短、乏力者。又称为血管"清道夫"，可降低血脂，清除血管斑块，常用于冠心病、高脂血症患者。

③抑制肿瘤。本品可抗肿瘤，治疗各类癌瘤放化疗引起的骨髓抑制、白细胞减少症，减少患者放化疗毒副作用，提高生活质量，延长寿命。

14 沙参南北有异

"沙参"明代以前无南北之分，均为"南沙参"，直至清·张璐纂《本经逢原》才以"北沙参"立条，加以南北区分。

北沙参产于山东，南沙参产于四川。沙参含有生物碱、淀粉、挥发油、三萜类等。功能养阴生津，清肺止咳，为肺胃阴虚、止咳止渴的要药。用于慢性支气管炎、肺结核、肺脓肿、糖尿病等肺热燥咳，久咳嗽血及胃热口渴，苔黄质红，脉象细数证类。南北之异在于：北沙参养阴润燥为长，南沙参祛痰止咳为主，鲜沙参清热生津偏重。鲜沙参干者便是南沙参。正如清·张秉成《本草便读》所云："清养之功，北逊于南，润降之性，南不及北。"

【原著详解】

北沙参，首载于《本草汇言》，为伞形科多年生草本植物珊瑚菜的干燥根，本品表面呈白色，宜于沙地生长，前人认为效用之广似于沙参，故名。主产于山东莱阳、烟台、文登、海阳，辽宁盖平、复县，河北等地。其性微寒，味甘、微苦，归肺、胃经。

（1）功效主治

①养阴清肺。本品有清肺热、生津液的功效，可用于阴虚肺燥有热的干咳少痰、咯血、咽干音哑等。

②益胃生津。本品有益胃生津的功效，用于治疗胃阴虚证，临床表现

为口干口渴、饥不欲食、大便干结、胃痛胃胀、消化不良等。

（2）常用配伍

①配伍麦冬，甘寒救液，清养肺胃，治疗燥伤肺胃阴分所致的咽干、津少，心烦口渴，干咳痰少或咯血。

②配伍党参，健脾补气，益胃生津，治疗脾气亏虚，胃阴不足之倦怠食少、口渴唇干、久泻等症。

（3）用法禁忌

内服：水煎服，5～12g。

不宜与藜芦同用。

（4）药理作用

①抗肺纤维化。本品可降低肺纤维化大鼠血清中纤连蛋白和层连蛋白含量，对肺纤维化有治疗作用。

②免疫调节。本品可增强小鼠腹腔巨噬细胞吞噬中性粒细胞的能力，提高小鼠淋巴细胞的杀瘤率、自然杀伤细胞的杀伤能力及外周血中 T 淋巴细胞亚群和 T 淋巴细胞的数量。

③抗肿瘤。本品可显著增加 p21 和 p27 蛋白表达，明显下调 cyclin D1 和 CDK_4 蛋白表达，使 MCF-7 细胞周期阻滞在 G1 期，表现出抗癌活性。

（5）跟师体悟

①滋阴润肺。本品长于养阴，与紫菀相配，功善润肺止咳。可用于久咳伤阴的支气管炎、肺结核、肺脓肿所致的咳嗽少痰、咽喉疼痛等病症。

②益胃生津。本品配伍乌梅、百合、白芍等，可用于胃阴不足的萎缩性胃炎、食管炎、糖尿病所致的口干、咽燥、食管干涩、胃中灼热等病症。

③养阴抗癌。本品能滋养肺胃之阴，可用于肺癌、鼻咽癌的后期，以及癌症放化疗后的肺胃气阴两伤之证。

（6）附药

南沙参，首载于《神农本草经》，为桔梗科植物轮叶沙参或沙参的干燥根，主产于安徽、贵州、江苏、浙江、四川、河南、山东等地，以安徽、江苏所产质量好，贵州产量大。其味甘，性微寒，归肺、胃经。本品功效养阴清肺，益胃生津，化痰益气，临床用于治疗肺热伤阴、温热病邪热伤津，或胃阴不足之证，症见燥咳少痰、声音嘶哑、食少呕吐、烦热口渴等。南沙参反藜芦，不与藜芦同用。

15 麦冬可滋心阴

【原著精要】

"麦冬"在《神农本草经》中也称"麦门冬",《名医别录》异名"禹葭",又名"寸冬"。医者常常视麦冬为养阴润肺、益胃生津之良药,多用于阴虚肺燥,咳逆痰黏,嗽血咯血,咽喉不利,或胃热伤津,口干且渴,食纳不佳,肠燥便秘,吐血呕血,舌红苔黄,脉象细数诸证。唯疏忽麦冬入心经,含多种皂苷,有清心养心之功,可用于温热内传心营,烦躁不眠,斑疹衄血或心阴不足,心失所养,心悸怔忡等。麦冬还有改善心脏血流动力学,强心利尿的作用,可治心力衰竭;还能增加心肌收缩力,增加冠脉流量,防止心肌缺血,缩小心肌梗死范围,抗心律失常,特别是治疗冠心病有效,因此临床应用麦冬要强调其滋心阴之功。

【原著详解】

麦冬,首载于《神农本草经》,别名麦门冬、沿阶草等,为百合科沿阶草属植物麦冬的干燥块根。其味甘、微苦,性微寒,归胃、肺、心经。

（1）功效主治

①养阴润肺。本品入肺经,养阴润肺,常治疗阴虚肺燥有热而见燥咳痰黏、咽干鼻燥等症。

②益胃生津。本品入胃、肺、心经,凡此三经阴虚有热,皆为常用要药,尤以养胃阴、生津液之功最佳,能治胃阴虚而见胃脘疼痛、津亏便秘等症。

③清心养心。本品入心经，滋心阴而除烦热，临证常用于治疗心阴不足的心悸怔忡、心烦失眠及温热内传心营等症。

（2）常用配伍

①配伍天冬、玄参、天花粉等，可养阴润肺，滋阴清热，治疗阴虚肺燥有热之消渴、咽干咽痛以及肺肾阴虚之劳嗽咯血等症。

②配伍人参、五味子等，可益气生津，常用于治疗气阴两虚的心悸、胸闷、气短、乏力、活动后加重等症。

③配伍半夏，可降逆下气，润肺化痰止咳，用于治疗咳嗽气喘、咽喉不利、咳痰不爽、手足心热等症，或胃阴不足之呕吐、纳少、呃逆、口渴咽干等症。

（3）用法禁忌

内服：煎汤，6～12g；一般不超过30g。

脾胃虚寒、泄泻，胃有痰饮湿浊及风寒咳嗽者慎用。

（4）药理作用

①降血糖。麦冬水提取物、多糖可影响核转录因子相关通路，促进瘦素、脂联素蛋白表达，增加对胰岛素的敏感性，从而达到降血糖的作用。

②保血管。麦冬总皂苷或多糖可影响丙二醛、游离脂肪酸或1-磷酸鞘氨醇、成纤维细胞生长因子、蛋白激酶等，从而发挥其保护心血管系统的作用。

③增免疫。麦冬多糖与麦冬总皂苷为麦冬发挥增强免疫作用的有效部位，对体内的羟自由基有一定的清除作用，同时能调节巨噬细胞的吞噬功能。

④抗炎症。麦冬总皂苷和各部位的提取物对改善炎症具有良好的作用，特别对于放射性肺炎的防治，能从多途径有效保护肺组织。

（5）跟师体悟

①滋阴润燥。本品有清养肺胃、生津润燥之效，配伍沙参、百合，对慢性支气管炎、咳嗽变异性哮喘、口腔溃疡等疗效明显；麦冬口嚼即可生津止渴，亦用于干燥综合征出现口干、舌燥等症。

②益气养阴。本品益气而能养阴，养阴而不滞气，配伍五味子、西洋参等，可常用于治疗心肺气虚、肺肾阴虚之心衰、呼衰。

③清心除烦。本品可滋阴清热，清心养心，配伍知母、黄柏，常用于治疗更年期心烦失眠、烘热汗出。

④滋阴止血。本品可清热滋阴，凉血止血，配伍生地黄、白茅根、藕节炭等，用于各种热性出血证。

16　女贞养阴且滑肠

【原著精要】

"女贞子"又名"冬青子"，所含齐墩果酸强心利尿，降糖保肝，促进免疫，为滋补肝肾要药；其养阴力强且可润肺乌发，清肝明目，多用于肺肝肾阴虚证。生女贞清虚热，可治骨蒸潮热；用酒、盐、醋拌蒸成熟女贞，功专养阴。

女贞子，尤其生用有滑肠作用，脾胃虚寒，素有泄泻者慎用。故明·缪希雍撰《本草经疏》有言："变白家，当杂保脾胃药及椒红温暖之类同施，不则恐有腹痛作泄之患。"

【原著详解】

女贞子，首载于《神农本草经》，是木犀科植物女贞的成熟果实，因其以果实入药，故《神农本草经》原名女贞实，又名"冬青子"。主要产自浙江、江苏、湖南等地。其性凉，味甘、苦，归肝、肾经。

（1）功效主治

①滋补肝肾。本品滋补肝肾，又兼清虚热，适用于肝肾阴虚所致的眩晕耳鸣，腰膝酸软，内热消渴，骨蒸潮热，须发早白者。

②清火明目。本品补中有清，适用于阴虚有热的目暗不明、目赤肿痛者。

（2）常用配伍

①配伍旱莲草，为临床常用药对，组成二至丸，多用于肝肾阴虚的多

梦、腰膝酸软、遗精、消渴者。

②配伍地黄、石决明、谷精草等，滋阴清肝明目，用于治疗阴虚有热、目微红畏光、眼珠作痛者。

③配伍生地黄、知母、地骨皮等，养阴清热，用于治疗阴虚内热之潮热心烦、骨蒸潮热者。

（3）用法禁忌

内服：煎服，9～15g。亦可熬膏，或入丸剂。

女贞子性凉，生用超过10g易滑肠，脾胃虚寒、素有泄泻及阳虚者慎用。以黄酒拌后蒸制，可增强滋补肝肾作用，并使苦寒之性减弱，避免滑肠。

（4）药理作用

①抗骨质疏松。女贞子可升高骨组织中钙和磷的含量，从而有效调控骨的转换率和骨代谢，治疗骨质疏松。

②保肝。女贞子提取物可激活 NRF_2 和 MT-1 的活性，有效调控炎症反应，清除自由基，保护损伤的肝脏。

③延缓衰老。女贞子中含多种具有延缓衰老作用的有效成分，通过抗氧化、减少炎症反应、调节细胞凋亡等而发挥抗衰老作用。

④降血糖。女贞子升高抗氧化物 GSH（谷胱甘肽）、SOD（超氧化物歧化酶）的水平，降低空腹胰岛素、空腹血糖、糖化血红蛋白的水平，提高糖耐量，降低胰岛素耐受性。

（5）跟师体悟

①养阴清热。本品善补肝肾之阴血，清虚热，配伍枸杞子、黄精、旱莲草等，用于阴虚火旺所致眩晕耳鸣、腰膝酸软、须发早白、骨蒸潮热等症。

②清肝明目。本品配伍菊花、赤芍，用于治疗阴虚火旺导致的视物不清、目赤肿痛、失眠多梦等病症，干燥综合征出现眼干病症尤宜。本品熬膏外用点眼，治疗风热赤眼，亦具有一定的疗效。

17 牛膝川怀大别

【原著精要】

"怀牛膝",《神农本草经》异名"百倍",以河南武陟最佳。补肝肾,强筋骨,利关节。常酒炒后用。尤治腰膝以下的关节痛楚,屈伸不利,痿弱无力。现代药理研究证实,其含皂苷、齐墩果酸及大量钾盐,还有降血糖、降血脂、抗凝血作用。

"川牛膝",即产于四川的"甜牛膝""麻牛膝"。功专活血祛瘀,利湿祛风,利尿通淋。一般生用。治疗血瘀经闭,瘀阻痛经,跌仆损伤,风湿腰膝以下痛楚,血淋尿血,热淋尿痛的要药。又可引血下行,导火下泻。现代药理研究证实,其含有生物碱,还有降血压、兴奋子宫、镇痛和利尿作用。

【原著详解】

川牛膝,首载于《滇南本草》,又称甜牛膝,为苋科多年生草本植物川牛膝的干燥主根,主产于四川、贵州。其味甘、微苦,性平,归肝、肾经。

(1)功效主治

①逐瘀通经。本品长于活血通经,性善下行,多用于血瘀经闭、瘀阻痛经、胞衣不下等经产诸疾以及跌仆损伤诸症。

②通利关节。本品以活血通经,通利关节为长,多用于治疗风湿痹痛、足痿筋挛等症。

③利尿通淋。本品性善疏利下行，有利尿通淋之功，为治下焦水湿潴留病症常用药，可用于治疗热淋、血淋、石淋、水肿、小便不利、尿血等病症。

④引血下行。本品能导热下泄，引血下行，常用于气火上逆，火热上攻导致的吐血衄血、牙痛口疮、头痛眩晕等。

（2）常用配伍

①配伍当归、红花，可通利经脉，活血化瘀，常用于治疗产后腹痛、月经不通、腰胯疼重、跌仆伤痛等症。

②配伍独活、桑寄生，适用于风湿痹证引起的下肢关节肿胀疼痛、麻木不仁者。

③配伍泽泻、车前子，可通利小便，利水消肿，常用于治疗水肿、小便不利、下焦水湿潴留等症。

（3）用法禁忌

内服：水煎服，用量5～10g。

因本品通利之性较强，孕妇慎用。

（4）药理作用

①抗凝血。川牛膝能够降低血浆黏度、血细胞比容以及红细胞聚积指数，增强红细胞变形能力，并能延长凝血酶原时间和血浆复钙时间，改善微循环。

②抗氧化。川牛膝多糖对羟基和超氧化物阴离子自由基具有较强的清除力，在延缓衰老方面可发挥一定作用，可作为天然抗氧化剂的来源。

③抗肿瘤。川牛膝多糖有较强的抗肿瘤作用，还能减轻外周白细胞减少，对肝癌等具有抑制作用。

④增强免疫。川牛膝可增强迟发型变态反应和NK细胞活性，提高碳粒廓清速率、抗体生成细胞数量。

（5）跟师体悟

①活血祛瘀。本品配伍桃仁、红花，适用于血脉瘀滞引起的手脚麻木、肌肤不仁等病症，例如中风及中风后遗症、偏瘫等病症。

②利湿通淋。本品配伍薏苡仁、苍术、黄柏，即"四妙丸"，可改善精子的质量，治疗男子阴囊潮湿、不育、弱精症、少精症等。亦用于治疗女性湿热下注所致带下量多、色黄浑浊且腥臭等。

③升降气机。本品配伍川芎，一升一降，上行头目与引血下行并举，可使气机调畅，适用于气机郁结所致的眩晕、耳鸣、目赤、牙痛、鼻塞、下肢酸软无力等病症。

④川怀之别。川牛膝功专活血祛瘀，利湿祛风，利尿通淋，而怀牛膝善于补肝肾，强筋骨，利关节。

（6）附药

怀牛膝，首载于《神农本草经》，又名牛髁膝、山苋菜、对节草、红牛膝，为苋科植物牛膝（怀牛膝）的干燥根，主产于河南，味苦、甘、酸，性平，归肝、肾经，善于补肝肾，强筋骨，逐瘀通经，利尿通淋，引血下行。临床用于治疗肝肾不足导致的腰膝酸痛、痿弱无力等。怀牛膝中的牛膝总皂苷具有抗骨质疏松作用，水煎液具有降血糖作用，可降低肝胰岛素酶活性，抑制胰岛 β 细胞凋亡，还能降低血压。

18 川续断腰肾专药

【原著精要】

"川续断"又名"续断",《神农本草经》异名"龙豆",《名医别录》异名"接骨"。

川续断有三个功效:一是补养肝肾,强健筋骨,可治久痹腰痛,风湿节楚,用盐炒续断;二是止血安胎,调理冲任,治崩漏胎动,用续断炭;三是通利血脉,接骨疗伤,治跌仆创伤,损筋折骨,用酒炒续断。

由于"肾主骨","腰为肾府",内妇骨伤,腰膝受损者均不离川续断,故为腰肾专药。

【原著详解】

川续断,首载于《神农本草经》,又名续断、龙豆、接骨、南草等,为川续断科多年生草本植物川续断的干燥根,主产于湖北、四川、湖南、贵州。其味苦、辛,性微温,归肝、肾经。

(1)功效主治

①止崩漏。本品可调理冲任,有固本安胎之功,可用于治疗崩漏、胎动下血等症,在保胎、先兆流产、习惯性流产、妊娠恶阻的治疗中均可应用。

②补肝肾。本品擅长治疗肝肾不足导致的腰膝酸软、腰痛、风湿痹痛等症,可达标本兼治之功。

③续折伤。本品可活血祛瘀,接骨疗伤,为骨伤科要药。可治跌仆损

伤、筋伤骨折、筋缩疼痛、脚膝折损愈后失补等。

（2）常用配伍

①配伍桑寄生、菟丝子、阿胶，固冲任，安胎元，治疗肝肾亏虚，冲任不固之胎漏下血、胎动不安、滑胎等。

②配伍杜仲、牛膝，补肝肾，强筋骨，如《扶寿精方》续断丸，治疗肝肾不足的腰胫无力、风湿痹痛等。

③配伍骨碎补、自然铜、土鳖虫，续筋疗伤，治疗跌仆损伤、瘀血疼痛、筋伤骨折等。

（3）用法禁忌

内服：煎汤，9～15g；或入丸、散。外用：鲜品适量，捣散调敷。

气滞、痢疾者禁用。

（4）药理作用

①预防自然流产。川续断可通过激活原代蜕膜细胞、海拉细胞的孕激素受体启动子，使孕激素受体启动子表达增加，促使受精卵更好地植入，从而预防复发性自然流产。

②促进骨折愈合。川续断总皂苷可促进成骨细胞的增殖和分化，防止成骨细胞的凋亡，平衡骨吸收与骨形成速率，能够促进骨折的愈合。

③强免疫、抗衰老。川续断可促进巨噬细胞吞噬功能，促进抗体形成，增强免疫力，提高抗氧化能力，降低 MDA（丙二醛）含量，增强血清 SOD（超氧化物歧化酶）活力，发挥抗衰老作用。

（5）跟师体悟

①补肾安胎。本品配伍杜仲、桑寄生、菟丝子等，可用于肝肾亏虚所致的胎动不安、先兆流产等病症。

②强筋健骨。本品配伍鹿角霜、巴戟天等，可用于肝肾亏虚、筋骨不健所引起的腰膝酸软、下肢无力，或跌仆创伤，损筋折骨者。

19 当归妇科主药

【原著精要】

"当归"成为妇科主药，广泛用于妇科经带胎产诸病，有三个原因。

一是其对子宫的双向调节作用，结晶成分能兴奋子宫，使其收缩加强而治经少闭经，可炒用；挥发油则抑制子宫，缓解痉挛，和血止痛而治经多痛经，宜生用。

二是促进血液循环，增进子宫发育。

三是润肠通便，减少盆腔充血。

当归之用不限于妇科。因其既养血补血又活血和血，可以治一切血虚证，也是和血主药；因其柔肝止痛，治血虚诸痛，佐以配伍，寒热均宜；因其活血止痛，治血栓诸病，风湿瘀痹，跌仆损伤，痈疽疮疡；因其润肠通便，治液亏便燥，然慎用于脾虚便溏者。

当归补血用归身，化瘀用归尾，和血用全当归、酒当归，止血用当归炭、当归头，通便时生用，便溏者土炒，痰多者姜汁炒。产于甘肃秦州者最佳。

【原著详解】

当归，首载于《神农本草经》，为伞形科多年生草本植物当归的干燥根，产于甘肃岷县（古称"秦州"）者质量佳，习称"秦归"。当归味甘、辛，性温，归心、脾、肝经。

（1）功效主治

①补血和血。本品质地润滑，为补血要药，常用于治疗血虚萎黄、眩晕心悸、失眠多梦，以及血虚导致的月经不调、闭经等病症。

②活血止痛。本品长于活血止痛，血瘀有寒者用之尤为适宜。可治月经不调、经闭、痛经；血瘀寒凝之腹痛，风湿痹证；跌仆损伤，瘀血作痛；疮疡初起，肿胀疼痛等。

③润肠通便。本品质润且可补血，有润肠通便之功，可用于治疗血虚肠燥便秘。

（2）常用配伍

①配伍黄芪、人参等，补气生血，治疗气血两虚导致的面色苍白、头晕心悸、月经量少、食少便秘、肌肤不仁等症。

②配伍白芍，相须为用，二药动静结合，散收相配，补血而不滞血，活血而不伤血，为治血常用药对，用于治疗血虚导致的月经不调、痛经闭经、面色萎黄等症。

③配伍肉苁蓉、牛膝、升麻等，温肾益精，润肠通便，治疗肾虚导致的大便秘结、小便清长、腰膝酸软等症。

（3）用法禁忌

内服：水煎服，6～12g。

补血用归身，化瘀用当归尾，和血用全当归、酒当归，止血用当归炭、当归头，通便时生用，便溏者土炒，痰多者姜汁炒。

湿盛中满、脾虚便溏者慎用。

（4）药理作用

①调节子宫平滑肌。当归挥发油可以抑制生理或病理性的子宫平滑肌痉挛，恢复催产素所导致的子宫平滑肌剧烈收缩，对子宫的平滑肌有双向调节作用。

②通便。当归可改善血虚便秘证候，缩短排便时间，升高结肠和粪便含水量等。

③提高造血功能。当归能抑制人体造血细胞的衰老和促进造血细胞的

生成和增殖分化，而对造血系统产生影响。

④平喘。当归中的挥发油成分能松弛支气管平滑肌，缓解支气管壁充血水肿和炎症细胞浸润，具有解痉和抗炎平喘的作用。

（5）跟师体悟

①活血调经。本品配伍桃仁、红花等可活血调经，用于月经量少，经行不畅，唇色紫暗者；配伍生地黄、阿胶等，可养血调经，用于月经后期，闭经，面色萎黄者；配伍白芍，具有柔肝止痛之效，为妇科治疗痛经的常用药对。

②润肠通便。本品配伍白菊花养血清热，润肠通便，是沈氏女科治疗便秘的常用药对，可以用于阴血亏虚所致的便秘，例如老年便秘、妊娠便秘等。

20 鹿茸不能乱用，角霜提倡多用

【原著精要】

"鹿茸"富含钙质、胶质、蛋白质，是著名的温阳强壮药。古时以其温肾阳、益精血、强筋骨之功，用于肾阳虚衰或精血不足证，如阳痿，遗精，遗尿，形寒肢冷，神疲乏力，筋骨痿软，小儿发育不良，妇女崩漏下血，外科阴疽内陷，久溃不敛等。近代药理研究证实其有明显的强壮和性激素样作用，又能抗脂质过氧化而延缓衰老。促进脑组织蛋白质合成而益智强神，加强心肌收缩力，抗心律失常和对血压的双向调节而治心血管病。还有增强免疫功能和促进创伤愈合。故被广泛用于临床，而且视作保健长寿，提高性欲的首药。

鹿茸性温滋腻。如应用不当，有明显的不良反应。凡阴虚阳亢，血分有热，胃火内盛，肺壅痰热及外感热病时均应禁服，特别对于阳痿早泄，性冷淡时更不可乱用，证属湿热下注，痰瘀互结者，投之反害，轻则吐衄目赤，眩晕烦躁，重则中风昏厥。宜慎用，一般以粉冲服 1g，或入丸散剂用 3～10g，或适量泡酒。鹿角可以代茸，唯补性减弱而善于行血消肿，多用于外科阴疽疮疡、乳腺肿痛，煎服 5～10g，研末冲服 1～3g。

"鹿角胶"温补肾阳，益精养血同鹿茸，但其温性已减而增以养血止血之力，专治虚寒性的吐衄崩漏、再生障碍性贫血和阴疽内陷。熬胶后所剩骨渣为"鹿角霜"，其温补肾阳，益精养血之功虽小犹存，且温通之力大增，又可收涩，并不滋腻，比用鹿茸的不良反应大大减少，临床可以用于阳虚的食少便溏，腰下冷痛，遗精遗尿，崩漏带下；寒凝的痹证阳痿，胸痹心痛，膏淋日久，涩痛不著而腰痛如折等证。价格又较鹿茸便宜，只要对证，用15～30g，可以代替鹿茸，提倡多用。

【原著详解】

鹿角霜，首载于《宝庆本草折衷》，异名鹿角白霜，为鹿科动物梅花鹿或马鹿等的角熬制鹿角胶后剩余的骨渣，主产于吉林、辽宁、黑龙江、内蒙古、新疆等地。其味咸、涩，性温，归肝、肾经。

（1）功效主治

①补肾助阳。本品温补肾阳，益精养血之功似鹿角而药力较鹿角弱，但温通之力增强，可用于肾阳不足，精血亏虚导致的胸痹心痛，腰痛如折，关节冷痛，阳痿，不孕等。

②收敛止血。本品味咸兼涩，收敛之力较强，多用于腹泻，盗汗，遗精，尿频遗尿，崩漏带下等。

（2）常用配伍

①配伍干姜、白术、陈皮，温肾暖脾，用于治疗命门火衰，火不暖土，畏寒吐逆，食少便溏等病症。

②配伍补骨脂、肉豆蔻，涩肠止泻，用于治疗脾肾阳虚所致的久泻久痢，滑脱不禁等病症。

③配龙骨、牡蛎，增益收敛之力，多用于肾虚精关不固，梦遗滑泄，或睡中汗出等。

（3）用法禁忌

内服：煎汤，9～15g；或入丸、散。外用：适量，研末撒。

阴虚火旺者忌服。

（4）药理作用

①提升白细胞。本品可减轻肿瘤放化疗的毒副作用，使白细胞数量增多，提高了恶性肿瘤患者的临床治疗效果。

②抗炎。本品能降低关节炎大鼠的 TNF-α、IL-6、PGE$_2$ 水平，升高 IL-10 水平，改善大鼠炎症、四肢关节部位肿大和屈伸困难等症状。

③延缓皮肤衰老。本品能改善皮肤血液循环，调整皮肤结构，保持皮肤弹性，提高超氧化物歧化酶的水平，加速自由基的清除，减缓皮肤衰老。

（5）跟师体悟

①温通收敛。本品配伍菟丝子、续断等，适用于脾肾阳虚、寒凝胞脉所致的崩漏、先兆流产、月经不调、宫寒不孕、白带过多、疮疡不敛等病症，对于妇女经期腰痛腰凉亦有较好效果。

②三药之别。鹿茸温肾壮阳，适用于肾阳亏虚引起的阳痿早泄、遗精遗尿等病症；鹿角霜温肾助阳，收敛止血，适用于脾肾阳虚所致的带下量多、遗尿、尿频、崩漏等病症；鹿角胶温补肾阳，益精养血同鹿茸，但其温性已减而增以养血止血之力，专治虚寒性的吐衄崩漏、再生障碍性贫血和阴疽内陷。

21 桂枝与肉桂

【原著精要】

"桂枝"以嫩细者效佳，名为"桂枝尖""嫩桂枝"。其发汗力较麻黄弱，表证无汗配麻黄，有汗配芍药。桂枝油可促进血液循环，增加心肌营养血流量，解痉镇痛，温通经脉，治风寒痹痛，胸阳不振的胸痛彻背，心悸结代，阳虚的痰饮水肿，寒凝的经闭腹痛。桂皮醛抗菌消炎（金黄色葡萄球菌、痢疾杆菌、沙门菌），抗过敏。用于外科阴证和皮肤瘙痒。

"肉桂"系桂树的干燥树皮，最佳者为"官桂"。补火助阳力大，可以引火归原，散寒止痛，其力也宏。一般用量 5g 以下，久煎效减，可研末冲服或入丸散剂。肉桂专治命门火衰，或上热下寒的畏寒肢冷，腰膝酸软，心腹寒痛，便溏尿频，气促喘息，以及阳虚血寒的月经不调，痛经闭经。

桂枝表散风寒，温通经脉，调和营血。肉桂补火助阳，引火归原，温散内寒。正如元·王好古著《汤液本草》所云："仲景汤液用桂枝发表，用肉桂补肾，本乎天者亲上，本乎地者亲下，理之自然。性分之所不可移也。"

【原著详解】

桂枝、肉桂，均首载于《神农本草经》，桂枝又名柳桂、桂木枝、椊枝等，为樟科植物肉桂的干燥嫩枝；肉桂又名牡桂、紫桂、大桂，为樟科植物肉桂的干燥树皮。两者源同而功异，为两种不同的药物，现分述之。

● **桂枝**

桂枝主产于广西、广东以及云南等地，其味辛、甘，性温，归心、肺、膀胱经。

（1）功效主治

①发汗解肌。本品善宣阳气于卫分，畅营血于肌表，可助卫实表，发汗解肌，外感风寒、有汗无汗均可使用。

②温通经脉。本品能温血中之寒凝，通经活络，用于治疗寒凝血滞所致胸痹心痛、脘腹冷痛、经闭痛经、关节痹痛等诸痛证。

③助阳化气。本品既可温脾阳以助运水，又可温肾阳以助膀胱气化，为痰饮病、水肿的常用药，用于眩晕、心悸、水肿、小便不利等病症。

④平冲降逆。本品助心阳，通血脉，止悸动，可用于治疗阴寒内盛，气逆心胸所致的心悸、奔豚等病症。

（2）常用配伍

①配伍麻黄，可发汗解表，宣肺平喘，用于治疗外感风寒表实证之恶寒发热、头身疼痛、无汗而喘等症。

②配伍白芍，既可温中补虚，和里缓急，用于治疗中焦虚寒，肝脾不和之腹中拘急疼痛、喜温喜按、神疲乏力等症；又可调和营卫，治疗营卫不和的表虚自汗、不寐等症。

③配伍茯苓、白术，可温阳化饮，健脾利湿，用于治疗脾阳不运，水湿内停之胸胁支满、目眩心悸、短气而咳等症。

（3）用法禁忌

内服：水煎服，用量3～10g。

桂枝辛温助热，易伤阴动血，外感热病、阴虚火旺、血热妄行等证忌用，孕妇及月经过多者慎用。

（4）药理作用

①抗病毒、退热。桂枝水煎剂能抑制流感亚洲甲型京科 68-1 株和孤儿病毒，抑制甲型流感病毒在 MDCK 细胞中的增殖，能扩张皮肤血管，促使血液流向体表，从而起到发汗和散热作用。

②抑菌作用。桂枝醇提取物对金黄色葡萄球菌、大肠杆菌、肺炎球菌、炭疽杆菌、霍乱弧菌等均有不同程度的抑制作用。

③利尿作用。桂枝静脉注射可增加麻醉犬的尿量，说明桂枝有较好的利尿作用。

④改善心功能。桂枝蒸馏液能抑制心肌缺血再灌注时冠脉流量的减少及心肌细胞乳酸脱氢酶和磷酸肌酸激酶的释放，减少心肌脂质过氧化产物的生成，提高超氧化物歧化酶活力，降低再灌注室颤发生率。

（5）跟师体悟

①祛风散寒。本品配伍白芍，适用于风寒表虚证，啬啬恶寒、淅淅恶风、翕翕发热，或经常反复感冒者。

②温通经脉。本品配伍薤白、羌活，适用于胸痹心痛伴有心率缓慢、后背发冷者；配伍吴茱萸、赤芍，适用于月经量少、痛经、经闭不通者；配伍桑枝、附子，适用于痹证风寒湿阻所致的经络不通、关节冷痛者。

③调和营卫。本品配伍白芍、龙骨、牡蛎，适用于治疗卫阳不固所致的自汗、汗出恶风，或更年期潮热汗出、怕冷者。

● **肉桂**

肉桂主产于广西、广东、云南等地，其味辛、甘，性大热，归肾、脾、心、肝经。

（1）**功效主治**

①补火助阳。本品气厚纯阳，入下焦能助肾中阳气而益命门之火，用于治疗肾阳不足、命门火衰所致阳痿宫冷、腰膝冷痛、滑精遗尿、夜尿频多等症。

②引火归原。本品能使因下元虚衰所致的上浮之虚阳下归，用于治疗元阳亏虚，虚阳上浮所致的眩晕目赤、面赤、虚喘、汗出、心悸、失眠等症。

③散寒止痛。本品善祛痼冷沉寒，用于治疗寒邪内侵所致的胸痹心痛、脘腹冷痛、寒疝腹痛等症。

④温通经脉。本品入血分，善温通血脉而散寒止痛，用于治疗寒凝血

滞的痛经闭经、寒湿痹痛、阴疽流注等症。

（2）常用配伍

①配伍黄连，可使肾水上济于心，心火下降于肾，水火既济，用于治疗心肾不交之不寐、口舌生疮等症。

②配伍巴戟天、熟附子，并助命门之火，增强膀胱气化之力，用于治疗肾阳不足，膀胱气化失司所致癃闭、小便不利等症。

（3）用法禁忌

内服：水煎服，用量 $1 \sim 5g$，宜后下或焗服；研末冲服，每次 $1 \sim 2g$。

阴虚火旺、里有实热、有出血倾向者和孕妇慎用。

（4）药理作用

①增加冠脉血流量。肉桂能抗血小板凝聚、抗凝血酶、增加冠脉及脑血流量，保护心肌缺血再灌注导致的心肌损伤。

②抗休克。桂皮醛能够扩张外周血管，改善血管末梢血液循环，改善心肌供血，有一定的抗休克作用。

③镇痛。桂皮油能缓解胃肠痉挛性疼痛，肉桂水提取物还可调节微循环、改善胃黏膜血流量，进而抑制胃溃疡的形成。

（5）跟师体悟

①交通心肾。本品能引火归原，配伍黄连，能清心降火，交通心肾，用于治疗心烦不得眠、入睡困难、口舌生疮、口腔溃疡日久不愈者，或心动过速伴有腹泻者。

②滋肾通关。本品配伍知母、黄柏，清热降火，温通肾气，清泄湿热，可治疗下焦湿热引起的阴囊潮湿、外阴瘙痒、湿疮等症。

22 附子类的应用与禁忌

【原著精要】

母根为乌头，野生者称"草乌"，栽培者称"川乌"，其块根上附生的子根便是"附子"，如子附母也。附子的炮制有四种：黑附片，先切厚片加红糖炒，呈浓茶色，水漂洗无麻辣感，取出蒸熟，烘干即成；白附片，选小附子浸入盐卤数日，再同煮透心，去外皮切薄片，水漂洗蒸熟，硫黄熏后晒干；淡附片，浸入食盐和盐卤混合液中，每日取出晾晒至表面见大量结晶，直到质硬止，再用清水漂洗并与甘草、黑豆同煮透心，切开无麻感，切片晒干；炮附片，取净河沙置锅内，武火炒热，加入附片，拌炒至鼓起，微变色取出，筛去河沙，放凉，毒性降低，其质疏脆，可入丸散剂。

附子主要有四个功用：一是回阳救逆，抗休克，用于亡阳证的救脱；二是温肾助阳，增强体液免疫，镇静中枢神经系统而治肾阳不足诸证；三是所含去甲乌药碱有明显的强心作用，增强心搏，改善血液循环而治心衰，抗心律失常而治缓慢型心律失常，保护心肌缺血缺氧而治疗冠心病；四是祛寒止痛用治寒湿痹证。临床用乌头仅取其祛风温通之力而治风湿筋骨的寒痛。

附子、乌头有毒，毒性成分为乌头碱，生用更显，中毒轻者口舌、四肢乃至全身麻木，流涎呕恶，腹泻眩晕，心率减慢，重者呼吸困难，二便失禁，血压、体温下降，严重心律失常，可死于呼吸循环衰竭。

用附子、乌头除避免"十八反"、阴虚阳盛、真热假寒及孕妇外，服药时不宜饮酒，不宜以酒为引子。生者不能内服，宜先煎 0.5 ～ 1 小时，此时乌头碱大部分被破坏，而其余的效应成分不畏热煮而保存起效。

【原著详解】

附子，首载于《神农本草经》，又名铁花、五毒，为毛茛科多年生草本植物乌头的子根加工品，主产于四川。附子按炮制分为黑附片、白附片、淡附片、炮附片，其味辛、甘，性大热，有毒，归心、肾、脾经。

（1）功效主治

①回阳救逆。本品是"回阳救逆第一品药"。适用于阴寒内盛，阳气衰微，或大汗、大吐、大泻所致的亡阳证、脱证。

②补火助阳。本品峻补元阳，凡肾、脾、心阳气衰弱者，如肾阳不足、命门火衰导致的宫冷不孕、腰膝冷痛，脾阳不足导致的脘腹冷痛、大便溏泄，心阳不足导致的心悸气短、胸痹心痛等，均可使用。

③祛寒止痛。本品走而不守，温通经络，善逐经络中风寒湿邪，用于治疗风寒湿痹阻导致的周身骨节疼痛、不能转侧。

（2）常用配伍

①配伍干姜、人参，大补元气，回阳救逆，适用于阳气衰微、四肢厥冷的亡阳危证。

②配伍麻黄、细辛，解表散寒，温经助阳，适用于素体阳虚，复感风寒所致之发热轻、恶寒重、神疲欲寐、脉沉无力者。

（3）用法禁忌

内服：水煎服，用量 3 ～ 15g。

先煎、久煎，口尝无麻辣感为度。

用附子、乌头，除避免"十八反"、真热假寒、阴虚阳盛及孕妇外，服药时不宜饮酒。

（4）药理作用

①抗休克。附子能使麻醉犬、猫的心肌收缩力增强、心排血量增加、血压回升，延长内毒素休克猫以及烫伤休克大鼠的存活时间。

②抗心衰。附子可促进神经末梢释放儿茶酚胺，有强正性肌力作用，能增加冠状动脉流量和增强心肌收缩力，抗心力衰竭。

③镇静中枢神经系统。附子能减少脊髓系节后纤维神经节以及其含有的肽类递质，使得传导痛感的神经末梢物质减少，减轻疼痛，起到镇痛、局部麻醉的作用。

④增强体液免疫。附子能增强脾细胞免疫能力，刺激 IL-2 分泌，增强巨噬细胞表面抗原表达，增强机体的免疫应答反应。

（5）跟师体悟

①回阳救逆。本品配伍人参、干姜，可用于心动过缓、头晕目眩、四肢冰凉、体温降低等危急重症，以及厥证表现为脉微欲绝、四肢厥冷者，相当于西医之心源性休克。

②提升心率、血压。本品配伍麻黄、细辛，可用于心动过缓、血压较低的患者。

③散寒止痛。本品配伍桂枝，可用于寒湿痹证所致的关节、肌肉及周身冷痛等症。

④生品禁服。生品不能内服，宜先煎 0.5～1 小时，此时乌头碱大部分被破坏，而其余的效应成分不畏热煮而保存起效。

23　三七养血和血

"三七"又名"参三七""田三七"。《本草纲目》异名"金不换"。三七的特点是养血又和血，止血又散瘀，故止血不留瘀、化瘀不伤正，是血证要药。

三七含皂苷和黄酮。抗血小板聚集，溶栓，防止血栓形成，抗动脉粥样硬化而活血化瘀，又能激活止血活性物质，缩短出凝血时间，增殖造血干细胞而止血养血。皂苷还有强心，保护心肌缺血，抗心律失常，产生钙拮抗效应，可治心脑血管病。

三七的消肿定痛作用也较明显，用治瘀滞作痛有效。民间还用三七的强壮补虚功效，炖食作为保健膳食。另外"菊叶三七"和"景天三七"均可通用，但其力不如"参三七"，前者偏于解毒消肿，后者偏于安神宁心。三七价贵，常以粉剂 3～5g 冲服。

【原著详解】

三七，首载于《本草纲目》，又名山漆、金不换、血参、参三七、田七、滇三七等，为五加科植物三七的根。其味甘、微苦，性温，归肝、胃、心经。

（1）功效主治

①化瘀止血。本品功善止血，又能化瘀生新，有止血不留瘀、化瘀不伤正的特点，对人体内外各种出血，无论有无瘀滞，均可应用，尤以有瘀

滞者为宜，为血证要药，单味内服外用均有良效。

②消肿定痛。本品能活血化瘀，养血和血，为伤外科常用药物，适用于气滞血阻诸痛，如跌仆损伤、痈疮肿痛及创伤作痛等症。

（2）常用配伍

①配伍人参，一补一散，相辅相成，补而不滞，散而不耗，共奏益气活血、止血化瘀止痛之功，对于脾气虚弱、统摄无权的吐、衄、尿、便及妇女崩漏下血、虚劳咳嗽、冠心病心绞痛等均可应用。

②配伍丹参，使活血祛瘀、通络止痛之力倍增，用于冠心病、心绞痛，有良好的化瘀止痛作用。

③配伍白及，一散一收，既可收敛止血，又可化瘀止痛，共奏止血化瘀消肿之功，用于治疗肺痨咯血、溃疡病出血等出血证。

④配伍川芎，行血中之气，散血中之瘀，疗瘀血不去、新血不生所致的出血证尤为适宜。

（3）用法禁忌

内服：煎汤，3～9g；研末，1～3g；或入丸、散。外用：适量，研末调敷。

本品价格贵，临床多研粉冲服。孕妇忌服。

（4）药理作用

①止血。三七素可有效促使血小板数量增加，诱导其大量释放花生四烯酸、血小板凝血因子Ⅲ等凝血物质，缩短凝血时间。

②活血。三七皂苷可抑制血小板聚集、过氧化物生成以及白细胞黏附，减少促血小板聚集的物质产生，提高血小板环磷酸腺苷含量，促进纤维蛋白原溶解，减少血栓素A生成，降低血液黏度，达到活血和抗血栓的目的。

③补血。三七具有明显的造血补血功能，其可促进血红蛋白、骨髓粒细胞和红细胞等各类血细胞的分裂生长和增殖。

④降压。三七皂苷具有扩张血管的作用，进而可以减低血压，其中以舒张压降低最为明显，并且三七皂苷还是钙通道阻滞剂，可阻断钙离子内流。

（5）跟师体悟

①养血和血。本品入肝经血分，3g 以内发挥养血和血作用，3g 以上发挥活血化瘀作用，适用于贫血、经闭、月经过少、痛经、产后腹痛、面部色斑、皮肤晦暗等症。

②协同作用。本品配黄芪等补气药能增强补气作用，配丹参等活血药能加大活血化瘀作用。

③临证巧用。昏迷患者，如脑出血，临床不建议用三七粉冲服，易引起呛咳，加重肺部感染，要用三七块 5～10g 煎服。本品配伍西洋参、赤灵芝称为益气养心散，有抗心衰、抗心律失常作用，也可用于月经病及脑血管疾病等气虚血瘀证患者。

④附药鉴别。菊叶三七、景天三七功近三七，均可化瘀止血，消肿定痛，唯药力薄弱。菊叶三七兼能解毒疗疮，景天三七又可养血安神，为其不同之处。

24 丹参"功同四物"

【原著精要】

"丹参功同四物"语出《本草便读》。如果"四物汤"被视作血证首方，那么丹参便是血证首药。其主要成分"丹参酮"作用广泛，可抑制血小板聚集，抗血栓形成而活血行瘀，通经止痛，用于血瘀诸证，作痛致瘕。其性微寒，凉血消痈，血热瘀滞也宜。丹参又可延长出血时间和凝血酶原时间而止血。化瘀和止血之别在于用量和配伍。化瘀时用大量30g，伍活血药。止血时用小量10g，伍养血止血药。

丹参有回收、软化肿大肝脾作用，且能保护肝损伤，防止肝纤维化，促进肝细胞再生，是治疗肝炎、肝硬化、肝癌的效药；镇静安神镇痛用治神经衰弱、血管神经性头痛、脉管炎等多种瘀痛；降血脂，抗动脉粥样硬化，扩张冠脉显著增加冠脉流量，保护心肌缺血，缩小心肌梗死面积，降低心肌耗氧量又能降血压，是治疗心脑血管病的主药；改善肾功能，增加肌酐、尿素及钠的排出，用于肾病；丹参酮有雌激素样活性，还有抗雄激素样活性。丹参虽有抑制癌细胞的作用，并对放化疗有增效作用，但在动物实验中曾发现其会促进癌转移，但人体应用中未见报道，故用于抗癌时要谨慎。

【原著详解】

丹参，首载于《神农本草经》，异名郄蝉草、赤参，为唇形科多年生草本植物丹参的干燥根或根茎，主产于四川、山东、河北等地。其性微寒，味苦，归心、肝经。

（1）功效主治

①活血调经。本品能破瘀血，生新血，治疗血行不畅，瘀血阻滞的月经不调，经量稀少，行经腹痛。

②祛瘀止痛。本品善能运行血脉，祛瘀止痛，常用于瘀阻心脉的胸痹心痛以及癥瘕积聚等症。

③凉血消痈。本品药性微寒，有清热活血，散瘀消痈之功，适用于热毒瘀阻导致的疮痈肿痛等症。

④清心除烦。本品安神宁心，清热除烦，适用于热入心包所致的心烦不寐、躁扰不安。

（2）常用配伍

①配伍红花、川芎，通行血脉，活血养血，散瘀止痛，适用于血瘀所致的胸痹、心痛、月经不调等症。

②配伍生地黄、玄参，滋阴清热，清营凉血，养血安神，适用于温热病热入营血、高热神昏、烦躁、斑疹隐隐者。

③配伍金银花、连翘，清热凉血，祛瘀消痈，适用于乳痈初起，痈肿疼痛者。

（3）用法禁忌

内服：水煎服，用量 10 ～ 30g，酒炒可增强活血之功。大量用 30g，主要发挥化瘀作用，小量用 10g，主要发挥止血作用。

不宜与藜芦同用，动物实验中发现丹参会促进恶性肿瘤转移，但人体应用中未见报道，治疗恶性肿瘤时须谨慎使用。

（4）药理作用

①改善心肌缺血。丹参能缩小心肌缺血面积与心肌梗死范围，改善缺血、再灌注造成的心肌细胞损伤，扩张冠脉，增加心脏冠脉流量，逆转心肌肥厚。

②降压降脂。丹参煎剂能降压，调节血脂，抗动脉粥样硬化。

③保护肝肾。丹参能降低 SGPT（谷丙转氨酶），预防或减轻肝脏变

性、坏死，减轻肝脏炎症，促进肝纤维重吸收，纠正肝脏微循环障碍，还能改善肾功能，保护缺血性肾损伤。

④雌激素样作用。丹参酶有较温和的、通过卵巢起作用的雌激素活性，并有抗雄激素的作用。

⑤抗肿瘤。丹参中的紫丹参甲素具有抗肿瘤效应，丹参酮II_A能诱导肝癌、胃癌、肺腺癌 A549 细胞凋亡，抑制肝癌细胞生长。

（5）跟师体悟

①活血止痛。本品活血化瘀，配伍党参、苦参，益气养血，凉血活血，适用于快速型心律失常、心脑血管疾病等血脉瘀滞之证。

②护肝养肝。本品有养血柔肝之功，配伍赤芍，可以保护肝损伤，防止肝纤维化，促进肝细胞再生，用于治疗肝硬化。

25 川芎活血而透窍

【原著精要】

川芎，《吴普本草》异名为"香果"，系活血化瘀主药。含川芎嗪，心脑血管效应十分明显，有钙离子拮抗剂作用，可增加冠脉流量、保护心肌缺血、降低心肌耗氧量、扩张血管、降低血压、改善脑循环和脑缺血、改善微循环障碍、抗凝血、抑制血栓形成等，且能通过血脑屏障。川芎还有行气止痛作用，专治寒凝气滞，瘀血内阻的诸痛；川芎明显增加肾流量而利尿；抑制肿瘤扩散，对放化疗有增效作用；镇静安神，用于各类失眠。

川芎除活血而行气外，更能祛风升散而透窍。凡外感风邪，闭阻肺卫；痰瘀互阻，蒙塞清窍；疮疡肿痛，毒壅经络，均离不开川芎之透窍。由于川芎升散之性，除禁用于阴虚火旺，肝阳上亢证外，还应掌握用量在10g以下。用量过多反而加剧头痛。

【原著详解】

川芎，首载于《神农本草经》，异名芎藭、香果，为伞形科多年生草本植物川芎的干燥根茎，主产于四川。其性温，味辛，入肝、胆、心包经。

（1）功效主治

①祛风止痛。本品辛香升散，功专上行，直通头目，上透顶颠，专治头脑诸疾，为治疗头面部疼痛之要药，用于治疗头痛、风湿痹痛、牙痛及目赤肿痛等证。

②活血行气。本品既能活血化瘀，又能行气通滞，为"血中之气药"，适宜治疗气滞血瘀所致的胁肋作痛、积聚痞块、肢体麻木等病症。此外，本药为活血调经的要药，适于治疗月经不调，闭经痛经，产后瘀阻腹痛，恶露不行。

（2）常用配伍

①配伍白芷、羌活，升散透窍，上行头目，疏风止痛，适用于外感风邪所致的各类头痛，伴恶寒发热、目眩鼻塞者尤宜。

②配伍香附、柴胡，疏肝解郁，理气止痛，柔肝缓急，适用于肝失疏泄所致的胁肋胀痛、胸闷、易怒、善太息者。

③配伍桃仁、红花，祛瘀通脉，活血止痛，适用于治疗瘀血内阻导致的疼痛，痛有定处，发绀，爪青，面暗舌紫等症。

（3）用法禁忌

内服：煎汤服用 3～10g；研磨吞服每次 1～1.5g；或入丸、散。

本品用量须注意在 10g 以下，用量过多反而加剧头痛。

阴虚火旺，肝阳上亢者禁用，妇女月经过多及出血性疾病慎服。

（4）药理作用

①镇静。川芎挥发油少量时即对动物大脑活动具有抑制作用，川芎能抑制自发活动，对抗咖啡因的兴奋作用。

②改善循环。川芎能增加冠脉流量，降低脑血管、冠脉及外周血管阻力，减少心肌的再灌注损伤，对抗急性心肌缺氧、缺血。增加脑血流量，改善软脑膜循环和流态，增加脑血管搏动性血容量，防治脑缺血。

③改善肾功能。川芎能降低肾小球肾炎兔的尿蛋白，利尿，抑制肾小球纤维化，减轻肾衰竭。

④抑制肿瘤。大量研究提示川芎嗪对于胃癌、前列腺癌及肺癌等肿瘤疾病具有抑制发展的作用，对于三阴乳腺癌细胞，可能通过抑制 P13K 和 Akt 蛋白的异常磷酸化从而抑制其增殖、侵袭及上皮机制转化。

（5）跟师体悟

①活血止痛。本品适用于气滞血瘀引起的各种疼痛。与天麻相配，治

疗各种头痛，如神经性头痛、偏头痛、紧张性头痛，但注意川芎的用量一定控制在 10g 以内。

②调神利窍。本品调畅气机，有助于精神内守，则精神饱满，情志舒畅，安神益智，广泛适用于治疗肝火上炎、热扰心神或肝气郁结、情志内伤引起的心烦易怒、狂躁妄动及各类失眠。

26 泽兰活血而利水

【原著精要】

"泽兰"首载于《神农本草经》，异名"龙枣"，《救荒本草》异名"地瓜儿苗"。其有活血通经之功，多用于妇科血滞经闭、痛经及产后腹痛。骨伤科也用治跌仆损伤、瘀血作痛，外科用治痈肿疼痛。

内科少用泽兰。现代药理研究证实，泽兰能改善血液流变性，抑制血栓形成。其活血化瘀作用较为温和，而且能利尿退肿，解毒消痈，故内科可以多用。凡瘀滞作痛、瘀阻癥瘕、瘀闭水肿淋沥、瘀壅痈肿疮毒，均可投之。

【原著详解】

泽兰，首载于《神农本草经》，又名地瓜儿苗、地笋、甘露子等，为唇形科植物毛叶地瓜儿苗的干燥地上部分，全国大部分地区均产。其味苦、辛，性微温，归肝、脾经。

（1）功效主治

①活血调经。本品为妇科经产瘀血病症的常用药，用于治疗瘀血阻滞所致的月经不调、经闭、痛经、产后瘀阻腹痛等症。

②利水消肿。本品可用于治疗水肿、腹水等症，尤适用于瘀血阻滞、水瘀互结之水肿。

③祛瘀消痈。本品能活血祛瘀，消肿止痛，消痈散结，可用于治疗跌仆伤痛、疮疡肿毒等症。

（2）常用配伍

①配伍当归、赤芍、茺蔚子，可活血调经，散瘀止痛，用于治疗经闭、痛经、产后瘀滞腹痛等症。

②配伍茯苓、防己，可活血利水，通经化瘀，用于治疗水肿、腹水等症。

③配伍金银花、黄连、赤芍，可清热凉血，解毒消痈，用于治疗疮痈肿毒等症。

（3）用法禁忌

内服：水煎服，用量6～12g。

孕妇、血虚及内无瘀滞者慎用。

（4）药理作用

①增强子宫平滑肌收缩。泽兰水提取物作用于小鼠离体子宫平滑肌，能使其收缩幅度增大，肌张力加强，收缩频率加快。

②活血化瘀。泽兰能明显改善红细胞变形性、抑制红细胞和体内血小板的聚集，具有一定的活血化瘀作用。

③抗炎消肿。泽兰水提取物对角叉菜胶诱导的水肿、棉球诱导的肉芽肿和福尔马林诱导水肿均能达到抗炎消肿功效。

④改善肾功能。泽兰水煎液能纠正肾衰竭时的贫血、低钙血症、氮质血症，减少肿瘤坏死因子 α（TNF-α）对肾脏的纤维化损害，起到改善肾功能的作用。

（5）跟师体悟

①活血通经。本品配伍菟丝子或蛇床子，可以活血祛瘀，调经止痛，疏通经络，调整内分泌，可用于月经不调、经闭、不孕、颜面色素沉着等病症，为沈氏女科常用的调经药对。

②利尿退肿。本品配伍白茅根、白花蛇舌草，有清热利水、通脉消肿的功效，可用于下肢及颜面浮肿、产后浮肿、胸腔积液腹水以及肾小球肾炎等病症。

27 水蛭无毒

【原著精要】

"水蛭"俗名"蚂蟥"。常用蚂蝗、水蛭、柳叶蚂蝗。其首载于《神农本草经》,列为下品,以其有毒矣。

水蛭素为抗凝血物质,可溶栓,抗血栓形成,改善血液流变性,增加心肌营养血流量,促进脑血肿吸收,减轻其周围炎症及水肿,而缓解颅内压升高。这便是水蛭破血逐瘀的现代药理研究证明,可用于缺血性疾患特别是心脑血管病。

水蛭含有人体必需的 17 种氨基酸和 28 种微量元素。水蛭又有明显的降血脂功效,且能改善肾小球病理损伤,降低血尿素氮和肌酐。临床应当重视水蛭的运用。有人做过急性毒性试验,煎剂皮下注射的半数致死量 >15.28g/kg,静脉则 >50mg/kg。给动物静脉或皮下注射水蛭素,对其血压、心率、呼吸、肝、肾功能都无影响,无过敏反应,无抗体形成。血浆中也未发现水蛭素的抗原,各脏器病理切片,光镜检查也未发现病理组织学改变。实验提示水蛭为安全药。

【原著详解】

水蛭,首载于《神农本草经》,别名蛭蚭、马蜞、马蛭等,为水蛭科动物蚂蟥、水蛭或柳叶蚂蟥的干燥全体,全国大部分地区均产。其味咸、苦,性平,归肝经。

（1）功效主治

①破血通经。本品入血通泄，破血逐瘀力较强，常用于血滞经闭、中风偏瘫、跌仆损伤、心腹疼痛等瘀血阻滞之证。

②逐瘀消癥。本品为动物药，力量较猛，有破血逐瘀、通经活络之功，又常用于瘀滞重症，如癥瘕痞块等。

（2）常用配伍

①配伍虻虫，二者相伍，咸苦相合，相须为用，最善活血化瘀，消癥破积，治疗各种久瘀不化所致的病证，如妇人经水不利、产后恶露、膀胱蓄血、少腹硬满、脐腹作痛等。

②配伍苏木、自然铜，破血逐瘀，接骨续筋，常用于跌仆损伤，如《普济方》接骨火龙丹。

③配伍大黄、虎杖，泻下凉血，散瘀止痛，用于治疗闭经、蓄血、癥瘕积聚等症，兼见大便不通者尤宜。

（3）用法禁忌

内服：水煎服，用量1～3g。也可打粉冲服。外用：捣敷。

因本品活血化瘀、消癥破积之力较大，有出血倾向者、孕妇及月经过多者禁用。

（4）药理作用

①抗凝血。天然水蛭素可加速血瘀部位的血流速度、改善血液流变学异常、抑制血小板聚集、提高血管通畅率，抗血栓效果显著。

②抗动脉粥样硬化。水蛭及其提取物能调节脂代谢、保护内皮细胞、抑制平滑肌增生，从而发挥抗动脉粥样硬化作用。

③抗肿瘤。水蛭提取液能改善肿瘤微环境，可抑制肿瘤细胞增殖，具有促进肿瘤细胞凋亡、抗肿瘤转移等作用。

④保护肾脏。天然水蛭素具有显著的作用，能够降低血清尿素氮水平，维持体内葡萄糖代谢的相对稳定和平衡，减轻肾脏病理学损伤，保护肾脏。

⑤促进生殖。天然水蛭素对输卵管、输精管炎性阻塞有明显的治疗作

用，可用于不育症、弱精症、精子畸形率高等病症。

（5）跟师体悟

①逐瘀消癥。本品配伍三棱、莪术等，可用于瘀血阻络的心脑血管疾病及癌症等血脉瘀阻之证。

②破血通经。本品配伍香附、鸡血藤等，养血活血与破血通经同用，主要用于月经量少、经闭等病症。

③促进生殖。本品可用于不育症、弱精症、精子畸形率高等病症，临证配伍苍术、白花蛇舌草等，可用于湿热下注的实证，配伍生黄芪可防其耗气太过。

28 地龙剔络祛风湿

【原著精要】

"地龙"即蚯蚓，《名医别录》异名"土龙"。虫类剔络力宏，善祛风湿，用于痹证偏瘫，四肢麻木效果明显。热痹配清利的忍冬藤、赤芍；寒痹配温通的桂枝、附片；偏瘫配补气活血的生黄芪、当归；麻木配活血的丹参、鸡血藤。

地龙还有五个功效：一是解热镇静，抗惊厥，息肝风，治疗热病惊痫、抽搐强直、精神分裂症、狂躁证类；二是抗心律失常，降血压，抗凝血和溶栓作用，治疗缺血性心脑血管病；三是扩张支气管而平喘，用于痰鸣喘息属肺热证类；四是清热利尿，治疗热结膀胱的尿闭、尿少、尿痛证；五是抗癌作用，并为免疫增强剂。

【原著详解】

地龙，首载于《神农本草经》，异名白颈蚯蚓、土龙，为钜蚓科动物参环毛蚓或通俗环毛蚓、威廉环毛蚓、栉盲环毛蚓等的干燥全虫体。只分布于广东、广西等地的品种称"广地龙"，分布于全国各地的品种称为"沪地龙"。其味咸，性寒，归肝、脾、膀胱经。

（1）功效主治

①清热定惊。本品既可平肝息风止痉，又可清热定惊，适用于热极生风导致的神昏谵语、痉挛、惊厥、癫痫等。

②通络。本品其性走窜，通行于络脉之中，发挥搜风剔络之功效，为

剔络祛风湿的虫类要药，适用于痹证偏瘫、四肢麻木。

③平喘。本品性寒降泄，能清泄肺热而平喘，适用于肺热壅盛，肺失肃降，痰黏而多，喉中哮鸣有声，喘息气促者。

④利尿。本品咸而能降，药力能入于下焦，可清热利尿，通利膀胱，适用于热结膀胱导致的尿闭、尿少、尿痛。

（2）常用配伍

①配伍秦艽、忍冬藤等，可清热除湿，通行经络，常用于治疗风热之邪闭阻导致的经络阻滞、血脉不畅、关节痹痛、肢体麻木等症。

②配伍黄芪、当归、川芎等，可补气活血，通络搜风，常用于治疗气虚血滞之中风，常见半身不遂、口眼㖞斜等症。

③配伍钩藤、全蝎等，可清热息风，定惊止痉，常用于治疗热极生风证，如症见神昏谵语、痉挛抽搐，以及小儿惊风癫狂、惊厥抽搐等。

④配伍麻黄、杏仁等，可清肺化痰，止咳平喘，治邪热壅肺，肺失肃降之咳嗽哮喘，如症见喉中哮鸣有声、鼻扇气粗、张口抬肩、痰黏难咳等。

（3）用法禁忌

内服：水煎服，用量 3 ~ 10g。

地龙为虫类药，走窜于经络，活血剔络力强，易动气动血，气虚血虚甚者慎用。此外，对异体蛋白过敏者忌用。

（4）药理作用

①溶血栓。地龙抗凝血而不影响止血，能促进纤维蛋白的溶解，保证血管内血液畅通。

②降血压、血脂。地龙可降低肾脏局部醛固酮水平，显著降压；蚯蚓冻干粉可降低总胆固醇、甘油三酯、LDL-C（低密度脂蛋白胆固醇）水平，同时升高 HDL-C（高密度脂蛋白胆固醇）水平。

③平喘止咳、抗过敏。地龙有抗炎、抗组胺、抗过敏、解痉挛的作用，蚯蚓素对支气管哮喘治疗有效率达 76%，验证了其平喘作用。

④解热、镇静。地龙的解热有效成分为蚯蚓解热碱，其作用于体温调

节中枢，使散热增加，对各种原因引起的发热均有明显退热作用。

⑤抗惊厥、抗癫痫。地龙的活性成分能拮抗亚甲烯四氮唑及咖啡因引起的惊厥，可使海马区 Glu 含量下降，GABA（γ - 氨基丁酸）的含量增加，发挥抗癫痫作用。

（5）跟师体悟

①活血通络。本品配伍红花、赤芍等活血药物，可用于中风后遗症，出血性中风、缺血性中风的恢复期及后遗症期，颈椎病及风寒袭络引起的肢体麻木不仁，以及月经量少、经闭等妇科疾病者。

②平肝降压。本品配伍天麻、钩藤等平肝息风之品，可用于高血压病属肾虚所致的小络脉瘀滞者，舒张压升高者本品尤宜。

③解痉平喘。本品配伍苏子、赤芍等，可用于肺纤维化所致的气喘胸闷、气短、口唇发紫等肺脉瘀滞之证。

29　王不留行活血而疗肾病

【原著精要】

"王不留行"《救荒本草》异名"奶米"。医者只以为其为妇科专药，上通乳汁，下通经闭，且消痈肿，治疗经闭痛经、乳汁不下、乳痈肿痛有效。

殊不知，王不留行活血利尿，其性下行，走而不守，对小便淋沥，尿频不畅，尿痛色深之各种肾病如肾炎、肾盂肾炎、尿路感染、结石，随证加味，配伍得当也有奇效。

【原著详解】

王不留行，首载于《神农本草经》，又名麦蓝子、麦蓝菜、留行子，为石竹科植物麦蓝菜的干燥成熟种子，主产于河北、山东、辽宁等地。其味苦，性平，归肝、胃经。

（1）功效主治

①下乳消肿。本品走血分，可行血脉、通乳汁，为治疗产后乳汁不下的常用之品，且有活血消痈、消肿止痛之功，宜治疗乳痈肿痛等症。

②利尿通淋。本品可用于治疗各种淋证，症见小便淋沥、尿频不畅、尿痛色深等症。

③活血通经。本品其性下行，走而不守，可用于治疗瘀血阻滞所致的经闭、痛经、经行不畅、难产等症。

（2）常用配伍

①配伍通草、蒲公英，可通利乳汁，用于治疗乳汁不通等症。

②配伍石韦、瞿麦、冬葵子，可清热利水，活血通淋，用于治疗小便频数、淋沥涩痛、小腹拘急引痛等症。

③配伍当归、川芎、香附，可通利血脉，活血通经，用于治疗经行不畅、经闭、痛经等症。

（3）用法禁忌

内服：水煎服，用量 5 ～ 10g。

孕妇慎用。

（4）药理作用

①催乳。王不留行不仅可以促进乳腺上皮细胞的增殖、提高细胞活力，还可以通过提高乳腺上皮细胞 β－酪蛋白的表达，引起泌乳增加。

②利尿。王不留行醇提取物可以抑制大鼠慢性膀胱颈梗阻模型膀胱逼尿肌的平滑肌细胞凋亡和平滑肌细胞的退化状态，从而改善逼尿肌功能，具有利尿作用。

③抗炎镇痛。王不留行水煎剂能抑制血清中 MDA、TNF-α 和 NO 的产生，具有一定的抗炎镇痛作用。

④收缩子宫平滑肌。王不留行水煎液可通过 L-钙通道和 M 型受体，升高胞浆内的 Ca^{2+}，从而增强子宫肌的收缩。

（5）跟师体悟

①通经下乳。本品配伍路路通、炒橘核，可用于产后乳脉不通引起的乳少、乳汁不畅及乳痈肿痛等病症。

②活血利尿。本品配伍丹参、车前草，可用于隐匿性肾炎引起的尿潜血、尿蛋白阳性，或排尿不畅、尿痛等病症。

30 苏木巧解心痛

【原著精要】

"苏木"活血破瘀，消肿止痛，为妇科和骨伤科专药，用于血滞经闭，血阻痛经，产后瘀结，跌仆损伤瘀肿而痛。

"苏木"含苏木精、挥发油，能增加冠脉流量，降低冠脉阻力，促进微循环血流，促进其管径恢复而改善微循环障碍，抑制血小板聚集，降低血液黏度，对血瘀类或痰瘀互结类胸痹心痛有明显的镇痛作用，可以妙用。要掌握剂量，正如《本草纲目》所言："苏方木乃三阴经血分药，少用则和血，多用则破血。"和血用 5g，破血用 10g。

【原著详解】

苏木，首载于《医学启源》，又名苏方木、苏枋、红柴，为豆科云实属植物苏木的干燥心材，主产于广东、广西、云南、海南、福建、四川、贵州等地。其味甘、咸，性平，归心、肝、脾经。

（1）功效主治

①活血祛瘀。本品能入血分，活血祛瘀，通经止痛，用于治疗血滞经闭、血阻痛经、产后瘀结、心腹瘀痛、痈疽肿痛等症，为妇科瘀血经产诸证及其他瘀滞病症的常用药。

②消肿止痛。本品性味和缓，能活血散瘀，瘀血去则疼痛自消，故有消肿止痛之功，用于治疗跌仆损伤、骨折筋伤、瘀滞肿痛等症，为伤科常用药。

（2）常用配伍

①配伍香附，可活血行气，调经止痛，用于治疗气滞血瘀所致腹痛、胁肋痛、妇女痛经等症。

②配伍红花、没药，可活血化瘀，通络止痛，用于治疗因血瘀所致痛经、闭经、产后腹痛、腹部（包）块、跌打肿痛等症。

③配伍葛根、川芎，可舒筋活络，用于治疗胸痹心痛以及颈椎病、高血压所致头痛等症。

（3）用法禁忌

内服：煎汤，3～9g。

血虚无瘀滞或月经过多者慎用，孕妇忌用。

（4）药理作用

①改善循环障碍。苏木水煎醇提取液能显著促进微动脉血流，促进微循环和管径的恢复，还可增加冠脉流量，降低冠脉阻力，促进机体微循环。

②抑菌消炎。苏木煎液和浸煎剂对金黄色葡萄球菌、溶血性链球菌、肺炎链球菌、白喉杆菌、流感杆菌、伤寒杆菌及肺炎杆菌等多种细菌有较强抑制作用。

③镇静催眠。苏木水煎剂对小鼠、兔、豚鼠于不同给药途径均有催眠作用，大剂量有麻醉作用，且能对抗士的宁、可待因的中枢兴奋作用。

（5）跟师体悟

①活血止痛。本品主要用于血脉瘀阻引起的疼痛，例如，冠心病心绞痛，腹部疼痛（胃炎，胆囊炎），妇科疼痛（痛经，子宫内膜异位症，子宫腺肌症）等病症，临床可与延胡索、川芎等药物配合使用，增强活血止痛之功。

②消肿通络。本品配伍刘寄奴、骨碎补等，可用于跌仆损伤、痈疽肿痛等骨伤科及外科病症。

31 鸡血藤和血效药

【原著精要】

"鸡血藤"产于云南凤庆（旧称顺宁）者最佳，异名"九层风""过岗龙"。其功效与当归相似，既补血又行血，同为有效的调经药。虽然其补血之力次于当归，但其尚能养筋通络，故特别适于虚人、老人及血虚不营、血不养筋、经络不通者。如肢体麻木，腰膝酸痛，风湿痹痛证。鸡血藤还能提升放疗化疗引起的血细胞下降。其性平和，用量可大，10～30g，唯汤剂呈鲜红色，合入苏木则更显。

【原著详解】

鸡血藤，首载于《本草纲目拾遗》，又名血风藤、红藤、九层风、过岗龙，为豆科植物密花豆的干燥藤茎。其味苦、甘，性温，归肝、肾经。

（1）功效主治

①活血补血。本品色赤，入肝经血分，质润行散，既能补血，又能活血，用于治疗血虚萎黄、月经量少等症。

②调经止痛。本品为妇科调经要药，妇人血瘀及血虚之月经不调、痛经、闭经均可应用。

③舒筋活络。本品既能活血通络止痛，又能养血荣筋，可治疗血不养筋、经络不通导致的风湿痹痛、手足麻木、肢体瘫痪等症。

（2）常用配伍

①配伍当归、川芎等，养血活血，治疗妇人月经不调、月经量少、闭

经、痛经等症。

②配伍威灵仙、忍冬藤等，活血通络，治疗风湿痹证，关节疼痛、僵硬，肢体麻木，活动不利等症。

（3）用法禁忌

内服：水煎服，9～15g。

（4）药理作用

①造血。鸡血藤所含的总黄酮和儿茶素能促进造血细胞增殖，增强造血功能，促进造血功能的恢复，提升白细胞以及抗血小板聚集。

②抗炎。鸡血藤水煎剂能作用于细胞凋亡、IL–17 信号通路、Th17 细胞分化和 TNF 信号通路等多条信号通路，发挥治疗类风湿关节炎的作用。

③兴奋子宫。鸡血藤能兴奋子宫、促进子宫节律性收缩及子宫代谢，小剂量能促进子宫节律性收缩，较大剂量收缩更显著。

④抗肿瘤。鸡血藤的有效成分总黄酮及缩合鞣质能促进肿瘤细胞凋亡、自噬，干扰肿瘤细胞周期，抑制肿瘤转移。

（5）跟师体悟

①和血养血。本品既能和血又能补血，配伍石韦，可用于肿瘤患者放化疗后的全血细胞减少，妇女月经量大及淋沥不断等症。

②调经止痛。本品可用于血瘀、血虚或者血虚夹瘀导致的痛经，配伍香附为治疗痛经的有效药对；配伍伸筋草，可治疗输卵管不通、积液等妇科疾病。

③疏通经络。本品养血舒筋，可用于各种风湿痹痛，手足麻木，肢体瘫痪者，也可用于颈椎病、腰椎病引起的肢体麻木疼痛者。配伍老鹳草，专治腰膝酸软疼痛。

32 牡丹皮清肝泻火

【原著精要】

"牡丹皮"的主要活性成分为"牡丹皮酚"和"芍药苷"。其对金黄色葡萄球菌、链球菌、各种杆菌和皮肤真菌都有抑菌作用而具抗炎、清热凉血之功。无论虚实之热均可清之，用于温病热入血分，斑疹吐衄，后期余邪发热，也用于阴虚血热的骨蒸潮热，还用于痈肿疮毒，特别是肠痈。牡丹皮还有活血化瘀止痛作用，适于血瘀血热的经闭痛经，癥瘕积聚，跌仆伤痛。牡丹皮对心脑血管的效应也明显：保护心肌缺血，增加冠脉流量，降低心肌耗氧量，显著降压，抑制血小板聚集，抗凝血，催眠镇静，抑制中枢，系心脑血管病的常用药。

牡丹皮入肝经，肝藏血，其清热凉血活血之力可直泻肝火。无论头痛目赤，胁满口苦，尿赤便秘，苔黄质红，脉象弦数的肝经实火或肝阳上亢，眩晕腰酸，五心烦热，梦多遗精，苔净质红，脉象细数的水不涵木证类，均可以牡丹皮为主药。

牡丹皮生用清热凉血，退热消痈。酒炒凉血祛瘀。炭用凉血止血。胃虚者酒拌蒸。

【原著详解】

牡丹皮，首载于《神农本草经》，又名牡丹根皮，为毛茛科植物牡丹的干燥根皮，主产于安徽、四川、湖南、湖北、陕西。其味苦、辛，性微寒，归心、肝、肾经。

（1）功效主治

①清热凉血。本品既能清解营血分之实热，治疗热入营血，温毒发斑，血热吐衄，又善于清透阴分伏热，治疗夜热早凉、骨蒸潮热、阴虚发热等症，为治无汗骨蒸的要药。

②活血止痛。本品有凉血不留瘀，活血而不动血之功，用于治疗妇女血滞经闭、痛经、癥瘕积聚、跌仆损伤等症。

③化瘀消痈。本品性寒凉血，辛以散瘀，苦泄排脓，故有散瘀消痈之效，用于治疗痈肿疮毒，特别是肠痈。

（2）常用配伍

①配伍水牛角、生地黄、赤芍，清热解毒，凉血散瘀，用于治疗热入血分导致的身热、神昏谵语、斑疹，或吐血、便血、尿血等热甚动血之症，或各种热性传染病伴有出血者，如出血热、乙型脑炎、斑疹伤寒、败血症等，效果颇佳。

②配伍鳖甲、知母，养阴透热，治疗温病后期，邪伏阴分，夜热早凉，热退无汗者。

③配伍桂枝、川芎，温经散寒，活血化瘀，用于治疗妇人血瘀经闭，行经腹痛，产后恶露不尽等。

④配伍大黄、桃仁、芒硝，泄热破结，散瘀消痈，用于治疗瘀热互结之肠痈初期，症见右下腹肿块，疼痛拒按。

（3）用法禁忌

内服：水煎服，6～12g；或入丸、散。

血虚有寒、月经过多者忌用。孕妇慎用。

（4）药理作用

①抗菌消炎。牡丹皮中所含多种成分均有抗炎作用，煎剂对大肠杆菌、溶血性链球菌、金黄色葡萄球菌、伤寒杆菌等20余种致病菌均有较强的抑制作用。

②抗心肌缺血。牡丹皮酚可显著降低血清中脂质含量，改善血液流变性，降低主动脉中斑块厚度，改善动脉粥样硬化症状，降低缺血心肌细胞

代谢率，防止心肌细胞膜受损而发挥抗心肌缺血作用。

③抗惊厥。牡丹皮总苷能对抗谷氨酸脱羧酶抑制剂氨基脲所致惊厥，且能增强苯巴比妥的抗惊厥作用。

④抗肿瘤。牡丹皮酚可通过启动磷脂酰肌醇 3- 激酶（PI3Ks）而降低肿瘤细胞内质网活性，从而抑制肿瘤细胞增殖分化，诱导肿瘤细胞凋亡，发挥抗肿瘤作用。

（5）跟师体悟

①清肝泻火。本品清热凉血活血之力可直泻肝火，配伍栀子，用于治疗肝经实火引发的头晕头痛、耳鸣耳聋、目睛红赤、牙龈肿痛等症。

②清热凉血。本品配伍白茅根、茜草等，可用于各种热盛引起的出血如鼻衄、月经量多，以及各种血分热证如斑疹、痤疮等。

③清退虚热。本品配伍青蒿，可用于阴分伏火所致的低热、五心烦热、夜间潮热、妇人骨蒸潮热、烘热汗出等症。

④散瘀止痛。本品配伍赤芍、红花等，可用于血瘀血热所致的心绞痛、癌性疼痛等。

33 芍药区别投用

【原著精要】

"芍药"有赤白之分。白芍《名医别录》异名"余容",《本草纲目》又名"将离",含牡丹皮酚、芍药苷和鞣质等。养血和营,柔肝止痛,治疗血虚肝旺的眩晕胁痛,耳鸣易怒,营卫不和的汗多畏风,血虚不荣的月经不调。白芍还可抑制中枢、镇静、解痉而镇痛,尤治痢疾、胃肠蠕动引起的脘腹疼痛以及血不养筋的手足肌肉痉挛作痛。平肝者生用,柔肝者炒用。

"赤芍"清泻肝火,凉血活血,散瘀消肿,专治温病热入血分的身热斑疹、舌绛脉数,血热妄行的吐衄血证,肝火瘀血的头痛目赤,胁腹诸痛,经闭经痛,疮痈肿痛,以及跌仆损伤、红肿热痛。

赤芍、白芍功效之异,诚如清·黄宫绣《本草求真》所言:"白则有敛阴益营之力,赤则只有散邪行血之意;白则能于土中泻木,赤则能于血中活滞。"张山雷在《本草正义》中说得更透彻:"一为补血养肝脾真阴,而收摄脾气之散乱,肝气之恣横,则白芍也;一为逐血导瘀,破积泄降,则赤芍也。"成无己谓:"白补而赤泻,白收而赤散。故益阴养血,滋润肝脾,皆用白芍;活血行滞,宣化疡毒,皆用赤芍药。"现今柔肝和营多用白芍,保肝止痛多用赤芍。赤芍治疗肝炎因味不酸、不伐肝而较白芍更宜。治疗痰瘀互结类冠心病,因化热多见,比白芍更效。

【原著详解】

芍药，首载于《神农本草经》，又名将离、解仓、可离，为毛茛科植物芍药的干燥根。白芍和赤芍属于芍药种的不同品种，在《神农本草经》中不分，通称芍药，唐末宋初，始将两者区分。前人谓"白补而赤泻，白收而赤散"，两者在功效、主治及临床应用上差别较大，现分别论述。

●白芍

白芍主产于浙江、安徽、四川等地，味苦、酸，性微寒，归肝、脾经。

（1）功效主治

①养血调经。本品能益肝之阴血，用于治疗血虚不足所致的面色萎黄、心悸眩晕、月经不调等症。

②敛阴止汗。本品有敛阴津、固腠理、止虚汗之功，用于治疗营卫不和所致的汗出恶风，虚劳自汗不止，以及阴虚盗汗。

③柔肝止痛。本品能益脾阴而收摄至阴耗散之气，养肝阴而和柔刚木桀骜之威，可养血柔肝而止痛，用于治疗肝郁血虚之两胁作痛，肝脾失和之脘腹挛急疼痛，以及阴血亏虚之四肢挛急疼痛等症。

④平抑肝阳。本品养血敛阴，平抑肝阳，为治肝阳上亢之常用药，用于治疗肝阳上亢所致的头痛眩晕、烦躁易怒、耳鸣目赤等症。

（2）常用配伍

①配伍桂枝，可解肌发表，调和营卫，用于治疗外感风寒，营卫不和之汗出、恶风等症。

②配伍当归、柴胡，可疏肝解郁，养血柔肝，用于治疗两胁作痛、头痛目眩、月经不调、乳房胀痛等症。

③配伍白术、防风、陈皮，组成痛泻要方，调肝理脾，柔肝止痛，用于治疗肠鸣腹痛、大便溏泄、泻后痛减等症。

（3）用法禁忌

内服：水煎服，用量 6～15g。

平抑肝阳、敛阴止汗多生用，养血调经、柔肝止痛多炒用或酒炒用。不宜与藜芦同用。阳衰虚寒证者不宜使用。

（4）药理作用

①改善缺血再灌注。白芍总苷能抑制心肌内质网应激相关蛋白GRP78表达，下调CHOP、Caspase-12、Caspase-3水平，改善缺血再灌注心功能。

②抗抑郁。芍药苷可以调节海马组织中的谷氨酸及其受体的表达，从而发挥抗抑郁作用。

③镇痛。芍药苷能缓解大鼠母仔分离诱导的内脏痛觉过敏，抑制炎症因子的释放和脊髓小胶质细胞的激活，缓解慢性炎症疼痛。

（5）跟师体悟

①柔肝止痛。本品配伍甘草，有养血柔肝之功，可治疗虚证疼痛，如子宫内膜异位症、子宫腺肌症等。芍药用量增加为50g时，药效更佳。

②养血和营。本品配伍桂枝可治疗营卫不和所致的汗出恶风，配伍当归可治疗血虚不荣所致的月经不调等症。

●赤芍

赤芍主产于东北、华北、陕西及甘肃等地，其味苦，性微寒，归肝经。

（1）功效主治

①清热凉血。本品既善清泻肝火，用于治疗肝经风热所致的目赤肿痛，又可泄血分郁热，用于治疗温病热入血分所致的身热斑疹、血热妄行、吐血衄血、舌绛脉数等症。

②散瘀止痛。本品有散瘀滞、止疼痛之功，用于治疗头痛、目赤肿痛、胁腹诸痛、疮痈肿痛、跌扑损伤、经闭痛经、癥瘕腹痛等症。

（2）常用配伍

①配伍栀子、黄芩，可清肝泻火，用于治疗肝经风热之眵多模糊、目赤肿痛、大便秘结等症。

②配伍金银花、天花粉、乳香，可清热解毒，消肿散结，活血止痛，

用于治疗痈肿疮疡、红肿焮痛等症。

③配伍当归、川芎、延胡索，可活血祛瘀，温经止痛，用于治疗血脉瘀阻导致的经闭痛经、癥瘕腹痛等症。

（3）用法禁忌

内服：水煎服，用量 6 ～ 12g。

血寒经闭者不宜使用，孕妇慎用。不宜与藜芦同用。

（4）药理作用

①保肝。赤芍总苷能降低大鼠肝纤维化程度，降低肝组织中的羟脯氨酸含量，改善肝脏病理损伤，抑制肝胶原纤维合成和沉积，具有明显的保肝作用。

②抗炎。赤芍水提取物可以降低炎症因子的水平，减轻炎症反应。

③舒张血管。赤芍总苷能够显著改善血瘀证大鼠的血液流变学异常，具有保护血管内皮功能、抗血小板凝集、舒张血管的作用。

④抗肿瘤。赤芍总苷能够有效抑制肺癌、乳腺癌、胃癌、肠癌、肝癌等多种机体肿瘤细胞，具有广泛的抗肿瘤作用。

（5）跟师体悟

①清肝泻火。本品临证常与白菊配伍，清肝明目，是治疗眼睛干涩、目赤肿痛等眼部疾患的有效药对。

②凉血活血。本品与活血化瘀类药物如红花、地龙相配，可用于治疗血脉瘀滞的胸痹心痛、胁腹诸痛等。

③散结消肿。本品配伍白芍、浙贝母，有散结消肿、消除癥瘕的作用，适用于颜面痤疮、肿瘤等病症。

34 四种柴胡各有所主

【原著精要】

"柴胡"名种繁杂，以其药用者主要分为四种：北柴胡，又称"硬柴胡"，《神农本草经》异名"地蒸"，《中药大辞典》异名"山根菜"。南柴胡又称"软柴胡"，系狭叶柴胡，辽宁地区异名"蚂蚱腿"。竹柴胡又称"竹叶柴胡""茅胡""春柴胡"。色白黄而大，产于银州者为"银柴胡"（另有石竹科银柴胡的干燥根亦称银柴胡）。

柴胡有六个功效：解热、抗疟，为透表泄热药，用于少阳疟疾，寒热往来和不明原因的发热；抗菌、抗病毒、抗结核，防治流感、结核病；增进肝功能，降转氨酶，利胆排石，疏肝调经，治疗肝炎结石；镇痛、镇静、抗惊厥，尤止胁肋痛和调理月经；消炎，治疗泌尿系感染；升举阳气，用5g治气虚下陷证。

北柴胡解表退热，疏肝解郁生用，调经止痛醋制，退虚热鳖血炒，升提止泻酒制，蜜水炒则润肺止咳；肝郁劳热，南柴胡生用；竹柴胡疏肝止痛之力更强；银柴胡专退阴虚潮热，骨蒸劳热，小儿疳热。四种柴胡各有所主。正如倪朱谟《本草汇言》所云："柴胡有银柴胡、北柴胡、软柴胡三种之分，银柴胡清热，治阴虚内热也；北柴胡清热，治伤寒邪热也；软柴胡清热，治肝热骨蒸也。"

【原著详解】

柴胡，首载于《神农本草经》，又名地熏、茈胡、山菜，为伞形科植物柴胡或狭叶柴胡的干燥根。按性状不同，分别习称"北柴胡"和"南柴胡"。北柴胡主产于河北、河南、辽宁；南柴胡主产于湖北、江苏、四川。其味辛、苦，性微寒，归肝、胆、肺经。

（1）功效主治

①疏散退热。本品有祛邪解表退热之功，可用于治疗外感风邪所致的恶寒发热、鼻塞流涕、脉浮等症；也能疏散少阳半表半里之邪，用于治疗邪在少阳所致的寒热往来、胸胁苦满、口苦咽干等症。

②疏肝解郁。本品性善调达肝气、疏肝解郁，用于治疗肝失疏泄、气机郁阻所致的月经不调、经前乳房胀痛、胸胁胀痛等症。

③升举阳气。本品性升散味轻，具升阳之性，能引中气升达于上，用于治疗中气不足、气虚下陷所致的脏器脱垂等症。

（2）常用配伍

①配伍人参，可益气升阳，益卫固表，扶正祛邪，用于治疗气虚外感、气虚下陷及慢性肝胆疾病。

②配伍黄芩，可外透半表半里之邪，内清少阳阳明之郁火。二药并用，疏清并行，调畅枢机，用于治疗少阳病发热、疟病发热、外感热病、胸胁苦满以及肝胆诸疾。

③配伍白芍、当归，可调达肝气，养血调经，缓急止痛，用于治疗妇女肝气不舒之情志抑郁、月经失调等症。

④配伍升麻，两药相须为用，可升脾胃清阳之气，用于治疗气短、乏力、崩漏、脱肛、子宫下垂等中气下陷或气虚不能摄血证。

（3）用法禁忌

内服：水煎服，用量 3 ～ 10g。

疏散风热宜生用，疏肝解郁宜醋炙，升举阳气可生用或酒炙。

柴胡其性升散，古人有"柴胡劫肝阴"之说，阴虚阳亢、肝风内动、阴虚火旺及气机上逆者忌用或慎用。

（4）药理作用

①退热。柴胡皂苷、皂苷元 A、挥发油可作用于下丘脑体温调节中

枢，抑制体温调定点上移，从而使体温下降，起到退热作用。

②保护肝脏。柴胡皂苷D可降低谷草转氨酶、谷丙转氨酶水平以及肝组织和血清中丙二醛的含量，具有抗肝纤维化、保护肝细胞的作用。

③镇痛。柴胡能显著提高小鼠的痛阈值，具有一定的镇痛作用。

④抗炎。柴胡皂苷A可有效降低促炎性细胞因子的表达，抑制LPS/D-GalN诱导的肝损伤，柴胡皂苷D可缓解软骨细胞的自噬、炎症反应和细胞凋亡。

（5）跟师体悟

①解表退热。本品对于经期感冒以及儿童外感发热具有较好的治疗效果，无论风寒、风热均可使用。

②疏肝调经。本品配伍香附、川芎，调达肝气，治疗肝失疏泄，气机郁滞的月经量少、乳房胀痛、情志不遂等病症。

③升阳举陷。本品配伍黄芪、白术，益气升阳，临证用于治疗中气下陷引起的脏器下垂，如胃下垂、子宫脱垂等。

④三药之别。南柴胡解热作用较强，常用于风寒外感引起的发热；北柴胡抗炎作用较强，治疗肝炎效果较好；银柴胡退虚热、清肝热的效果较强，可用于骨蒸盗汗、烘热颧红等虚热证。

35 枳壳破而不伤

【原著精要】

"枳壳"系酸橙、香橼大而接近成熟的果实,枳实为小而未成熟的果实。性味辛苦而温,炒后辛燥之性缓和,功效宽中除胀,消积祛痰。现代药理研究证实其有三个药效:抑制胃肠蠕动,专治胸腹痞满,胀痛泄泻;收缩平滑肌,用治胃扩张、胃停水、消化不良、子宫脱垂、脱肛;显著升高血压,治疗低血压,抢救休克。

枳实、枳壳远古不分,魏晋后始分用,破气力宏者枳实,故脘腹痞硬,胀痛拒按,热结便秘时枳实最宜。枳壳力缓,以行气宽胸为主,用于消胀除痰。《本草汇言》曰:"枳壳之性,专于平气,气平则痰喘止,气平则痞胀消,气平则刺痛安,气平则后重除。"故炒枳壳广泛用治胸痹脘胀,痰热互结,湿热下痢诸证,其性破而不伤。

【原著详解】

枳壳,首载于《雷公炮炙论》,又名枸橘、臭橘,为芸香科植物酸橙及其栽培变种的干燥未成熟果实去瓤,主产于四川、江西、湖南、湖北、江苏等地。其味苦、辛、酸,性微寒,归脾、胃经。

(1)功效主治

①理气宽中。本品能行能泄,入脾胃经而调畅中焦气机,用于治疗胸膈痞满,胁肋胀痛,痰滞咳嗽。

②行滞消胀。本品能消积导滞,行气除胀,用于治疗胃肠积滞,气机

不畅所致脘腹痞满胀痛、呕吐、泄泻等症。

（2）常用配伍

①配伍瓜蒌、薤白、桂枝等，可通阳散结，用于治疗肝郁气滞所致胸胁胀痛、胸闷不舒、善太息、头晕目眩、舌苔白滑、脉弦等症。

②配伍陈皮、槟榔、木香等，可行气宽中，用于治疗胃肠气滞、脘腹胀满、痞闷、吐泻等症。

（3）用法禁忌

内服：水煎服，3～10g。

脾胃虚弱者及孕妇慎用。

（4）药理作用

①调节胃肠运动。枳壳能兴奋胃肠道平滑肌，使胃底平滑肌的张力升高，增强胃肠的蠕动能力，从而解除胃肠道的痉挛状态。

②升高血压。枳壳醇提取物对血管平滑肌有直接作用，可增加细胞内钙，引起血管收缩，具有较好的升压作用。

③收缩子宫平滑肌。枳壳所含5-羟色胺对子宫平滑肌有明显的兴奋作用，能增加子宫收缩节律。

（5）跟师体悟

①消胀除痰。本品配伍瓜蒌、莱菔子，常用于治疗痰湿壅滞引起的胸痹心痛、脘腹胀满等病症。

②升举脏器。本品配伍黄芪、白术，可达到升清降浊的功效，用于治疗因气陷导致的胃下垂、肾下垂、子宫脱垂、脱肛等脏器下垂症。现代研究发现，本品量小时可收缩血管，升举脏器，量大有舒缓平滑肌的作用，因此升举脏器时用量宜小。

③壳实有别。枳壳性平，作用和缓，枳实性烈而速，破气力强。病在气，需行气理气，若无明显实证或无燥实内结者多用枳壳；当出现明显实证，积滞燥实者方用枳实。

36 菖蒲不仅开窍而且消导

【原著精要】

"菖蒲"有三种："石菖蒲"，《神农本草经》异名"昌阳"，《本草纲目》异名"水剑草"。"节菖蒲"，古称石菖蒲，以"一寸九节者"佳，又称"九节菖蒲"。近代以阿尔泰银莲花的根茎入药，有毒性，故弃用之。"水菖蒲"首载于《名医别录》，又名"白昌""泥昌"，其效不如石菖蒲，但有祛痰、止咳、止泻之功。菖蒲入药以石菖蒲为优。

菖蒲有两个功效：一是镇静、解痉、抗惊厥，所谓豁痰开窍，宁神镇惊，善入心经，治疗痰蒙清窍的热病神昏，癫痫痰厥，精神失常，健忘耳鸣之证；二是芳香化浊，治疗湿阻中焦的胸脘胀满，不思饮食，食积不化，苔腻脉滑之证。医者投菖蒲常以开窍为重，而疏忽其化浊之力。菖蒲实为消食良药，尤宜于痰闭食阻证。

【原著详解】

菖蒲，首载于《神农本草经》，列为上品，异名昌阳、尧韭、水剑草，为天南星科多年生草本植物石菖蒲的干燥根茎，主产于四川、浙江、江苏、福建等地。其味辛、苦，性温，归心、胃经。

（1）功效主治

①开窍豁痰。本品芳香走窜，善于治疗痰湿秽浊之邪蒙蔽清窍所致之神志错乱，常用于治疗中风痰迷心窍，神志错乱，或痰蒙清窍的热病神昏，癫痫痰厥等病症。

②醒神益智。本品可开心窍，具有宁心安神益智、聪耳明目的功效，可用于治疗健忘失眠、头晕嗜睡、耳鸣耳聋等症。

③化湿和胃。本品芳香化湿，可醒脾消食，开胃宽中，适用于治疗痰湿内阻所致之胸脘胀满、不思饮食、食积不化、苔腻脉滑等症。

（2）常用配伍

①配伍半夏、天南星，如《济生方》之涤痰汤，芳香开窍，清热豁痰，适用于癫痫痰厥以及中风痰迷心窍所致的神志错乱、舌强不能言语者。

②配伍酸枣仁、龙眼肉，如《杂病源流犀烛》中安神定志丸，滋养心血，安神定志，适用于劳心劳神过度，心神失养引起的失眠多梦、心悸怔忡、健忘耳鸣者。

③配伍藿香、砂仁，醒脾化湿，行气除胀，适用于痰湿中阻所致的脘腹胀闷、嗳气酸腐、食欲不振者。

（3）用法禁忌

内服：水煎服，用量3～10g。

水菖蒲药效不如石菖蒲，但有祛痰、止咳、止泻之功，入药以石菖蒲为优。

（4）药理作用

①调节中枢神经系统。石菖蒲有双向调节中枢神经系统的作用，可抑制脑缺血再灌注引起的脑神经细胞凋亡，减轻脑水肿，保护脑细胞。

②对心脑血管的作用。石菖蒲能改善血液黏度，降低脑组织内皮素水平，舒张脑血管，治疗脑供血不足。

③对呼吸系统的作用。石菖蒲挥发油浓度较高时能抑制气管痉挛性收缩。

④对消化系统的作用。石菖蒲能抑制胃肠平滑肌运动，抑制消化液分泌，促进药物在大肠内的吸收，缓解胃酸过多引起的胃烧灼感、胃痛及治疗萎缩性胃炎等病。

（5）跟师体悟

①豁痰开窍。本品配伍胆南星、全瓜蒌、丹参、地龙、郁金，有开窍化痰、宁心安神的功效，适用于痰浊蒙窍、痰瘀互结引发的脑卒中、癫痫、胸痹等病症。

②芳香化浊。本品配伍藿香、佩兰、白蔻仁，有芳香化浊、消食和胃之功，可用于湿浊中阻所致的胸脘胀满，不思饮食，食积不化，苔腻脉滑之证。沈师曰："石菖蒲实为消食良药，尤宜于痰闭食阻证。"

37 郁金理气和血

【原著精要】

"郁金"亦称"玉金"。唐·苏敬等撰《新修本草》异名"马蒁"。郁金有五个药效：理气解郁，凉血破瘀而治胸胁、脘腹胀满作痛和血热血滞的诸血证；清心镇静，治热病神昏、癫痫狂等精神症状及失眠烦躁等神经官能症；促进胆汁分泌排泄，有保肝作用，治疗黄疸型肝炎，胆道炎症结石；溶解胆固醇以降脂、保护心肌损伤而治高脂血症、冠心病；利尿排石，治泌尿系感染、结石、小便不畅。

郁金调理气血有双重作用，既能行气解郁，又能活血化瘀，是气血双治药，尤宜于气滞血瘀的多种证类，为内妇科的要药，胸胁脘肋诸痛，痛经、闭经、癥块结石、吐衄尿血，以及湿阻蒙窍，苔腻脉滑均可投之，且常与石菖蒲同用，如清代《温病全书》中的"菖蒲郁金汤"。广郁金偏于行气，川郁金偏于化瘀。

【原著详解】

郁金，首载于《药性论》，又名玉金、马蒁，为姜科植物温郁金、姜黄、广西莪术或蓬莪术的干燥块根。前两者习称"温郁金"或"黄丝郁金"，其余按形状不同习称"桂郁金"或"绿丝郁金"。郁金主产于四川、浙江、广西、云南，其味辛、苦，性寒，归于心、肺、肝、胆经。

（1）功效主治

①活血止痛。本品能活血化瘀止痛，适宜内、妇科中气滞血瘀的胸

胁、脘腹疼痛，痛经，闭经，癥块等病症。

②行气解郁。本品能散能行，善疏肝行气以解郁，适用于治疗气滞所致的胸胁脘肋诸痛。

③清心凉血。本品既有清心开窍之功，可用于治疗热病神昏、癫痫、狂躁等精神症状及失眠烦躁等神经官能症；又有凉血止血之效，用于热盛迫血妄行的吐血、衄血、尿血、血淋等。

④利胆退黄。本品能疏利肝胆气机，促进胆汁分泌排泄，退黄排石，同时具有保肝护肝作用，临证常用于治疗黄疸型肝炎、胆结石、胆管炎、胆囊炎。

（2）常用配伍

①配伍柴胡、香附，理气行气，清肝解郁，用于治疗肝郁化热、胁肋胀痛、经前腹痛、乳房胀痛等病症。

②配伍石菖蒲，行气活血，醒脑开窍，治疗湿温浊邪蒙蔽清窍，胸脘痞闷，神志不清等病症。

③配伍生地黄、牡丹皮，清热泻火，凉血止血，治疗吐血、衄血、便血、尿血等血热妄行病症。

④配伍茵陈、金钱草，清利湿热，疏肝利胆，用于治疗肝胆湿热引起的黄疸、结石、胆胀胁痛等病症。

（3）用法禁忌

内服：水煎服，10～15g。

广郁金偏于行气，川郁金偏于化瘀。

不宜与丁香、母丁香同用，外感、气血亏虚者及孕妇慎用。

（4）药理作用

①降血脂。郁金水煎剂可减轻主动脉与冠脉内膜斑块的形成与脂质沉积，降低总胆固醇与磷脂，防止动脉粥样硬化的发生。

②抗心律失常。郁金能降低钙离子浓度，提高镁、钾离子浓度，对心律失常有明显对抗作用。

③保肝利胆。郁金可保护肝细胞，促进肝细胞再生，抑制肝细胞纤

维化，促进胆汁分泌、排泄，保护胃肠黏膜，提高肝脏解毒功能，对抗肝损伤。

④促凝血。郁金水提取物有促凝血作用，可促进创口愈合。

（5）跟师体悟

①行气化瘀。本品是血中之气药，能理气解郁，凉血化瘀。临证常与石菖蒲配伍，痰瘀同治，用于心血管疾病和妇科疾病伴随情志抑郁、焦虑，以及心绞痛和痛经患者。

②利尿排石。入肺经而通调水道，能通利小便，排出泌尿系统中结石，配伍金钱草、石韦等，常用于治疗泌尿系感染、结石、小便不畅。

③急救用药。本品可辨证用于消化系统的急危重症，如急性胰腺炎、急性重型肝炎、肝衰竭及肝性脑病等，剂量最大可用至30g。

38 陈皮类的运用

【原著精要】

"陈皮"首载于《神农本草经》，又名"橘皮"，以广东新会所产最佳，名为"新会皮"。其所含的挥发油对胃肠道有温和的刺激作用，促进消化液的分泌并排除肠管内的积气，为理气健脾，燥湿化痰，降逆止呕的要药。多用于胸闷痰盛，咳喘脘胀，纳差腹痛，呕哕吐泻，苔腻脉滑证。

"橘红"系成熟果实最外层的果皮，行气健脾之力减而温燥化痰之功增，又可镇咳，最适咳喘痰多黏稠难咳者。以广东化州所产最优，又名"化橘红"。

"橘白"系成熟果实最内层的果皮，燥散之性大减，和中化湿之力为专，治疗湿阻中焦证。

"橘叶"为橘树之叶片，归入肝经，专于疏肝解郁，散结解毒而治胁痛乳痈、乳块肿痛。

"橘核"为橘之种子，一般炒用，有理气散结、消胀止痛之功，用治疝气肿胀、睾丸作痛及回乳、消散乳痈。

"橘络"系果皮内的筋络。理气止痛，通络化痰，专治痰浊阻络的咳嗽不止、胸胁作痛。

"青皮"系未成熟果实的果皮或幼小果实。虽然健胃作用不如陈皮，但破气散积、化滞疏肝之力明显，专治胸胁胀痛，乳痈疝气，乳块胀痛，食积不化、肝脾肿大。以醋炒为佳。

【原著详解】

陈皮，首载于《神农本草经》，异名橘皮，为芸香科常绿小乔木橘及其栽培变种的干燥成熟果皮，主产于福建、浙江、广东等地，产于广东新会者，肉厚，香气浓郁，质量最佳，称为"广陈皮""新会皮"。陈皮味苦、辛，性温，归脾、肺经。

（1）功效主治

①理气健脾。本品芳香醒脾，行气消滞，健脾和胃，适用于脾胃气滞所致的脘腹胀痛，食欲不振，嗳气吞酸，呕吐呃逆，苔腻脉滑者。

②燥湿化痰。本品温化痰湿，宽胸理气，为治疗寒痰、湿痰的要药，常用于治疗胸闷，咳嗽，痰多，以及痰气交阻之胸痹，气短者。

（2）常用配伍

①配伍苍术、厚朴，如《太平惠民和剂局方》中平胃散，健脾燥湿，行气和胃，适用于寒湿阻滞中焦所致之脘腹胀痛，纳呆倦怠，便溏者。

②配伍半夏、茯苓，为二陈汤主药，可燥湿健脾，理气和中降逆，适用于痰湿犯肺所致之湿痰咳嗽。

（3）用法禁忌

内服：水煎服，3～10g。

内有实热，舌赤少津者慎用。

（4）药理作用

①保护胃肠。本品可促进胃肠动力，增加唾液淀粉酶活性，增加消化液分泌，改善小肠消化功能，抑制胃溃疡。

②保肝利胆。本品可缩短醉酒后醒酒时间，预防酒精性肝损伤，降低胆固醇饱和度，增加胆汁和胆汁内固体物质的排泄量，抑制结石形成。

③祛痰平喘。本品能抑制支气管痉挛性收缩，扩张支气管，发挥祛痰、平喘、镇咳的作用。

（5）跟师体悟

①理气止呕。本品配伍木香、厚朴，适用于气滞痰阻脾胃所致的恶心

呕吐、脘腹胀满等症。

②燥湿化痰。本品配伍全瓜蒌、半夏，适用于痰湿壅肺的咳嗽痰多、咳痰清稀，例如肺炎、肺脓肿等病症。

③诸药之别。橘红温燥化痰力强，较适于咳喘痰多者；橘叶善于消痈散结，适用于产后乳腺炎、乳汁不通，其质地轻，用量较小；橘核长于理气散结，适用于乳腺增生、乳腺肿瘤；橘络善于通络化痰，用于咳嗽不止、咳痰不爽者；青皮尤善于疏肝破气，消积化滞，用于肝郁气滞、食积不化者；橘白善于和中化湿，善于治疗湿阻中焦者。

（6）附药

①橘红。首载于《本草纲目》，又名芸皮、芸红，为芸香科常绿小乔木橘的干燥外层果皮，其中以广东化州所产芸香科植物化州柚的果皮最优，又名"化橘红"。其味辛、苦，性温，归肺、脾经，功能燥湿化痰，理气宽中，其行气健脾之力较陈皮弱，而温燥化痰之功强，又可镇咳，适用于咳喘痰多、黏稠难咳者。

②橘白。首载于《本草便读》，为芸香科植物橘成熟果实最内层的干燥果皮，其味苦、辛，性温，归于胃经，本品善于和中化湿，适用于湿阻中焦导致的脘腹胀满、口黏口苦等症。

③橘叶。首载于《本草纲目》，又名橘子叶，为芸香科植物橘的叶片阴干、晒干后制成，其味辛、苦，性温，归肺、脾经，功能燥湿化痰，理气宽中。长于疏肝解郁，散结消肿，适用于胁痛乳痈、乳块肿痛。

④橘核。首载于《日华子本草》，又名橘子仁、橘子核、橘米、橘仁，为芸香科植物橘的干燥成熟种子，洗净、晒干或烘干而成，其味苦，性平，归肝、肾经。功能理气散结，消胀止痛，适用于疝气痛、睾丸肿痛、乳房结块等。

⑤橘络。首载于《本草求原》，又名橘丝、橘筋，本品为芸香科植物橘中果皮和内果皮之间的纤维束群，自皮内或橘瓣外表撕下白色筋络，晒干后微火烘干而成。其味甘、苦，性平，归肝、肺经。功能理气止痛，化痰止咳通络，适用于痰浊阻络的咳嗽不止、胸胁作痛。

⑥青皮。首载于《本草图经》，又名青橘皮、青柑皮，为芸香科常绿小乔木橘及其栽培变种的幼果或未成熟果实。其味苦、辛，性温，归肝、胆、胃经。功能疏肝破气，消积化滞，适用于胸胁胀痛，乳痈疝气，乳块胀痛，食积不化，肝脾肿大，以醋炒为佳。其虽健胃作用不如陈皮，但破气散积，化滞疏肝之力更佳。

39 香附镇痛主药

【原著精要】

"香附"以"沙草根"之名首载于《名医别录》,《本草纲目》异名为"雷公头"。香附药效有两个:一是抑制子宫平滑肌的收缩,是妇科调经良药,治疗月经不调,胎产诸病;二是理气解郁,是疏肝调理主药,治疗胸肋脘腹诸郁证。其生用上行胸膈,熟用下走肝胃,酒炒通经络,醋炒消积聚,姜炒化痰饮,炒炭可止血,酒或醋同煮者名"制香附",盐、酒、姜汁、童便分次制炒者名"四制香附",均增其疏肝之力。

香附所含挥发油可明显提高痛阈,缓解平滑肌痉挛,故有良好的镇痛作用,对诸痛无论胸胁脘腹作痛,还是疝气睾丸胀痛、乳房肿痛、经闭经痛、胎漏坠痛、头痛目疼、龈痛伤痛,均可列作主药。镇痛醋炒效佳。

【原著详解】

香附,首载于《名医别录》,又名雀头香、香附子、雷公头,为莎草科植物莎草的干燥根茎,主产于山东、浙江、福建、湖南等地。其味辛、微苦、微甘,性平,归肝、脾、三焦经。

(1)功效主治

①调经止痛。本品为妇科调经之要药,用于治疗肝郁气滞所致的月经不调、经闭、痛经、乳房胀痛等症。

②疏肝解郁。本品善理肝气之郁结,为疏肝解郁之要药,常用于治疗肝郁气滞所致的胸胁胀痛、情志抑郁、善太息等症。

③理气宽中。本品可用于治疗脾胃气滞所致的脘腹痞闷、胀满疼痛、胸膈噎塞等症。

（2）常用配伍

①配伍柴胡、川芎、枳壳，可疏肝理气，活血止痛，用于治疗胁肋胀痛、脘腹胀满、脉弦等症。

②配伍高良姜，可疏肝理气，温胃散寒，用于治疗寒凝气滞、肝气犯胃之胃脘疼痛、喜温喜按、胸腹胀满等症。

（3）用法禁忌

内服：水煎服，用量 6～10g。

醋炙增强疏肝止痛作用。

（4）药理作用

①抑制子宫平滑肌收缩。香附的石油醚部位提取液，可以抑制由缩宫素引起的大鼠离体子宫平滑肌收缩。

②镇痛。香附醇提取物能明显提高小鼠的痛阈，说明香附具有一定的镇痛作用。

③抗抑郁。香附醇提取物的乙酸乙酯部位和正丁醇部位能够有效提高小鼠大脑额叶皮质中的 5-HT（5-羟色胺）和 DA（多巴胺）含量，起到明显的抗抑郁作用。

④保肝。香附多糖可以改善大鼠 MMP-2/TIMP-2（金属蛋白酶-2/组织金属蛋白酶抑制剂-2）水平的失衡，降低转化生长因子-$\beta 1$（TGF-$\beta 1$）水平，具有较好的保肝及抑制肝纤维化活性的作用。

（5）跟师体悟

①调经止痛。本品配伍鸡血藤，可用于妇科诸痛，例如子宫内膜异位症、子宫腺肌症所致的腹部胀痛，乳腺增生、乳腺结节引起的乳房胀痛等病症。

②理气解郁。本品配伍佛手、生白芍，可用于肝气郁结引起的胸胁胀痛，痛无定处，胸闷不舒，情绪低落等病症。

40　川楝子清肝

【原著精要】

"川楝子"又名"苦楝子""金铃子"，疏肝止痛，被医者视为止痛效药。然川楝子性味苦寒，归入肝经，实为清肝泻火和引入肝经的妙药。凡肝阳肝火特别是热痛者，投之相宜。对下焦湿热，疝痛囊胀也有奇效，被称作"治疝专药"。川楝子又可杀虫，尤能驱蛔，虫积腹痛化热者也能奏效。肝脏诸病，也可以其作为引经药。

川楝子自当重其止痛之力，亦不能轻其清肝引肝之功，故张山雷在《脏腑药式补正》中称："川楝清肝，最为柔驯刚木之良将。"唯其所含"川楝素"有小毒，不可过量。中毒者轻则头晕心悸、呼吸困难、呕吐腹泻，重则震颤、痉挛、麻痹，甚至死亡。一般用 10g 以下为妥。

【原著详解】

川楝子，首载于《神农本草经》，又名楝实，为楝科植物川楝的果实，产地分布于中国南方各地，其中以产于四川者品质最佳。其味苦，性寒，归肝、小肠、膀胱经。

（1）功效主治

①疏肝泄热。本品苦寒降泄，主入肝经，能调肝气之横逆，泄肝经之郁热，对于肝郁气滞或肝胃不和诸痛属热者最为适宜。

②行气止痛。本品善于疏肝行气止痛，对于肝络窒滞，气不条达所致胸腹䐜胀，胁肋胀满，上之为头痛，耳痛，胃脘心痛，下之为腹痛，少腹

疝痛，无论寒热，皆能用之。此外，川楝子还有"治疝专药"之誉。

③杀虫安蛔。本品有驱虫、止痛之功，可以治疗虫积腹痛，尤适用于蛔虫引起的腹痛。

（2）常用配伍

①配伍延胡索，组成金铃子散，疏肝泄热，行气止痛，用于肝郁化火之心胸胁肋脘腹诸痛及热厥心痛，或发或止，久治不愈者。

②配伍生地黄、当归、枸杞子，滋阴养血，柔肝止痛，常用于脘胁疼痛日久，肝郁化热，阴血受伤者。

③配伍木香、茴香、吴茱萸，疏肝行气，散寒止痛，用于疝痛因寒湿盛者。

（3）用法禁忌

内服：水煎服，用量 3 ～ 10g。外用：适量，研末调涂。

行气止痛宜炒用，杀虫宜生用。

本品苦寒有毒，脾胃虚寒者慎用，孕妇禁用。

（4）药理作用

①抗炎镇痛。川楝子醇提取物具有明显的抗炎镇痛作用，其能延缓神经的传导速度，影响感觉神经，提高疼痛阈值。

②驱虫。川楝素能麻痹蛔虫神经节，使蛔虫呈现间歇性痉挛收缩，导致蛔虫萎缩、变形死亡。

③抑菌。川楝子的水提取物对堇色毛癣菌、奥杜盎小芽胞癣菌、白色念珠菌、金黄色葡萄球菌有抑制作用。

（5）跟师体悟

①理气止痛。本品配伍延胡索即为金铃子散，能"行血中气滞，气中血滞"，善治一身上下诸痛，尤善平上扰之肝逆。金铃子散可虚实俱治，尤其适用于肝胆脾胃病证。

②清肝泄热。本品善清肝火又兼引经，配伍夏枯草、石决明等，用于治疗肝郁化火、肝逆上扰的头痛，耳痛等病症。

③疏肝利湿。本品配伍薏苡仁，清利肝经湿热，疏解肝经之郁滞，常

用于治疗阴囊潮湿。

④调畅气机。本品为沈氏女科十二子种嗣汤中的药物之一，治疗不孕不育，可使调肾时补而不滞。

41 延胡索止痛

【原著精要】

"延胡索"又名"元胡索"，通称"元胡"。其所含生物碱，主要为四氢帕马丁、丑素和甲素，能明显提高痛阈而缓解痉挛性疼痛。正如《本草纲目》所称"延胡索，能行血中气滞，气中血滞，故专治一身上下诸痛，用之中的，妙不可言。盖延胡索活血化气，第一品药也。"

延胡索还有催眠镇静，安定降压作用，尤其可止头痛，如高血压性头痛、血管神经性头痛、颈椎病头痛等；延胡索还能扩张冠状动脉，增加其血流量，降低冠脉阻力并抗心律失常，治疗冠心病心绞痛、心律失常更为适宜。酒炒延胡索重在行血，醋炒延胡索重在止痛。

【原著详解】

延胡索，首载于《开宝本草》，又名元胡、元胡索、延胡等，为罂粟科植物延胡索的干燥块茎，主要分布于河北、山东、江苏、浙江等地。其味辛、苦，性温，归肝、脾、心经。

（1）功效主治

①理气止痛。本品既能活血，又能行气，且止痛作用明显，为活血行气止痛要药，用于治疗血瘀气滞所致身体各部位的疼痛，如胃脘痛、胸胁痛、胸痹心痛、疝痛、下痢腹痛、跌仆肿痛、风湿痹痛等症。

②活血行气。本品活血散瘀，行气消癥，用于治疗妇科月经不调、癥瘕积聚等病症。

（2）常用配伍

①配伍当归、蒲黄、赤芍，行气活血调经，用于治疗产后瘀阻、经闭癥瘕、经行腹痛等症。

②配伍秦艽、桂枝，祛风除湿，通络止痛，用于治疗风湿痹痛之全身关节疼痛等症。

（3）用法禁忌

内服：水煎服，3～10g；研末服，1.5～3g。

酒炒延胡索重在行血，醋炒延胡索重在止痛。

（4）药理作用

①镇痛。四氢帕马丁能阻挠中枢多巴胺受体，抑制损伤神经元自主放电，起到缓解疼痛的作用。

②镇静催眠。口服低剂量四氢帕马丁，能缓解小鼠的焦虑症状，此外，左旋四氢帕马丁能减少快波睡眠和深度慢波睡眠时相，产生近似催眠的作用。

③降压。四氢帕马丁能拮抗去甲肾上腺素对大鼠的升压作用，使大鼠血压明显降低，并呈剂量依赖关系。

④保护心肌缺血。去氢延胡索甲素可扩张冠状动脉血管，增强心肌抗缺氧耐力，能对心肌缺血具有较好的保护作用。

（5）跟师体悟

①行气止痛。本品配伍川楝子，相须为用，适宜于各种疼痛，无论实痛还是虚痛均可使用，如心绞痛、肢体关节疼痛、腹痛、各种头痛等。

②安神降压。本品配伍酸枣仁、珍珠母，有安神镇静之功，适用于心烦急躁、焦虑不安之失眠；配伍钩藤、生石决明，有平肝潜阳之功，适用于肝阳上亢引起的血压升高者。

42 木香和胃醒脾

"木香"有三味，原产于印度、缅甸，由广州进口者名为"广木香"。现在云南丽江专区已引种成功，称为"云木香"。产于四川安县等地的称为"川木香"。马兜铃根称为"青木香"，因其有胃肠道反应等毒性，要慎用。

木香生用行气止痛，解除胆道口括约肌痉挛而利胆，善治胆绞痛和胸腹胀痛。木香煨用抗菌作用明显，可抑制痢疾、大肠伤寒杆菌，专治肠炎痢疾。

木香还有两个特殊功效，一是专行胃肠滞气的和胃作用，对消化不良、食欲不振而脘腹胀满者最为适宜，可用 10～15g；二是"补而不滞"，"补而能行"的醒脾作用，配在滋补药中，需用 5g。

【原著详解】

木香，首载于《神农本草经》，又名广木香、蜜香等，为菊科植物木香的干燥根，主要分布于陕西、甘肃、湖北、湖南、广东、广西、四川、云南、西藏等地。其味辛、苦，性温，归脾、胃、大肠、三焦、胆经。

（1）功效主治

①行气止痛。本品芳香气烈，能疏理肝胆和三焦之气机，为行气调中止痛之佳品，且善行大肠之滞气，为治泻痢后重之要药，可用于治疗泻痢后重、胸腹胀痛、疝气疼痛、胆绞痛等症。

②健脾消食。本品尤善行脾胃之气滞，又能健脾消食，故治食积气滞尤宜，可用于治疗脾胃气滞所致脘腹胀痛、食积不消、不思饮食等症。

（2）常用配伍

①配伍砂仁、陈皮、厚朴，祛湿运脾，行气和胃，用于治疗呕吐、脘腹胀痛、泄泻、小便不利等症。

②配伍黄连，清热化湿，行气止痛，用于治疗大便脓血、里急后重、发热腹痛等症。

（3）用法禁忌

内服：水煎服，用量 3～6g。

生用行气力强；煨用实肠止泻，用于泄泻腹痛。

木香辛温香燥，凡阴虚火旺者慎用。

（4）药理作用

①利胆。木香醇提取物能增加胆汁流量，松弛胆道平滑肌，减轻胆道平滑肌痉挛。

②抗菌。藏木香中的去氢木香内酯、12- 内酯等成分对大肠杆菌有较强的抑制作用。

③促进胃肠道排空。木香麸煨品、木香烃内酯可明显促进脾虚小鼠的胃排空，对脾虚小鼠的小肠推进有明显的促进作用。

④镇痛。木香醇提取物能阻断内源性介质的释放，产生一定程度的麻醉镇痛作用，能有效缓解腹部绞痛症状。

（5）跟师体悟

①理气止痛。本品配伍砂仁，有芳香化湿、理气健脾之功，可用于寒湿阻滞引起的脘腹胀满、食欲不振等症。

②止泻止痢。本品配伍葛根，可用于脾虚腹泻以及慢性痢疾等病症。

③醒脾和胃。本品配伍党参、黄芪，有行气消滞、健脾消食的功效，用治脾胃气虚、运化无力的消化不良、呕恶食少、面黄肌瘦等症。

43 薤白止心痛用酒作引子

【原著精要】

"薤白"俗称"荞头",《本草纲目》异名"莜子"。其功效为通阳散结，理气宽胸，主治胸痹心痛要药，可用 10 ～ 15g。薤白不能生用，必须蒸至气透圆心为度。薤白可以煮粥当食疗，唯独不可同牛肉做羹。

薤白止心痛的活性成分为"薤白苷"和"大蒜氨酸"等，其不溶于水，溶于乙醇效价最高，故投薤白止心痛务必用酒作引子。酒者有争议，计有白酒、黄酒、果酒、米酒诸种，以白酒、黄酒最佳，用半两，同薤白冷酒浸泡 1 小时以上再煎煮即可。

【原著详解】

薤白，首载于《神农本草经》，又名小根蒜、密花小根蒜、团葱，为百合科植物小根蒜或薤的干燥鳞茎，主产于东北、河北、江苏、湖北等地。本品味辛、苦，性温，归心、肺、胃、大肠经。

（1）功效主治

①通阳散结。本品善于散阴寒之凝滞，通胸阳之闭结，为治胸痹的要药，用于治疗寒痰阻滞、胸阳不振所致的膻中或左胸部发作性憋闷、疼痛等症。

②行气导滞。本品辛开苦降，行气导滞，消胀止痛，可用于治疗胃肠气滞所致的脘腹痞满胀痛、泻痢里急后重等症。

（2）常用配伍

①配伍瓜蒌、半夏、枳实，通阳泻浊，豁痰宣痹，用于治疗心胸满闷、痰多气短、肢体沉重、纳呆便溏等症。

②配伍木香、砂仁，行气导滞，用于治疗腹痛腹泻、里急后重等症。

（3）用法禁忌

内服：水煎服，用量 5 ～ 10g。

投薤白止心痛务必用酒作引子，以白酒、黄酒最佳，用量半两，同薤白冷酒浸泡 1 小时以上再煎煮即可。

不耐蒜味者不宜服用。久服对胃黏膜有刺激性，服用时应注意。

（4）药理作用

①保护心脏。薤白提取物能够抗异丙肾上腺素所致的小鼠常压缺氧作用和对抗垂体后叶素所致的大鼠急性心肌缺血，保护缺血再灌注引起的心肌损伤。

②镇痛。粗制薤白水提取物对小鼠具有镇痛作用，能延长小鼠耐缺氧的时间。

③抗炎。薤白皂苷能抑制血小板源性微囊泡 CD40L 表达，影响 CD40L/NF-κB 相关炎症通路，抑制内皮细胞的炎症反应。

（5）跟师体悟

①通阳散结。本品配伍全瓜蒌、半夏、白酒，用于胸阳不振、寒痰阻滞引起的胸痹心痛之症。

②理气宽胸。本品有辛散之性，温通滑利，配伍枳实、厚朴，用于气结胸中、脘腹胀满等气机不畅之证。

44　瓜蒌全用为宜

【原著精要】

"瓜蒌"又名"栝楼"。《名医别录》异名"泽姑"。瓜蒌有三个功效：一是清化痰热，润肺通便，为用于痰热证类的心病和咳喘的主药，特别是合并便秘时更宜；二是消肿解毒，治疗疮疡肿毒如肺痈、肠痈、乳痈；三是抗癌、降血脂。

瓜蒌皮偏于清肺止咳，利膈宽胸。瓜蒌仁偏于调肺涤痰，润肠通便。两者合之便是全瓜蒌，常用 30g。正如《本草正义》所述："蒌实入药，古人本无皮及子仁分用之例，仲景书以枚计，不以分量计，是其确证。盖蒌实能通胸膈之痹塞，而子善涤痰垢黏腻，一举两得。"

栝楼根名为"天花粉"，润燥止渴，清热化痰，消肿排脓，为治热病伤津、虚热烦渴、痰热咳嗽、痈肿疮毒专药，近代用其抗癌。

【原著详解】

瓜蒌，首载于《名医别录》，又名栝楼、糖瓜蒌、蒌瓜、马普蛋，为攀缘型草本植物，主产于山东、河北、山西、陕西等地。本品味甘、微苦，性寒，归肺、胃、大肠经。

（1）功效主治

①清热涤痰。栝楼善于清肺热、润肺燥而化热痰、燥痰，用于治疗痰热阻肺所致的咳嗽、痰浊黄稠难咳等症。

②宽胸散结。栝楼能利气开郁、导痰浊下行而奏宽胸散结之功，用于

治疗痰气交阻、胸阳不振所致的胸痹心痛、结胸痞满等症。

③润燥滑肠。瓜蒌仁质润多脂，能润燥滑肠，用于治疗津液不足、肠燥便秘所致的大便干燥、大便费力难解等症。

（2）常用配伍

①配伍薤白、半夏，通阳散结，行气祛痰，用于治疗胸痹疼痛、喘息咳唾不得卧等症。

②配伍黄连、半夏，清热涤痰，宽胸散结，用于治疗咳吐黄痰、胸膈痞满、按之则痛等症。

③配伍火麻仁、郁李仁、生地黄，增津润燥，润肠通便，用于治疗大便干燥、大便费力难解等症。

（3）用法禁忌

内服：水煎服，用量 9 ～ 15g。

不宜与川乌、草乌、附子同用。备孕者及孕妇禁用。

（4）药理作用

①镇咳祛痰。瓜蒌仁和瓜蒌霜可延长小鼠的咳嗽潜伏期，减少咳嗽次数，使痰液黏度下降而易于咳出。

②通便。瓜蒌仁所含脂肪油有显著的致泻作用，与生品比较，制成霜剂可使致泻副作用减弱。

③抗癌。瓜蒌仁挥发油对胃癌 SGC-7901 细胞有显著的细胞毒活性。

④降血脂。瓜蒌仁中的油酸可以降低血清中的低密度脂蛋白胆固醇，升高高密度脂蛋白胆固醇，促进脂质的正常代谢。

（5）跟师体悟

①清化痰热。本品可用于治疗痰热壅肺所致的咳嗽咳痰等症，常与半夏、黄芩同用，增强清肺化痰之功；也可用于痰热扰心导致的胸闷、气短等症。

②润肠通便。本品润肠通便，通腑泄热，用于胃肠热盛，腑实便秘者，临证常与火麻仁、决明子等同用，增强润肠通便之功效。

③消肿解毒。本品有祛痰消肿、解毒通便之功，可用于疮疡肿毒如肺

痈、肠痈、乳痈及肿瘤等病症。

（6）附药

天花粉，首载于《神农本草经》，又名栝楼根，主产于山东、河南、安徽、四川、河北等地。其味甘、微苦，性微寒，归肺、胃经。具有清热泻火、生津止渴、消肿排脓之功，用于治疗热病烦渴、肺热燥咳、内热消渴、疮疡肿毒及肿瘤等病症。水煎服，10～15g，不宜与乌头类药材同用。

45 贝母之别

【原著精要】

"贝母"药分三种：小者为"川贝母"，其所含"贝母素甲"有阿托品样作用，可明显扩张支气管平滑肌而止咳化痰，但抑制唾液腺分泌作用要比阿托品小30倍，用治阴虚燥咳劳嗽，是润肺化痰止咳良药。大者为"浙贝母"，原产于浙江象山最佳，故又称"象贝"。清热软坚，散结解毒，为治疗痰热郁结，咳痰胸闷，痈肿疮毒，瘰疬痰核，乳痈肺痈专药。"土贝母"破癥解毒，为外科疮毒痈癥专药。正如清·徐大椿在《药性切用》中所分："川贝母，味甘微寒，凉心散郁，清肺而化热痰；象贝，形坚味苦，泻热功胜，不能解郁也；土贝，形大味苦，泻热解毒，外科专药。"

【原著详解】

贝母，首载于《神农本草经》，并未区分川贝母、浙贝母、土贝母，就其所论应为川贝母。至明代，贝母始有川、浙之分。浙贝母，首载于《轩岐救正论》，为百合科植物浙贝母的干燥鳞茎，主产于浙江。浙贝母味苦，性寒，归肺、心经。

（1）功效主治

①清热化痰止咳。本品长于清化热痰，降泄肺气，多用于治疗风热咳嗽及痰热郁肺之咳嗽。

②解毒散结消痈。本品苦泄清解热毒，化痰散结，消肿消痈，常用于治疗痰火郁结之结核、瘿瘤、疮疡肿毒、肺痈、乳痈等病症。

（2）常用配伍

①配伍全瓜蒌、牛蒡子，清化热痰，常用于痰热壅肺之咳嗽、咳痰等症。

②配伍玄参、牡蛎，为解毒散结消肿之常用配伍，三药合用，常用于肝火郁结，灼津为痰而成之瘰疬、痰核、瘿瘤等。

（3）用法禁忌

内服：水煎服，用量 5～10g。

不宜与川乌、草乌、附子同用。

（4）药理作用

①镇咳祛痰。浙贝母可抑制咳嗽中枢，适用于慢性支气管炎并发肺炎。

②平喘。浙贝母能松弛平滑肌痉挛，降低迷走神经张力，产生平喘作用。

③镇静镇痛。浙贝母具有中枢抑制作用，贝母碱与镇静药和解热镇痛药有协同作用。

（5）跟师体悟

①清热解毒。本品配伍连翘、金银花、地丁，用于痤疮、脓疮及咽喉肿痛等热毒炽盛之证。

②软坚散结。本品配伍三七粉、红花，取浙贝母解毒散结、化痰消痈之功，可消全身结节，如皮肤脂肪瘤、胸骨瘤、肝囊肿、肾囊肿等疾病。

③制酸止痛。本品配伍海螵蛸，可治疗烧心反酸、嗳腐吞酸、胃脘嘈杂不适属肝胃不和之证者。

④三药之别。三药均可化痰止咳，但川贝母长于润肺止咳，浙贝母长于消痈散结，土贝母长于清热解毒。

（6）附药

①川贝母。味苦性微寒，能清肺化痰，又味甘质润而润肺止咳，常用于治疗内伤久咳，燥痰、热痰之证。同时还有清热化痰，散结消痈之功，亦可用来治疗瘰疬、疮毒、乳痈、肺痈等。因其价格较贵，现常打粉与他

药冲服。沈氏女科常用药对为紫菀配川贝母，可治多种咳嗽，咳嗽无痰者尤宜。

②土贝母。本品为葫芦科植物土贝母的干燥块茎，味苦，性微寒，归肺、脾经。功能解毒，散结，消肿，适用于乳痈、瘰疬、痰核等。

46 胆南星之功

【原著精要】

"生南星"又名"天南星"，有毒。用白矾水浸泡后再与生姜共煮后切片晒干，便成"制南星"，毒性减轻。取生南星研末，与牛胆汁（也可用猪、羊胆汁）充分拌和，日晒夜露至无腥臭为度，制成小块，便成"胆星"，又叫"胆南星"。

胆南星豁痰燥湿，为一切痰证的要药。如风痰眩晕，中风痰壅，顽痰胸闷，痰浊恋肺的咳痰喘息、苔腻脉滑之症。胆南星还有镇静、镇痛、抗惊厥作用，祛风止痉而用于风痰滞留经络的四肢顽麻、半身不遂、口眼㖞斜，以及破伤风、癫痫、强直抽搐之症。

天南星生用内服有毒：中毒者口腔黏膜糜烂、坏死脱落，唇舌咽喉麻木肿胀，运动失灵，味觉消失，声音嘶哑，大量流涎，甚至发热、头晕、心悸，惊厥昏迷，窒息，呼吸停止。内服多用胆南星或制南星，用量在10g以内。

【原著详解】

胆南星，首载于《本草纲目》，又名虎掌、胆星，为生南星细粉与牛、羊或猪胆汁拌制而成的加工品，主产于华北、华东、中南、西南及陕西等地。胆南星味苦、微辛，性凉，归肝、胆、肺经。

（1）功效主治

①清热化痰。本品有较强的燥湿化痰之功，为治一切痰证的要药，用

于治疗痰热咳嗽、咳痰黄稠、风痰眩晕、中风痰迷、顽痰胸闷以及痰浊恋肺所致的咳痰喘息、苔腻、脉滑等症。

②息风定惊。本品能通经络，止痉搐，尤善祛风痰，用于治疗风痰滞留经络所致的四肢顽麻、半身不遂、口眼㖞斜以及破伤风、癫狂惊痫、强直抽搐等症。

（2）常用配伍

①配伍黄芩、瓜蒌，可清肺化痰，用于治疗咳嗽痰多、痰黄稠黏、胸脘满闷、咽痛声哑等症。

②配伍半夏、全蝎、白附子，可祛风痰，通经络，用于治疗半身不遂、手足顽麻、口眼㖞斜等症。

③配伍冰片，研细末擦于牙上，可祛风止痉，使昏迷患者口噤自开、苏醒神志，用于治疗中风、痉病、惊厥等。

（3）用法禁忌

内服：水煎服，用量 3 ~ 6g；或入丸、散；儿童减半。

寒痰及脾胃虚寒者慎服，不可长期服用，服用后出现口腔溃疡者，要立即停止使用。

（4）药理作用

①祛痰。胆南星所含皂苷能刺激胃黏膜，反射性地增加气管和支气管的分泌液，使痰液变稀而起到祛痰作用。

②镇静。胆南星制品的混悬液灌胃、水浸液腹腔注射、醇提取物腹腔注射小鼠均可增强戊巴比妥钠的镇静催眠作用。

③抗惊厥。胆南星浸剂可延长青霉素诱发大鼠痫性发作的潜伏期和痫性放电的潜伏期，减少痫性放电的频率，降低痫波最高波幅，减轻惊厥发作程度。

（5）跟师体悟

①豁痰开窍。本品常用于治疗痰浊蒙蔽清窍的脑梗死、脑出血、癫痫等疾病，临证配伍瓜蒌、石菖蒲，可用于疾病的急性期及后遗症期。

②祛痰燥湿。本品配伍桑白皮、法半夏，可用于痰浊壅盛，肺气壅塞

的支气管哮喘、支气管炎等呼吸系统疾病。

③镇静安神。本品配伍黄连、竹茹，临证可用于心烦不得眠，夜间醒后不易入睡，噩梦频发的痰火扰心者。

47 葶苈子祛痰须炒用

【原著精要】

"葶苈子"《神农本草经》异名"大适"。分甜苦两味，其异诚如《本草纲目》所云："甜者下泄之性缓，虽泄肺而不伤胃；苦者下泄之性急，既泄肺而易伤胃，故以大枣辅之。"

葶苈子为泻肺祛痰要药，其能强心平喘，利水消肿，故用于各类心脏病，心力衰竭，水肿喘息，小便不利，或有胸腹积水者，如伴痰多喉鸣则更适宜。用量 10g 以下，过量对消化道有刺激，引起呕吐纳呆和腹泻。炒用后药效不减，刺激减少，不会引起吐泻。

【原著详解】

葶苈子，首载于《神农本草经》，为十字花科植物播娘蒿或独行菜的干燥成熟种子，前者习称"南葶苈子"，后者习称"北葶苈子"，主产于河北、辽宁、内蒙古、江西、安徽。其味辛、苦，性大寒，归肺、膀胱经。

（1）功效主治

①泻肺平喘。本品功善泻肺实邪，下气定喘，尤适用于肺中水饮及痰火，可用于治疗痰涎壅盛，喘咳痰多，胸胁胀满，不得平卧。

②行水消肿。本品能泻肺气之壅闭，通调水道，用于治疗肺气壅闭，水饮停聚之水肿胀满，小便不利，饮停胸胁，腹水肿满。

（2）常用配伍

①配伍大枣，组成葶苈大枣泻肺汤，可泻肺祛痰，利水平喘，治疗痰

涩壅盛、咳嗽喘促不得卧、自觉胸中胀满等症。

②配伍桑白皮、苏子，清肺化痰，止咳平喘，用于治疗痰涩壅盛导致的咳嗽气喘、咳痰色黄质黏等症。

③配伍防己、椒目、大黄，即己椒苈黄丸，可泄热逐水，通利二便，治疗水饮内停，郁而化热，积聚肠间导致的肠间有声、腹满便秘、小便不利、口干舌燥、脉沉弦等症。

（3）用法禁忌

内服：水煎服，3～10g。

过量易刺激消化道，引起呕吐纳呆和腹泻。炒用后药效不减，刺激减少，用量可酌情渐增，最多可至30g。

（4）药理作用

①止咳祛痰。葶苈子能够显著减少黏液的产生、气管炎症细胞的浸润及嗜酸性粒细胞的激活，减轻哮喘发作症状。

②改善心血管功能。葶苈子能提高机体的抗氧化能力，抑制神经内分泌系统的过度激活，保护心肌细胞。

③利尿。葶苈子能抑制肾小管对 Na^+、Cl^- 和水的重吸收，可降低血清中 Na^+、心房钠尿肽的浓度，显著增加充血性心力衰竭患者的排尿量。

（5）跟师体悟

①祛痰止咳。本品配伍莱菔子、紫苏子，临床针对咳喘较甚，痰多者较为适宜，主要用于痰热壅盛之证。若肺寒咳嗽，痰多质稀，形寒畏冷者，可加用白芥子以增强祛痰之力。

②强心利水。本品尤善通调水道，常用于治疗心包积液、胸腔积液，以及心力衰竭等症，无论虚证、实证，均可辨证加减使用。

48 三苏分用

"三苏"者，苏子、苏梗、苏叶，也合称"紫苏"。紫苏为预防感冒和解鱼虾中毒的效药，但三苏宜分用："苏子"所含紫苏油（主要为亚麻酸），可减少支气管分泌，缓解支气管痉挛而祛痰止咳，降气平喘，又能滑肠抗癌，主治痰壅气逆，咳嗽喘息，肠燥便秘，以及乳腺癌、结肠癌等。

"苏梗"理气止呕安胎，尤治梅核气，胸满嗳气，呕吐不止和胎动不安。近代药理研究证实其所含的紫苏酮有孕激素样作用，与黄体酮相似，又有干扰素诱导作用。

"苏叶"所含紫苏醛，有解热作用，扩张皮肤血管，刺激汗腺神经而发汗退热，用治风寒外感，发热无汗，舌苔薄白，脉象浮缓证。其所含紫苏油与紫苏醛均有升高血糖作用，可治低血糖，但糖尿病患者解表时宜慎用。

三苏分用，早有古训，如《本草汇言》言之有理："一物有三用焉：如伤风伤寒，头疼骨痛，恶寒发热，肢节不利，脚气、疝气，邪郁在表者，苏叶可以散邪而解表。气郁结而中满痞塞，胸膈不利，或胎气上逼，腹胁胀痛者，苏梗可以顺气而宽中。设或上气喘逆，苏子可以定喘而下气；痰火奔迫，苏子可以降火而清痰。三者所用不同，法当详之。"

【原著详解】

紫苏，首载于《名医别录》，又名白苏、荏胡麻、赤苏、红苏等，主产于甘肃、湖北、江苏、湖南、浙江、安徽、河南等地。紫苏一物三用，苏子、苏梗、苏叶功效各异，临床分用为佳，现分别论述。

● 紫苏子

紫苏子为唇形科植物紫苏的干燥成熟果实，其味辛，性温，归肺、大肠经。

（1）功效主治

①降气化痰，止咳平喘。本品性降质润，能降肺气、化痰涎，用于治疗痰壅气逆所致的咳喘痰多、胸膈满闷、食少胸痞等症。

②润肠通便。本品善降泄肺气以助大肠传导，且能润燥滑肠，用于治疗肠燥津亏所致的大便干结、难下等症。

（2）常用配伍

①配伍半夏、厚朴、肉桂，可降气止咳，引火归原，用于治疗上盛下虚之久咳痰喘、喘咳短气、咽喉不利、肢体倦息等症。

②配伍白芥子、莱菔子，可温肺化痰，降气消食，用于治疗痰壅气逆之咳喘痰多、食少胸痞等症。

（3）用法禁忌

内服：水煎服，用量 3 ～ 10g。

紫苏子滑肠，脾虚便溏者忌服。

（4）药理作用

①止咳平喘。苏子油灌胃给药，能延长小鼠咳嗽潜伏期，减少咳嗽次数；腹腔注射，能延长支气管哮喘模型豚鼠喘息性抽搐的潜伏期。

②润肠通便。苏子富含油脂，其中以多烯不饱和脂肪酸 $-\alpha-$ 亚麻酸为主，高达 60% 以上，可润燥滑肠，起到通便作用。

③抗癌。紫苏油可以改变结肠膜表皮细胞中磷脂膜的脂肪酸成分，降低结肠膜对于肿瘤诱发物的敏感度，对结肠癌具有拮抗作用。

（5）跟师体悟

①止咳平喘。本品与炒葶苈子、莱菔子，三者称为沈氏止咳三子汤，可用于痰涎壅盛的咳嗽咳喘、气机不利者。

②润肠通便。本品适用于肠燥便秘,尤适用于咳喘兼有便秘者,可以降泄肺气,以助大肠传导。

● 紫苏梗

紫苏梗为唇形科植物紫苏的干燥茎,其味辛,性温,归肺、脾经。

(1)功效主治

①理气宽中止痛。本品善于顺气而利胸膈,宽中而止呕吐,可用于治疗梅核气、胸胁胀痛、胸膈痞闷、胃脘胀痛、嗳气频发等症。

②安胎。本品能顺气安胎,和胃止呕,可用于治疗妊娠胎气上逆,胸闷呕吐,胎动不安者。

(2)常用配伍

①配伍半夏、厚朴、茯苓,可行气散结,降逆化痰,用于治疗梅核气,症见咽中异物感,咯吐不出,吞咽不下,时发时止。

②配伍砂仁、陈皮,可理气止呕,安固胎元,用于治疗妊娠胎气上逆之胸闷呕吐、胎动不安等症。

(3)用法禁忌

内服:水煎服,用量 5～10g。

(4)药理作用

①安胎。紫苏梗具有与黄体酮相似的药理活性,能激发动物子宫内膜酶活性增长,且作用随剂量的增加而增加。

②调节胃肠。紫苏梗水提取液和紫苏叶油均可增加结肠平滑肌条收缩振幅和平滑肌细胞收缩率,升高胞内 Ca^{2+} 浓度,促进结肠收缩运动。

(5)跟师体悟

①止呕安胎。本品配伍砂仁、黄芩等,适用于早期妊娠,胃气上逆引起的恶心呕吐、胎动不安等症。

②行气和中,宽胸利膈。本品配伍佛手、郁金、瓜蒌等,适用于气滞痰凝所致的梅核气、胸膈痞闷、胃脘胀满等症。

● 紫苏叶

紫苏叶为唇形科植物紫苏的干燥叶(或带嫩枝),其味辛,性温,归肺、脾经。

（1）功效主治

①解表散寒。本品发汗解表散寒之力较为缓和，单用可用于治疗风寒外感轻证，症见发热无汗，舌苔薄白，脉象浮缓者。

②行气和胃。本品能行气以宽中除胀，和胃止呕，兼有理气安胎之功，可用于治疗中焦气机郁滞所致的胸脘胀满、恶心呕吐等症。

③解鱼蟹毒。本品能和中解毒，解鱼蟹毒，用于治疗进食鱼蟹中毒所致的腹痛、吐泻等症。

（2）常用配伍

①配伍杏仁、桔梗，可轻宣凉燥，理肺化痰，用于治疗恶寒无汗、鼻塞咽干、咳嗽痰多等症。

②配伍生姜，可和中止呕，解鱼蟹毒，用于治疗进食鱼蟹中毒所致腹痛、吐泻等症。

（3）用法禁忌

内服：水煎服，用量 5 ～ 10g，不宜久煎。

温病及气弱表虚者忌用。

（4）药理作用

①解热。紫苏叶挥发油对 2，4- 二硝基苯酚所致的大鼠发热现象有较显著的降温作用，其疗效与安乃近相近。

②镇咳。紫苏叶所含有效成分石竹烯对豚鼠的离体气管有松弛作用，对丙烯醛或枸橼酸引起的咳嗽亦有明显的镇咳作用。

③升高血糖。紫苏油给予家兔口服，可使血糖上升，紫苏油中的主要成分紫苏醛制成肟（Oxime）后，升血糖作用较紫苏油更强。

（5）跟师体悟

①发表散寒。本品色赤、气香，有发表散寒的功效，可用于治疗外感风寒，恶寒发热，鼻塞流涕者，临床常与荆芥、防风等药同用。

②升高血糖。本品可升高血糖，临床上可用于治疗低血糖患者，故糖尿病患者慎用。

49　桑白皮泻肺力专

【原著精要】

"桑白皮"生用泻肺利尿降压，用于小便不利，面目浮肿的实证，以及肝阳肝火的高血压。蜜炙用寒性缓和而偏润，可以止咳平喘，用于肺虚咳喘。

桑白皮所含黄酮类有明显的利尿和降压作用。用桑白皮泻肺水、肺火最宜，以退头面水肿为主。其效专在泻肺也，故《本草纲目》云："桑白皮，长于利小水，乃实则泻其子也，故肺中有水气及肺火有余者宜之。"

桑树之叶名"桑叶"，其药效：生者散风退热，治外感发热头痛，又可清肝凉血，治肝阳头痛，血热吐血；蜜炙润肺清热，祛痰镇咳，用治肺热燥咳。"桑枝"祛风止痛，用治风湿关节痛，尤其是上肢。"桑椹"滋补肝肾，专治神经衰弱，白发。

【原著详解】

桑白皮，首载于《神农本草经》，又名桑根白皮、桑皮、伏蛇皮，为桑科植物桑的干燥根皮，主产于安徽、河南、浙江、江苏、湖南等地。其味甘，性寒，归肺、脾经。

（1）功效主治

①泻肺平喘。本品其效专在泻肺也，能清泻肺火，兼泻肺中水气而平咳喘，可用于治疗肺热壅盛所致的咳嗽气粗、喘促痰鸣、痰黄而稠等症。

②利水消肿。本品能肃降肺气，通调水道而利水消肿，用于治疗肺气

不宣，水气不行所致的全身水肿胀满、面目肌肤浮肿、小便不利等症，以退头面水肿为主。

（2）常用配伍

①配伍地骨皮，可清泄肺热，止咳平喘，用于治疗咳喘、痰黄而稠、气粗而喘、胸痛等症。

②配伍茯苓皮、生姜皮、大腹皮，可利水消肿，理气健脾，用于治疗全身水肿胀满、面目肌肤浮肿、小便不利等症。

（3）用法禁忌

内服：水煎服，用量 6 ～ 12g。

泻肺利水、平肝清火宜生用；肺虚咳喘宜蜜炙用。

桑白皮性寒，肺寒无火及风寒咳嗽者禁服。

（4）药理作用

①抗炎。桑白皮总黄酮能显著抑制二甲苯所致的小鼠耳郭肿胀和醋酸所致的毛细血管通透性增加，说明桑白皮总黄酮具有较强的抗炎作用。

②镇咳平喘。桑白皮丙酮提取物能使气管酚红排出量明显增加，也可以显著升高支气管中 NO（一氧化氮）含量，从而使支气管松弛，发挥平喘、镇咳作用。

③利尿。桑白皮可剂量依赖性地增加兔和大鼠尿量，具有显著的利尿作用。

④降压。桑白皮可作用于血管平滑肌细胞，抑制电压依赖性和受体依赖性 Ca^{2+} 通道、电压依赖性 K^+ 通道，减少细胞内 Ca^{2+} 释放，舒张血管，从而降压。

（5）跟师体悟

①泻肺利尿。本品可用于肺热壅盛，肺气不利的咳喘、水肿、咯血、衄血、咳吐黄痰等症，临证常与炙枇杷叶、炒葶苈子合用，协同增效。

②清肝降压。本品配伍夏枯草、白菊花、生石决明等，可用于肝阳上亢所致的面红目赤、头晕头痛、血压升高等症。

（6）附药

①桑叶。首载于《神农本草经》，又名铁扇子、蚕叶，全国大部分地区均产。桑叶性甘、苦，性寒，归肺、肝经，功可疏散风热，清肺润燥，平抑肝阳，清肝明目，生桑叶用于风热感冒，或温病初起，温热犯肺之发热、咳嗽，兼凉血止血。还可用于汗证。蜜炙能增强润肺止咳的作用，故肺燥咳嗽多用蜜炙桑叶。

②桑枝。首载于《本草图经》，又名桑条，主产于江苏、浙江。桑枝味微苦，性平，归肝经，有祛风湿、利关节之功，常用于风湿痹证之关节疼痛拘挛，无论热证或寒证均较常用，擅横走肢臂，用于上肢之湿热痹最为适宜。

③桑椹。首载于《新修本草》，又名桑葚、桑实、乌椹、黑椹、桑枣，为桑树的成熟果实，主产于江苏、浙江、湖南、四川。桑椹味甘、酸，性寒，归心、肝、肾经，滋阴补血，生津润燥，用于治疗脱发、白发及神经衰弱等症，鲜食、药用、泡酒均可。

50　夏枯草泻肝力宏

【原著精要】

"夏枯草"首载于《神农本草经》，异名"乃东"，《名医别录》又名"燕面"。夏枯草的功效以清泻肝火为主：其含夏枯草苷，有降压作用，特别能降舒张压，用治肝火肝阳上亢的高血压病；其有抗菌（绿脓、结核、伤寒、大肠、痢疾杆菌最敏感）作用，又有抗病毒作用（尤其对人类免疫缺陷病毒、单纯疱疹病毒有效），用治肝火上炎的细菌病毒感染；有降血糖作用，治疗肝火上炎类糖尿病；有散结作用，治疗痰浊与肝火郁结的瘰疬、瘿瘤、乳痈；抗腺癌，治疗肝火痰郁的淋巴肿瘤、纵隔肿瘤。

【原著详解】

夏枯草，首载于《神农本草经》，又名乃东、燕面，其为唇形科草本植物夏枯草的干燥果穗，主产于江苏、浙江、安徽、河南、湖北。其味辛、苦，性寒，归肝、胆经。

（1）功效主治

①清肝明目。本品善清肝火，治疗肝火上炎之目赤肿痛、目珠疼痛、入夜加重、头晕头痛等症。

②散结消肿。本品辛能散结，苦能泄热，且其具有清泻肝火的功效，故可用于肝郁化火，痰火互结导致的瘰疬、瘿瘤、乳痈等症。

（2）常用配伍

①配伍钩藤、菊花，可清肝泻火，平抑肝阳，用于治疗肝火上炎导致

的头晕头痛、双目胀痛、视物不清等病症。

②配伍山慈菇、炒橘核、浙贝母，可疏肝解郁，散结消肿，用于乳痛、乳癖、乳房胀痛等病。

（3）用法禁忌

内服：水煎服，10～15g，大剂量可用至 30g；熬膏或入丸、散剂。

注意使用夏枯草时必须取用夏枯草头，其梗无作用。

其性味苦寒，脾胃虚寒者慎用，久用防伤胃。

（4）药理作用

①降血压。夏枯草可有效降低自发性高血压大鼠的舒张压、收缩压。其降压机制与降低血管紧张素 Ⅱ 含量，调控细胞内外钙离子释放、内流有关。

②降血糖。夏枯草具有咖啡酸结构单元的化学活性，具有降糖作用，且能改善糖耐量、抗肾上腺素、增加肝糖原合成。

③保肝。夏枯草中的总三萜成分可抑制肝星状细胞增殖，促进其凋亡，还可下调平滑肌肌动蛋白、Ⅰ型前胶原表达水平，起到保肝的作用。

④抗肿瘤。夏枯草能显著抑制肺腺癌 ACP-A-1 细胞生长，对淋巴细胞白血病 P388、L1210 细胞，人乳腺癌 MCF-7 等有显著细胞毒性。

（5）跟师体悟

①清肝祛痰。本品配伍清半夏，半夏为阳之盛，夏枯草为阴之衰，二者相伍，可引阳入阴，具有治疗入睡困难的作用。

②散结消肿。本品尤善入肝经，临床常用于治疗甲状腺肿大，甲状腺结节，淋巴结肿大、结节，乳腺结节，妇科良性肿瘤，疮疡肿痛。

③平抑肝阳。本品常配伍生石决明，治疗高血压病之肝阳上亢所致的面红目赤、头晕目眩之症。

51 金钱草利肝湿

"金钱草"为过路黄的全草，归肝、胆、肾、膀胱经，其功在于清利肝胆湿热，有两个药效：一是促进胆汁分泌，利胆退黄并排石，用治黄疸型肝炎、胆囊炎、胆结石；二是利尿通淋，清热消肿，特别是能使尿液变成酸性而把结石溶化为泥砂而排石，用治肾膀胱结石，泌尿系感染，肾炎水肿，疮痈肿毒，毒蛇咬伤（也可以鲜汁外敷）。金钱草药性平和，用量可大至 15 ～ 60g。

【原著详解】

金钱草，首载于《本草纲目拾遗》，为报春花科植物过路黄的干燥全草，主产于四川。其味甘、淡、咸，性微寒，归肝、胆、肾、膀胱经。

（1）功效主治

①利胆退黄。本品能清肝胆之热，利胆退黄，用于治疗湿热黄疸、胆胀胁痛、胆结石等病症。

②利尿通淋。本品能除下焦湿热，善排结石，用于治疗石淋、热淋之小便涩痛，为清热利尿通淋要药。

③清热消肿。本品能清热解毒消肿，用于疮痈肿毒，毒蛇咬伤，可用鲜品洗净捣汁内服，配合以渣外敷效果更佳。鲜品捣汁涂抹患处，可用于缓解烧烫伤之肿痛。

（2）常用配伍

①配伍蒲公英、野菊花，清热解毒，消肿止痛，用于治疗疮疡肿痛。

②配伍海金沙、鸡内金、石韦，利尿通淋，用于治疗石淋。

③配伍茵陈、栀子，清利肝胆湿热，利胆退黄，用于肝胆湿热之胆胀胁痛、口黏口苦、面目及全身皮肤发黄等病症。

（3）用法禁忌

内服：水煎服或鲜品捣汁饮，15～60g，鲜品用量加倍。外用：鲜品捣敷为佳。

脾胃虚寒、腹泻腹痛者慎用。

（4）药理作用

①抗结石。金钱草通过使钙离子浓度、草酸含量、血清肌酐和尿素氮含量降低，使镁离子浓度增加，从而抑制草酸钙结晶的形成和集聚，使结石难以形成。

②利胆。金钱草正丁醇萃取物可促进胆汁分泌，降低谷胱甘肽和 γ -谷氨酰转移酶含量，升高环磷酸腺苷水平和 NO（一氧化氮）的含量，发挥保肝利胆的作用。

③保护心血管。金钱草总黄酮可使心肌营养性血流量和常压缺血耐受力显著增加，降低心肌冠脉中乳酸脱氢酶的含量，减轻因缺血造成的心肌损伤。

（5）跟师体悟

①利胆排石。本品配伍鸡内金、郁金，是治疗泥沙样胆结石的常用药物。若结石较大则不建议盲目排石，以防排石过程中结石嵌顿于胆总管内，诱发一系列相关疾病，如梗阻性黄疸等。

②利尿通淋。本品配伍野菊花，利尿通淋，清热消肿，为沈师治疗前列腺炎或前列腺增生的有效药对，临床常用于湿热内盛证。

③保肝护肝。本品配伍醋鳖甲、板蓝根、木香，可促使受损肝细胞再生，故可用于肝病治疗。

④诸药之别。金钱草品种很多，其植物来源于不同科别植物，广金

钱草气微弱，味淡，为豆科植物金钱草的干燥全草，为广东习用。大叶金钱草又称连钱草，味苦、辛，性凉，为唇形科植物活血丹的全草，为江浙地区习用。小金钱草性味苦、凉，为旋花科植物马蹄金的全草，为四川习用。

52 山楂消食、活血又降脂

【原著精要】

"山楂"《新修本草》异名"赤瓜实"。其功效有三种：一是消食，所含的解脂酶促进脂肪类食物的消化而且增加胃中酶类的分泌，有助于消化健胃，尤其消肉类油腻的食积和小儿伤乳；二是破气散瘀，收缩子宫，适于血滞瘀阻证如经闭痛经，产后腹痛，恶露不尽，疝气坠痛；三是强心，降压，降脂，扩张冠脉，增加冠脉流量，保护缺血心肌，降低心肌耗氧量。治疗血瘀食积证的冠心病、高血压、高血脂。

山楂的药效作用主要在于其所含的黄酮类和解脂酶，均怕受热，故生山楂含量最高，药效最佳。炒山楂含量降低，专用于脾虚食滞的腹泻。焦山楂和山楂炭含量最少，但有抗痢疾杆菌作用，用治菌痢和血积癥瘕。

张锡纯特别推荐山楂的药用，其在《医学衷中参西录》中云："山楂，味至酸微甘，性平。皮赤肉红黄，故善入血分为化瘀血之要药。能除痃癖癥瘕、女子月闭、产后瘀血作痛……其化瘀之力更能蠲除肠中瘀滞，下痢脓血，且兼入气分以开气郁痰结，疗心腹疼痛。若以甘药佐之，化瘀血而不伤新血，开郁气而不伤正气，其性尤和平也。"

【原著详解】

山楂，首载于《本草经集注》，又名赤瓜实、鼠查，为蔷薇科落叶灌木或小乔木山里红、山楂的干燥成熟果实，主产于山东、河南、河北、辽宁。其味酸、甘，性微温，归脾、胃、肝经。

（1）功效主治

①消食健胃。本品健脾开胃，促进消化肉食、脂肪类食物之积滞，并能治疗小儿伤乳。

②行气散瘀。本品善入血分，活血化瘀，且兼入气分，开郁散结，善治血滞瘀阻之胸痹心痛，经闭痛经，产后腹痛，恶露不尽，疝气坠痛。

③化浊降脂。本品单用或配伍丹参、三七等，可治疗高脂血症。

（2）常用配伍

①配伍苏木，化瘀活血，通脉止痛，适用于治疗心律失常、冠心病，症见脉细结代，心悸胸痛者，精神异常辨证属于瘀阻于心者也可使用。

②配伍陈皮、木香、砂仁，健胃消食，开胃醒脾，配合滋补药物，使补而不滞，故尤适用于虚人进补时的搭配使用。

（3）用法禁忌

内服：水煎服，3～10g。

山楂味酸，胃酸过多、胃部不适者慎用。

（4）药理作用

①保护心脑血管。山楂能增加心肌收缩力、心排血量，减慢心率，降低心肌耗氧量，保护心肌缺血缺氧后的心肌细胞，能减少缺血再灌注脑梗死面积。

②降压、降脂。山楂能扩张外周血管，产生持久降压作用。山楂能上调肝脏 PPARα 及 β-氧化相关酶的表达，促进肝脏内脂质的降解和血液中脂质的消除。

③促消化。山楂口服可增加胃中消化酶分泌，其含有蛋白酶、脂肪酸，能促进肉食分解消化。山楂还具有胃肠道运动调节作用。

④抗菌。山楂黄酮类主要成分金丝桃苷能显著增强免疫功能，且山楂对多种杆菌、球菌有抵抗作用，对大肠杆菌、金黄色葡萄球菌等有较好杀菌效果。

（5）跟师体悟

①活血化瘀。本品生用有破气散瘀作用，可用于妇科疾病的治疗，尤

其适用于瘀血阻滞的月经量少、闭经、痛经、产后腹痛、恶露不尽等。

②降压降脂。本品配伍丹参、三七，临床中常用于预防和治疗冠心病心绞痛、高血压、肥胖等疾病。

③诸药之别。山楂有生山楂、炒山楂、焦山楂和山楂炭之分。生山楂可健胃，增加消化酶分泌，帮助消化肉食等食物；炒山楂在加热过程中有效成分减少，适于脾虚食滞的腹泻；焦山楂和山楂炭有效成分含量最少，但有抗痢疾杆菌作用，能治菌痢和血积癥瘕。

53 神曲消食和胃又理气

"神曲"由白面、杏仁、赤小豆、青蒿、苍耳、红蓼六味混合拌匀，发酵而成，故又名"六神曲"。其效有二：一是消食健胃，富含酵母菌和B族维生素，专治食积不化，消化不良，食纳不振，脘胀泻痢，尤消谷积；二是理气健脾，除痰饮逆气。正如《本草求真》所云："神曲甘辛气温，其性六味为一，故能散气调中，温胃化痰，逐水消滞，小儿补脾，医多用此以为调治，盖取辛不甚散，甘不甚壅，温不见燥也。"神曲生用和胃消食，辛散健脾，理气散滞；炒用健脾和胃消食之力增强，发散作用减弱。焦神曲消食止泻力加大。

【原著详解】

神曲，首载于《药性论》，又名六神曲，为辣蓼、青蒿、杏仁泥、赤小豆、鲜苍耳草加入面粉或麸皮后发酵而成的曲剂，全国各地均有生产。神曲味甘、辛，性温，归脾、胃经。

（1）功效主治

①消食健胃。本品味辛可行散消食，用于治疗饮食积滞，消化不良，脘腹胀满。

②理气健脾。本品能健运脾胃，振奋食欲，故可用于治疗食欲不振；又因其味辛气香，能升能降，可治疗夏日外受暑湿秽浊之气，内夹饮食不化之滞的暑湿吐泻。

（2）常用配伍

①配伍焦山楂、焦麦芽，称"焦三仙"。焦麦芽有很好的消化米面薯蓣等淀粉类食物的作用；焦山楂善于治疗肉类或油腻过多所致的食滞；焦神曲则利于消化米面食物。三药合用，能明显地增强消食化积之功。

②配伍党参、白术、麦芽、谷芽等健脾助运之品，用于脾胃虚弱，运化不良，食滞中阻者。

（3）用法禁忌

内服：煎汤 10～15g，或入丸、散。

消食宜炒焦用。

脾阴不足，胃火盛者慎服。

（4）药理作用

①促消化。神曲因含有多量酵母菌和复合 B 族维生素，故有增进食欲、维持正常消化功能等作用。

②保护胃肠。神曲中含有丰富的消化酶，可将其基质中的淀粉、蛋白质分解为单糖、低聚糖、氨基酸、小肽，协助胃肠道行使正常功能，预防胃炎和胃肠道溃疡。

（5）跟师体悟

①消食导滞。本品健脾和胃，又具有辛温散寒解表的功效，临证常用于小儿食积，以及风寒表证兼食滞者。

②改善肠道菌群。本品功似酵母，可以治疗肠道菌群失调，临床中常见大便稀溏或水样腹泻，证属脾气亏虚，运化失常者。

③辅助消化。本品能助金石类药物消化，临证用生龙骨、生牡蛎、珍珠母时可适当配合神曲，以助此类药物功效的发挥。

54　麦芽平缓消导

【原著精要】

"麦芽"味甘性平，专归脾、胃经，为平缓消导药。行气消食，专治米面薯蓣果食积滞，以及小儿食滞吐乳。其药效成分主要是各种消化酶，特别是淀粉酶。麦芽碱类还有抗真菌作用。

麦芽对乳腺分泌有双向调节作用，生麦芽用小量（10～15g）有催乳通乳作用，可治乳汁郁积，乳房胀痛；熟麦芽用大量（30g以上）则有回乳消胀之功。炒麦芽、焦麦芽还可增强健胃消导、行气消积的作用。临床消导多用焦麦芽。

【原著详解】

麦芽，首载于《药性论》，又名大麦蘖，为禾本科一年生草本植物大麦的成熟果实经发芽干燥而成，全国大部分地区均产。其味甘，性平，归脾、胃、肝经。

（1）功效主治

①健胃消导。本品具有健脾开胃、消食导滞之功。其含有淀粉酶，能促进胃肠中米面薯蓣果食等淀粉类食物的消化，故尤善于治疗米面等淀粉类食物的积滞，或小儿的食滞吐乳。

②行气消积。本品能行气消积滞，适用于治疗食积、气滞导致的胃脘食积胀痛、胁肋胀痛。

③催乳回乳。本品能双向调节乳腺分泌，生用小量能催乳通乳，熟用

大量有回乳消胀之功，故既可用于产后缺乳症，也可用于回乳。

（2）常用配伍

①配伍柴胡、香附，疏肝理气，解郁除烦，用于治疗肝气郁滞或肝胃不和之胁肋脘腹胀痛。

②配伍通草、路路通，适用于产后缺乳症，无论虚证、实证均可使用。

（3）用法禁忌

内服：水煎服，用量 10 ～ 30g。

生麦芽用小量（10 ～ 15g）催乳通乳，熟麦芽用大量（30g 以上）可回乳消胀，临床上切忌混用。

（4）药理作用

①助消化。麦芽主要含有 α-淀粉酶，β-淀粉酶，其可将糖类、淀粉水解为糊精、麦芽糖。其煎剂对胃酸与胃蛋白酶的分泌有轻度促进作用。

②调节泌乳素分泌。麦芽中含有的麦角类化合物有拟多巴胺激动剂样的作用。多巴胺可通过作用于下丘脑，并与其受体结合，使泌乳素释放因子释放增多，其可明显抑制泌乳素的分泌。

③抗真菌。麦芽中含有大麦芽胍碱 A 和 B，具有抗真菌作用。

（5）跟师体悟

①疏肝解郁。本品善解肝之余气，疏解肝之郁结，可用于肝气郁结的胸胁胀满疼痛。

②升发阳气。本品配生麻黄，具有升阳、升发、升散的作用，有助于促进精液液化。

③回乳消胀。本品炒用 30g，水煎服，同时配合芒硝外敷，可回乳。

55 鸡内金消食怕热

"鸡内金"有三个药效：一是健脾消食，特别适合脾虚停食证，小儿疳积证；二是涩精止遗，专治遗精遗尿；三是消癥化石，用于泌尿系结石、胆结石和癥瘕闭经。

鸡内金的药效主要是所含的胃激素、酵母酶所起的作用，能促进胃液分泌及酸度增加，胃蠕动加快，排空加速。但这些成分易受高热破坏，特别用于消食时，应以生用为佳，最好研粉冲服，如以煎服用量宜增大，用到 30g 以上。

【原著详解】

鸡内金，首载于《神农本草经》，肶胵裹黄皮、鸡肫内黄皮，为鸡肫的内膜，经洗净晒干后制成，全国各地均产。鸡内金味甘，性平，归脾、胃、小肠、膀胱经。

（1）功效主治

①健胃消食。本品有较强的消食作用，健运脾胃，可广泛用于各种脾虚停食、小儿疳积证。

②涩精止遗。本品可健运脾气而收摄下焦，从而起到固精缩尿的功效，用于治疗遗尿、遗精。

③通淋化石。本品为鸡肫之内膜，鸡肫中常存砂石与食物相磨化，故鸡内金有化坚消石的功效，善于治疗泌尿系结石与胆结石。

（2）常用配伍

①配伍生莱菔子、焦三仙，能增强消食化积的作用，可治疗食积、消化不良等症。鸡内金生用、磨粉冲服效果更佳。

②配伍菟丝子、桑螵蛸，补肾涩精，缩尿止遗，临床用于肾虚遗精、遗尿。

③配伍金钱草，消石排石，运脾利水，用于治疗湿热内蕴之热淋、石淋。

（3）用法禁忌

内服：水煎服，15～30g。

鸡内金治疗脾虚食积、各种结石、遗尿遗精等症宜生用。

（4）药理作用

①改善胃肠功能。鸡内金可增强胃液胃蛋白酶活性，加快胃肠蠕动，激活保护胃黏膜相关因子，改善肠道功能。

②抗结石。鸡内金可促进不稳定的草酸钙二水合物晶体形成，抑制稳定的草酸钙一水合物形成，增强胆囊收缩，促进胆汁分泌和排泄，发挥排石溶石作用。

③降低血脂。鸡内金对凝血系统有抑制作用，可明显降低全血黏度，减轻动脉粥样硬化程度，改善高脂血症大鼠的脂代谢紊乱，提高机体脂代谢能力。

（5）跟师体悟

①健脾消食。本品配伍木香、神曲，健脾行气，消食和胃，适用于治疗脾虚食停所致的脘腹胀满、嗳气酸腐、纳食不佳及小儿疳积证。

②涩精止遗。本品配伍金樱子、益智仁，可收涩固精，缩尿止遗，适用于气虚、肾虚不能固摄所致的遗精遗尿。

③消除癥瘕。本品配伍山慈菇、生牡蛎，软坚散结，祛除癥瘕，适用于乳腺结节、子宫肌瘤等病症。

56 莱菔子降压不破气

【原著精要】

"莱菔子"历代均知其有两个功效：消食除胀力宏，用治食积气滞，胸满闷胀，嗳气吞酸，泻痢不畅；祛痰降气力专，用治痰浊壅盛，喘息咳嗽实证。

莱菔子所含芥子碱有明显的降压作用，且效果稳定，是治疗高血压的效药。

古训云："服补药者忌之。"（清·严西亭等纂《得配本草》）以为莱菔子破气行滞而忌之，然莱菔子行气而不破气，气虚引起的虚胀虚喘证，在人参等补气药中如佐入少量的莱菔子（10g以下），补而不滞，反而提高疗效。《本草新编》中有云："或问萝卜子专解人参，用人参而一用萝卜子则人参无益矣。此不知萝卜子，而并不知人参者也。人参得萝卜子，其功更补，盖人参补气，骤服气必难受，非止喘胀之症也，然得萝卜子以行其补中之利气，则气平而易受，是萝卜子平气之有余，非损气之不足，实制人参以平其气，非制人参以伤其气。"

近人张锡纯在《医学衷中参西录》中也有概述："莱菔子生用味微辛，性平，炒用气香性温。其力能升能降，生用则升多于降，炒用则降多于升。取其升气化痰宜用生者，取其降气消食宜用炒者。究之，无论或生或炒，皆能顺气开郁，消胀除满，此乃化气之品，非破气之品。而医者多谓其能破气，不宜多服、久服，殊非确当之论。盖凡理气之药，单服久服，未有不伤气者，而莱菔子炒熟为末，每饭后移时服钱许，借以消食顺气，转不伤气，因其能多进饮食，气分自得其养也。若用以除满开郁而以参、芪、术诸药佐之，虽多服、久服，亦何至伤气分乎。"因此莱菔子应注意其降压之新用，且不破气之特点，与参芪之类同用无妨矣。

【原著详解】

莱菔子，首载于《本草衍义补遗》，又名萝白子、菜头子，为十字花科植物萝卜的干燥成熟种子，全国各地均有栽培。莱菔子味辛、甘，性平，归肺、脾、胃经。

（1）功效主治

①消食除胀。本品可行散中焦之气结，利于脾气运化，胃气受纳，且莱菔子质润多油，又可润肠通便，用于治疗食积气滞、胸满闷胀、嗳气吞酸、泻痢不畅等症。

②祛痰降气。脾为生痰之源，肺为贮痰之器，本品入脾、肺经而痰自消，莱菔子降气化痰，止咳平喘，用于痰浊内阻所致的咳嗽气喘、头晕目眩等症。

（2）常用配伍

①配伍焦三仙、连翘，取保和丸之意，消食化积，化痰除胀，用于食积痰阻，或脾胃功能弱，食后腹胀患者。

②配伍厚朴，降气除满，用于治疗气滞中焦，症见胃胀，嗳气，大便不畅，舌苔白腻者。

（3）用法禁忌

内服：水煎服，5～12g。

化痰宜生用，消食下气宜炒用。

气虚及无食积、痰滞者慎用。

（4）药理作用

①降压。本品所含芥子碱有扩张血管作用，还能部分地通过中枢神经系统发挥其降压作用。

②降血脂。本品所含水溶性生物碱可提高人体高密度脂蛋白胆固醇含

量，莱菔子油中大量存在的亚麻酸、棕榈酸及油酸亦具有降血脂、防止动脉硬化等作用。

（5）跟师体悟

①降气化痰。本品生用，配伍苏子、炒葶苈子，为沈氏女科止咳三子汤，可用于痰浊壅盛的咳喘，本品亦可治疗痰浊上扰的高血压病。

②消食除胀。本品炒用，配伍佛手、厚朴，可用于纳谷不香，腑气不通的食积气滞等症。

③行气化滞。本品辛平行气而不破气，气虚引起的虚胀虚喘证，在人参等补气药中如佐入少量的莱菔子（10g 以下），补而不滞，反而提高疗效。

57 钩藤降压应后下

"钩藤",《全国中草药汇编》异名"倒挂刺""鹰爪风"。其息风止痉作用明显,为惊痫抽搐的要药。近来发现其有明显的降压效应,而且能改善血流动力学,抗心律失常,抑制血小板聚集和抗血栓形成,故普遍用治高血压病、心血管病属肝火、肝阳上亢者。其降压成分为钩藤碱,怕热,不宜久煎,最好后下取效。《本草汇言》云:"钩藤,久煎便无力,俟他药煎熟十余沸,投入即起,颇得力也。去梗纯用嫩勾,功力十倍。"

【原著详解】

钩藤,首载于《名医别录》,异名倒挂刺、鹰爪风、吊藤,为茜草科常绿藤本植物钩藤及其同属多种植物的干燥带钩茎枝,多产于四川或浙江温州、广西桂林等地。其味甘,性凉,归肝、心包经。

(1)功效主治

①清热平肝。本品能清泄肝热,平抑肝阳,适用于肝阳上亢、肝火上攻所致之头目胀痛、眩晕头痛等症。

②息风定惊。本品有轻清疏风之性,具和缓的息风止痉作用,长于清心包之火,适用于热极生风所致的惊痫抽搐、小儿高热惊风、惊哭夜啼等症。

(2)常用配伍

①配伍桑叶、菊花,能疏散风热,清泻肝火,清热解毒,适用于治疗

肝火上攻或肝阳上亢之头胀、头痛、眩晕等症。

②配伍白芍、羚羊角，能清肝泄热，平抑肝阳，息风止痉，适用于热极生风，高热惊厥，手足抽搐者。

③配伍天麻，功善清热平肝，息风止痉，可广泛用于肝风内动所致之头痛眩晕、四肢麻木等症。

（3）用法禁忌

内服：水煎服，后下，3 ～ 12g。

（4）药理作用

①降压。钩藤生物碱能通过扩张血管、降低心排血量，发挥直接降压作用，通过阻断神经传导、降低神经递质分泌，发挥间接降压作用。

②镇静、抗癫痫。钩藤生物碱能增强大脑内高香草酸（HVA）以及DOPAC 的含量，抑制中枢神经系统的突触传递，表现出明显的镇静和抗癫痫的作用。

③抗心律失常。钩藤能抑制多种离子通道，阻滞钙离子，抑制希氏束向浦肯野纤维传导，达到抗心律失常的目的。

（5）跟师体悟

①本品清肝平肝，降血压，适宜肝阳上亢的高血压病，宜后下，15 ～ 30g，配伍夏枯草，效果更佳。

②本品息风止痉，可治疗抽搐和惊厥等症。尤其是治疗癫痫及小儿的急、慢惊风。

58　苡仁化湿要生用

【原著精要】

"苡仁"首载于《神农本草经》，异名"解蠡"，又名"薏苡仁"。健脾利尿，清热利湿。凡小便不利，尿频尿痛，水肿喘急，湿温初起，暑湿在气，苔腻脉滑者，都可投苡仁。其镇痛，抑制骨骼肌收缩而除痹，用治湿阻肌表经络的风湿痹痛，四肢拘挛证。其有解毒排脓抗肿瘤、抑制癌细胞的作用，可治肺痈、肠痈、癌症，特别是肺癌、肠癌。

苡仁药性平和，用量可大，以 60～90g 为宜。用汤剂煎 2 汁，煮食苡仁成粥服用，其效更佳。苡仁的功效以化湿为主，生用最宜，炒苡仁仅用于脾虚泄泻。

【原著详解】

薏苡仁，首载于《神农本草经》，别名解蠡、起英、赣米、感米、薏珠子、回回米等，为禾本科植物薏苡的种仁，主产于福建、河北、辽宁。其性凉，味甘、淡，归脾、胃、肺经。

（1）功效主治

①利水渗湿。本品"最善利水，不至损耗真阴之气，凡湿盛在下身者，最宜用之"。可用于治疗脾虚湿盛引起的小便不利，水肿喘急，脚气浮肿。

②健脾止泻。本品能健脾渗湿，尤适用于脾虚湿盛的泄泻。

③除痹止痛。本品长于祛肌肉筋骨间之湿邪而除痹，能疏通经脉，缓

和拘挛，除痹止痛，可用于治疗风湿热痹，筋骨拘挛，屈伸不利。

④散结排脓。本品上清肺热，下利肠胃湿热，能清热解毒，排脓消肿，可用于治疗肺痈、肠痈、赘疣、癌肿等。

（2）常用配伍

①配伍白术，可增强健脾祛湿之功，用于脾虚湿盛之大便溏泄、带下、身倦乏力等症。

②配伍冬瓜皮，健脾利水消肿，用于湿热内盛之浮肿、小便短少等症。

③配伍麻黄，祛风散寒除湿，用于风湿在表、一身尽痛、筋脉不伸之痹证。

④配伍冬瓜仁、桃仁、苇茎，排脓消痈，用于肺痈胸痛、咳吐脓痰等症。

（3）用法禁忌

内服：水煎服，10～30g；或入丸、散，浸酒，煮粥，做羹。本品药力缓和，用量须大，且宜久煎。

清利湿热宜生用，健脾止泻宜炒用。

大便燥结者及孕妇慎服。

（4）药理作用

①抗癌。薏苡仁油、薏苡仁多糖、薏苡仁多酚等有抑制癌症效果，薏苡仁可通过不同治疗通路与作用对多种癌症发挥治疗作用。

②降血脂。薏苡仁提取物如多酚类物质可激活过氧化物酶受体，降低高胆固醇患者血液中胆固醇水平和氧化应激指标，抑制过氧化物生成，保护心血管。

③降血糖。薏苡仁多糖 A、B、C 是薏苡仁中主要的降糖活性成分，可使糖尿病患者体内 SOD（超氧化物歧化酶）含量及活性升高，对抗自由基升高对机体造成的伤害。

④镇痛抗炎。薏苡仁能降低血管通透性而减少炎性渗出，降低多种炎症因子分泌水平，可治疗炎性疾病，缓解疼痛。

（5）跟师体悟

①祛扁平疣。本品生用打粉，与白砂糖 1∶1 配伍，沸水冲服，一次一汤匙，每日 2 次，对扁平疣有一定疗效。

②美白美体。本品煮粥服用有美白肌肤作用，久服有轻身减肥功效。

③治疗肿瘤。本品具有解毒排脓抗肿瘤的功效，临床可以用于各种肿瘤，尤善治肺癌、肠癌。

④治疗糖尿病。本品具有利湿、降血糖的作用，适用于糖耐量异常、糖尿病人群。

59　泽泻利湿又降脂

【原著精要】

"泽泻"首载于《神农本草经》，异名"芒芋"，《本草纲目》异名"禹孙"。因产地不同又名"建泽泻"和"川泽泻"。泽泻的功效有三个：一是显著利尿，增加尿量及尿素氯化物的排量，对肾炎肾功能差者更宜。还能清热渗湿，专治下焦湿热的淋沥尿闭，淋病热痛，带下阴痒，苔腻脉滑。还能"补中有泻"，如《本草纲目》所言："仲景地黄丸，用茯苓、泽泻者，乃取其泻膀胱之邪气，非引接也。古人用补药，必兼泻邪，邪去则补药得力，一辟一阖，此乃玄妙，后世不知此理，专一于补，所以久服，必至偏胜之害也。"泽泻还能祛痰渗饮，专治痰饮眩晕。

二是抑制血中胆固醇生成，缓和动脉粥样硬化，抗脂肪肝，降血压，用治高脂血症，高血压，脂肪肝。

三是降血糖，是糖尿病效药。

泽泻生用以利尿渗湿，泄热通淋为主；盐炒滋阴入肾，增强泄热利水作用；麸炒缓和药性，偏于醒脾渗湿，祛痰除湿，用治泄泻眩晕。

【原著详解】

泽泻，首载于《神农本草经》，别名水泻、芒芋、鹄泻、泽芝、及泻等，为泽泻科植物泽泻的干燥块茎，主产于福建、四川。其味甘、淡，性寒，归肾、膀胱经。

（1）功效主治

①利水渗湿。本品具有较强的利水渗湿作用，可治疗痰饮水湿停蓄之小便不利、水肿、头目昏眩等症，同时本品可"利小便以实大便"，用于治疗水谷不分、泄泻不止等。

②泄热。本品既能清膀胱之热，又能泻肾经之虚火，可用于治疗湿热蕴结之热淋涩痛、小便不利，肾阴不足，相火偏亢之遗精、早泄、五心烦热等症。

（2）常用配伍

①配伍茯苓，健脾渗湿，利水消肿，用于治疗水湿停滞下焦之水肿、小便不利、泄泻等证属偏热者。

②配伍牡丹皮，清热凉血，活血祛瘀，清透肾中浮热与肾经虚火，常用于阴虚火旺之心烦失眠、口燥咽干、盗汗遗精、性欲亢进、两颧潮红、小便短黄、大便秘结等症。

③配伍荷叶，升清降浊，化浊降脂，常用于高脂血症的治疗。

（3）用法禁忌

内服：水煎服，6～10g。

泽泻生用以利尿渗湿，泄热通淋为主；盐炒滋阴入肾，增强泄热利水作用；麸炒缓和药性，偏于醒脾渗湿，祛痰除湿，用治泄泻眩晕。

因本品性偏寒，肾虚精滑无湿热者禁服。

（4）药理作用

①对泌尿系统的影响。泽泻具有利尿、抗草酸钙结石及抗肾炎作用，被广泛用于利尿和治疗肾病。

②降血脂。泽泻的醇提取物、水提取物可改变肠道微生态和调节胆固醇代谢相关基因，从而降低血脂。

③降血糖。泽泻可降低糖尿病患者血糖水平，保护胰岛 β 细胞功能，改善胰岛素抵抗以及脂质代谢。

④降血压。泽泻中的泽泻醇具有松弛血管的作用，可以抵消主动脉收缩所致的血压升高，以及由血管紧张素分泌引起的血管收缩所导致的

血压升高。

（5）跟师体悟

①泻浊定眩。本品配伍钩藤、川芎、莱菔子，为沈氏女科常用之降压四味，适用于痰浊上扰引发的眩晕，如高血压病、颈椎病、梅尼埃病等病症。

②分利湿邪。本品配伍草决明、莱菔子，善能将体内湿、热等实邪从二便排出，适用于湿热内盛所致的热淋、癃闭等病症，如糖尿病、血脂异常、脂肪肝、泌尿系感染者。

③控制用量。本品用量勿过大，大量使用对肾有损伤作用，故本品临证使用时常控制在 10g 以内。

60 车前草优于车前子

【原著精要】

"车前"初以种子入药，首载于《神农本草经》，异名"当道"，《名医别录》起并用叶及根，药用全草。车前草有显著利尿作用，同时增加尿素、尿酸、氯化物排量，且有清热通淋功效。凡小便不利，淋沥涩痛，热结膀胱，湿热下利诸证均可用之。其还具有解毒止血作用，热毒疮肿，血热妄行，咽痛目赤投之有效。车前子有止咳祛痰作用，治疗肺热咳痰，其子细小，必须包煎，以免碍喉。

车前草包含车前子，效用较子更全面，而且不必包煎，药性平和，可以重用（30g 以上），如鲜者倍量，取汁兑服，效果更佳。

【原著详解】

车前，最早被《神农本草经》收列，以子入药，汉末《名医别录》首载车前草以全草入药，包含车前的子、叶及根部，全国各地均产。车前草味甘，性寒，归肝、肾、肺、小肠经。

（1）功效主治

①利尿通淋。本品能渗膀胱湿热，通利小便，给邪出路，为治淋要药，可治疗热结膀胱致小便不利、淋沥涩痛诸症。

②渗湿止泻。本品能分利水湿，利小便以实大便，水道利则清浊分，可治疗湿热下利。

③清热明目。本品善于清肝热而明目，常用于治疗目赤肿痛，目暗昏花。

④清热祛痰。本品可清利肺经之风热，清肺化痰，止咳祛痰，可用于肺热咳嗽。

⑤清热解毒。本品甘寒可清热解毒，多用于热毒痈肿。

（2）常用配伍

①配伍萹蓄、白花蛇舌草，可泻肺利水，渗湿通淋，增强清利膀胱湿热、通利小便的作用，用于膀胱湿热，小便少、黄之症。

②配伍葶苈子、前胡，可清肺泄热，化痰止咳，用于肺热咳嗽，吐痰质稠之症。

③配伍白菊花、决明子、夏枯草，可清肝明目，消肿散结，用于目赤肿痛之症。

④配伍萹蓄、黄柏、大黄等，可用于治疗急慢性尿路感染与急慢性膀胱炎。

（3）用法禁忌

内服：水煎服，9～15g。

车前草药性平和，可以重用，可酌情用至30g，煎服不必包煎。车前子煎煮时需包煎，以免碍喉。

肾虚精滑者及孕妇慎用。

（4）药理作用

①抗炎。车前草中的车前子多糖可抑制炎性反应，起到抗炎作用。

②降脂。车前草可以减轻脂质代谢紊乱，起到调节血脂的作用。

③止泻。车前草中的车前子多糖可改善小鼠的小肠运动障碍，促进胃肠动力，达到缓泻的目的。

④保护眼睛。车前草水提取液对于晶状体氧化损伤所致晶体细胞凋亡有较强的抑制作用，其可降低眼压，恢复眼损伤。

（5）跟师体悟

①利水消肿。本品善于通利水道，可治疗全身水肿，还可缓解脑水肿，用量可至30g，鲜品加倍。也可用于治疗肾结石，泌尿系结石、感染与前列腺炎属于湿热下注膀胱者。

②清肝明目。本品内服可恢复眼损伤、降眼压，适量鲜品捣烂外敷于眼旁治疗目赤肿痛，外敷或取药汁洗眼治疗急性结膜炎疗效较好。

③止咳祛痰。本品可祛痰、镇咳，配伍黄芩、桑白皮，可用于肺热导致的肺部感染、支气管扩张，症见咳嗽、痰多质稠者。

④解毒止血。本品配伍茜草、藕节炭等，可治疗吐血、衄血、尿血、鼻黏膜毛细血管破裂出血、小儿鼻出血等。

61 白花蛇舌草清热利尿不伤胃

【原著精要】

"白花蛇舌草"系茜草科耳草属植物白花蛇舌草的全草，又名"狭叶韩信草"，《全国中草药汇编》异名"尖刀草"。医者只知其有解毒抗癌作用而用于各类癌症和疮疖肿毒、咽肿肠痈以及毒蛇咬伤。

白花蛇舌草还能清热利尿，用于热淋尿少。其性虽寒但不伤胃，可以重用 30g 以上，应当视作一味利尿排邪的良药。

【原著详解】

白花蛇舌草，首载于《广西中药志》，异名尖刀草、狭叶韩信草，为茜草科一年生草本植物白花蛇舌草的干燥全草。主产于福建、广东、广西等地。其味微苦、甘，性寒，归胃、大肠、小肠经。

（1）功效主治

①清热解毒。本品性寒而不伤胃，有清热解毒消肿之功，适用于热毒诸症，如痈肿疮毒、肠痈腹痛、咽喉肿痛、毒蛇咬伤以及各类癌症等。

②利湿通淋。本品能利水消肿，清热通淋，适用于膀胱湿热所致的小便淋沥涩痛、热淋尿少者。

（2）常用配伍

①配伍金银花、连翘，清热解毒，疏散风热，消肿散结，适用于热毒所致的疮疖肿毒、咽喉肿痛等病症。

②配伍白茅根，清热利尿，利湿通淋，可用于膀胱湿热所致的排尿不

畅，淋沥涩痛者。

（3）用法禁忌

内服：水煎服，15～60g。外用适量。

阴疽及脾胃虚寒者忌用。

（4）药理作用

①抗菌消炎。白花蛇舌草对金黄色葡萄球菌、大肠杆菌、沙门菌、链球菌等都有抑菌、杀菌作用，可用于腹泻、胃肠炎和化脓性感染等。

②抗肿瘤。白花蛇舌草对乳腺癌、黑色素瘤、结肠癌等均有抑制活性，特别是乳腺癌细胞。

③免疫调节。白花蛇舌草能显著促进 NK 细胞活性，提高血清 IL-2、IL-6、TNF-α 的含量，发挥免疫调节作用。

（5）跟师体悟

①解毒抗癌。本品配伍生薏苡仁、山慈菇、连翘，适用于热毒壅盛所致的疮疖肿毒、咽喉肿痛以及各类癌症。

②清热利尿。本品配伍竹叶、生栀子、金钱草，适用于湿热下注引起的尿热、尿痛等病症。

62 茵陈清热利湿要后下

【原著精要】

茵陈又名"茵陈蒿""锦茵陈"，异名"马先"。其含绿原酸等，增加胆汁分泌而利胆退黄，清热利湿，为治疗湿热黄疸主药，还用于肝炎、胆囊炎、胆结石、胆道蛔虫病等。

茵陈利尿降压、降血脂、抗凝血，又可解热镇痛，治疗高血压病、高脂血症、风湿热、不明原因低热均有效。

茵陈燥湿止痒，可治湿疹、湿疮、皮肤瘙痒症。

茵陈质轻，活性成分为挥发油，不能久煎。有的医者用量偏大，使煎煮不便，久煎又减效，故提倡茵陈后下，用量15g以内即可奏效。

【原著详解】

茵陈，首载于《神农本草经》，又名茵陈蒿、锦茵陈、马先，为菊科植物滨蒿或茵陈蒿的干燥地上部分，多产于陕西、山西、河北等地。其味苦、辛，性微寒，归脾、胃、肝、胆经。

（1）功效主治

①清热利湿。本品善于清利脾胃肝胆湿热，使湿浊去而孤热清，常用于治疗胸闷腹胀、风湿热、低热等症。

②利胆退黄。本品具有清热利湿、渗利小便之功，能引二焦之热下行，为湿热黄疸之要药，还可用于肝炎、胆囊炎、胆结石、胆道蛔虫病等疾病。

③燥湿止痒。本品有清热燥湿之功，外用则可燥湿止痒，多用于皮疹初期，红肿热痛明显者，如湿热导致的湿疹、湿疮、皮肤瘙痒等症。《本草纲目》亦有青蒿治疗"遍身风痒，痦疬风病"的记载。

（2）常用配伍

①配伍金钱草、栀子，可清利肝胆湿热，利胆退黄，常用于治疗湿热黄疸，症见胆胀胁痛，身目发黄，小便短赤，口黏口苦，舌红苔腻，脉弦滑。

②配伍滑石、黄芩，可增强清热利湿之功，用于治疗外感湿热或暑湿之症。

（3）用法禁忌

内服：煎服，6～15g。茵陈质轻，含挥发油，不能久煎，后下为宜。

蓄血发黄者及血虚萎黄者慎用。茵陈药性苦寒，易损胃气，故脾胃虚寒者忌用。

（4）药理作用

①利胆。茵陈及其成分能增强胆囊收缩、增强肝细胞功能、促进胆汁分泌、增加胆红素和胆汁酸外排而发挥利胆作用。

②降压。本品水浸剂及精制浸液均有降压作用，其降压作用可能系通过中枢以及内脏血管扩张所致。

③降脂。本品有明显降血脂的作用，能降低血清胆固醇和 β - 脂蛋白，减轻动脉壁粥样硬化斑块病变。

④解热镇痛。茵陈所含成分通过多个炎症通路或直接抑制痛觉感知通路（如钠 / 钙离子内流）而发挥解热镇痛抗炎作用。

（5）跟师体悟

①清热利湿。本品配伍泽泻，可治疗湿热内盛，上扰清窍的头目昏重、记忆力下降等脑血管疾患。

②清泻肝火。本品配伍钩藤，可增强其清热利湿之力，治疗舌苔黄腻、血压居高不下者。

③利胆退黄。本品配伍制大黄，清利肝胆，活血泄热，通利二便，治

疗黄疸型肝炎，降低胆红素及转氨酶效果佳。

④燥湿止痒。本品配伍黄柏，能增强清热燥湿止痒之功，临床可用其治疗湿疹湿疮、皮肤瘙痒等症。

63　石韦升血象防伤肾

"石韦"有两个功效：一是利水通淋，凉血止血，用治膀胱湿热所致的热淋、血淋、石淋，对肾炎、肾盂肾炎，消除症状，改善肾功能均有效，也可止血热妄行的出血证（一般用小叶石韦）；二是清肺祛痰，用治痰热咳喘，还对金黄色葡萄球菌、溶血性链球菌、炭疽杆菌、白喉杆菌、大肠杆菌有抑制作用，抗甲型流感病毒和单纯疱疹病毒，还抗钩端螺旋体（一般用大叶石韦）。

石韦还能提升血象，特别是放化疗后的白细胞下降，伍用鸡血藤其效增强。但石韦的通淋利水之力易伤肾阴，故肾阴亏损，阴虚内热者要慎用，《得配本草》有戒："真阴虚者禁用。"

【原著详解】

石韦，首载于《神农本草经》，别名为石樜、石皮、石苇，为水龙骨科植物庐山石韦或有柄石韦的干燥叶，全国大部分地区均产。其味甘、苦，性微寒，归肺、膀胱经。

（1）功效主治

①利尿通淋。本品可清利膀胱湿热而通淋，常用于膀胱湿热见小便淋沥涩痛之热淋、石淋者，尤宜于血淋。

②清肺止咳。本品清肺热，止咳喘，用于肺热咳喘气急之症，咳嗽兼见咯血者尤宜。

③凉血止血。本品清热泻火凉血以止血，适用于热入血分，损伤血络，血热妄行之咯血、吐血、衄血、尿血、崩漏等症。

（2）常用配伍

①配伍蒲黄、小蓟，清利湿热，通利膀胱，可用于治疗热淋、血淋、石淋、小便不通、淋沥涩痛等症。

②配伍鱼腥草、芦根，清肺泄热，止咳祛痰，多用于肺热喘咳之症。

（3）用法禁忌

内服：水煎服，6～12g。

阴虚及无湿热者忌服，如《本草从新》言："无湿热者勿与。"《得配本草》言："真阴虚者禁用。"

（4）药理作用

①抑菌。石韦有抑制变形杆菌、绿脓杆菌和金黄色葡萄球菌的作用，并可显著的抗单纯疱疹病毒。

②利尿。石韦可促进尿中草酸钙结晶排泄，减少草酸钙结晶在肾内堆积，用于治疗泌尿系结石、尿路感染、急慢性肾炎、肾病综合征等疾病。

③提高免疫力。石韦能刺激贮藏在贮存池和边缘池的白细胞释放，增强单核－巨噬细胞系统功能，拮抗环磷酰胺对单核－巨噬系统的抑制，提高机体免疫力。

（5）跟师体悟

①提升血象。本品常配伍鸡血藤，相须为用，有升高血细胞的作用，常用于治疗放化疗或各种原因导致的白细胞减少而出现的头晕、乏力、肌肉酸胀、低热、免疫力低下等病症。

②利尿止悸。本品通过发挥利尿作用，能降低血容量、减轻心脏负荷，配伍川芎，改善心肌供血，从而达到止悸之功效。

64　海藻软坚治肾炎

【原著精要】

"海藻"首载于《神农本草经》，异名"落首"。消痰软坚作用明显，是治疗瘿瘤、瘰疬的主药。其所含的褐藻酸有明显的降压作用，有肝素样抗凝血作用，且能降血脂，减轻动脉硬化。用其利水退肿的功效治疗肾炎，既可减轻症状，消退浮肿，又能改善肾功能，特别见苔腻的肾炎，合并高血压、高血脂者更为适宜。

【原著详解】

海藻，首载于《神农本草经》，别名落首、海萝、乌菜、海带花，为马尾藻科植物海蒿子或羊栖菜的干燥藻体，主产于辽宁、山东、浙江、福建、广东等地。海藻味苦、咸，性寒，归肝、胃、肾经。

（1）功效主治

①消痰软坚散结。本品可清化热痰，软坚散结，用于治疗痰湿凝滞，气血瘀阻导致的瘿瘤、瘰疬、结核，此外，本品可化顽痰，凡顽痰胶结之证，皆可用之。

②利水消肿。本品有软坚行水、利水消肿之功，但其力较弱，多配伍茯苓、猪苓等利水渗湿药。

（2）常用配伍

①配伍昆布，两者常相须为用，化痰软坚散结，常用于治疗气血瘀阻，痰湿郁结之瘿瘤、瘰疬、结核等。

②配伍夏枯草、牡蛎，清热化痰散结，适用于瘰疬、结核痰火较盛者。

（3）用法禁忌

内服：水煎服，6～12g。中药十八反言其不宜与甘草同用。

（4）药理作用

①降压。海藻在较大剂量时有较明显持久的降低血压作用，水剂较酊剂为强。

②降血脂。海藻能降低血清中胆固醇水平或脏器中胆固醇含量，减轻动脉粥样硬化。

③调节甲状腺功能。海藻可用来纠正由缺碘而引起的甲状腺功能不足，也可以暂时抑制甲状腺功能亢进的新陈代谢率而减轻症状。

（5）跟师体悟

①利水消肿。本品配伍泽泻、白术，可用于慢性肾炎或肾功能不全引起的下肢浮肿、小便不利等病症。

②降低血压。本品配伍钩藤、生牡蛎，可用于舌苔厚腻、血压升高的患者，尤适于舒张压升高的人群。

③注意事项。沈师强调："海藻产于海中，其表面干燥后多析出大量海盐，入煎剂时先用清水浸泡去掉部分盐霜，可减少钠对肾脏和血管的不良影响。"

65 蛤壳化痰除苔腻

【原著精要】

"蛤壳"又名"海蛤壳"，系文蛤和青蛤的贝壳，性味咸寒，归肺、胃两经，富含碳酸钙。有清肺化痰的功效，专治肺热痰黏、痰火咳喘。海蛤还有软坚散结之力，除用于瘿瘤、瘰疬、痰核外，还可除苔腻，祛无形的顽痰。炒用制酸止痛又补钙。外敷则敛疮收口，可治疗臁疮湿疹。

【原著详解】

蛤壳，首载于《神农本草经》，又名文蛤、海蛤壳、蛤蜊皮，为帘蛤科动物文蛤或青蛤等的贝壳，主产于辽宁、海南等沿海地区。其味苦、咸，性寒，归肺、肾、胃经。

（1）功效主治

①清热化痰。本品能清肺热而化痰浊，用于治疗痰热壅肺之发热、咳嗽、胸膈满闷或胸痛、咳痰黄稠、舌红苔黄腻等症。

②软坚散结。本品有清热化痰、软坚散结之功，用于治疗痰火或痰浊瘿瘤、瘰疬、痰核、积聚等症。

③制酸止痛。本品是一种碱性物质，能抑制胃酸分泌，中和胃酸，用于治疗嗳腐吞酸、胃脘烧灼疼痛等症。

④收湿敛疮。本品煅后研末外用，可用于治疗烫伤、湿疹、臁疮及下疳疮等症。

（2）常用配伍

①配伍青黛，清肝泻肺，化痰止咳，用于治疗肝火犯肺的咳嗽、咳痰黄稠、心烦易怒、胁肋胀痛等症。

②配伍昆布、海藻，可软坚散结，消痰化瘿，用于治疗瘿瘤、瘰疬、痰核、积聚等症。

（3）用法禁忌

内服：煎汤，6～15g，先煎；蛤粉包煎。外用：适量，研极细粉撒布或油调后敷患处。

蛤壳性味苦寒，脾胃虚寒者慎用。

（4）药理作用

①抗炎。蛤壳水煎液可明显抑制炎性区域的白细胞游走聚集，抑制毛细血管通透性增加，发挥显著的抗炎作用。

②补钙。海蛤壳含碳酸钙、壳角质和钠、铁、镁等多种无机元素，具有一定的补钙和增强免疫力作用。

③抗衰老。杂色蛤提取液可显著降低小鼠体内 LPO（过氧化脂质），提高 SOD（超氧化物歧化酶），明显降低小鼠皮肤、尾腱中结合型羟脯氨酸，有一定的抗衰老作用。

（5）跟师体悟

①清肺化痰。本品可清热痰，除顽痰、老痰，尤适用于咳喘、痰黏不易咳出、苔腻顽固不化等痰热证。

②软坚散结。本品可用于痰湿流注经络脏腑所致的瘿瘤、瘰疬、痰核等，常配伍夏枯草、山慈菇等，治疗甲状腺结节、乳腺结节、肝囊肿、肾囊肿、脂肪瘤等。

③补钙制酸。本品含碳酸钙等矿物质，可用于中老年人钙质流失引起的肢体抽搐等症；也可中和胃酸，用于胃或十二指肠溃疡引发的疼痛、泛酸等病症。

66 慈菇散结消肿块

【原著精要】

"慈菇"有3个品种。产于云南丽江，百合科多年生草本植物山慈菇的鳞茎叫"山慈菇"。百合科多年生纤弱草本植物老鸦瓣的鳞茎叫"光慈菇"。兰科多年生草本植物杜鹃兰或独蒜兰的假球茎叫"毛慈菇"。临床多用山慈菇和光慈菇，均含秋水仙碱，抑制细胞核的有丝分裂而有抗肿瘤作用，可以解毒散结而消肿块，特别对乳腺增生、甲状腺瘤、子宫肌瘤、卵巢囊肿、乳腺癌、鼻咽癌、肺癌、食管癌、宫颈癌、皮肤癌等有效。有小毒，特别对肝肾有损伤，煎剂用 5～10g，可少量制成散剂，每天1g以内。

【原著详解】

山慈菇，首载于《本草拾遗》，别名金灯花、毛慈姑、慈姑，常见有3个品种，分别是百合科植物山慈菇的鳞茎为"山慈菇"，百合科多年生纤弱草本植物老鸦瓣的鳞茎为"光慈菇"，兰科植物杜鹃兰或独蒜兰的假球茎为"毛慈菇"，主产于四川、云南等地。山慈菇味甘、微辛，性寒，归肝、脾经。

（1）功效主治

①清热解毒。本品具有清热解毒、消痈散结之效，可用于治疗痈肿疔毒、痈疽发背、蛇虫咬伤等病症。

②化痰散结。本品有散结消肿化痰之功，可用于癥瘕痞块、瘰疬痰

核、风痰癫痫以及肿瘤。

（2）常用配伍

①配伍丹参、浙贝母、夏枯草，化痰散结，用于治疗甲状腺结节、乳腺结节、甲状腺瘤等病症。

②配伍土鳖虫、水蛭等，活血化瘀，散结消癥，用于治疗肝纤维化、肝硬化、肝功能异常等病症，对恢复肝功能有明显效果。

（3）用法禁忌

内服：水煎服，3～9g。

《本草拾遗》及《本草纲目》均记载本品有小毒，特别对肝、肾有损伤，故正虚体弱者慎服。

（4）药理作用

①抗癌。山慈菇含有秋水仙碱等多种生物碱，为抗癌的有效物质，可广泛用于治疗乳腺癌、宫颈癌、食管癌、肺癌、胃癌、皮肤癌等多种癌症。

②镇静、降压。山慈菇具有镇静、催眠的协同作用，可治疗癫痫、高血压病等。

（5）跟师体悟

①消肿散结。本品具有较好的抗肿瘤作用，常配伍红花、生牡蛎、三七，消肿散结，尤适用于乳腺结节、甲状腺结节、子宫肌瘤、卵巢囊肿、乳腺癌、宫颈癌等。

②清热解毒。本品配伍连翘、金银花、皂角刺，叮用于毛囊炎、痤疮、湿疮等症。

67　黄连止心悸

【原著精要】

"黄连"别名"雅连""川连"，最佳者称"鸡爪黄连"。历来用黄连，注重其清热泻火，燥湿解毒，尤清心火，多治热入心经，烦热神昏，失眠梦多，目赤肿痛，湿热痞吐，腹痛泻痢，口疮疔毒和血热妄行证，为实热邪火的主药。近代发现其有广谱抗菌作用，杆菌、球菌均可抑制而用于各种感染，又有抗病毒、抗结核、抗阿米巴原虫和阴道滴虫的功效。唯独忽视其对心血管的效应。其所含黄连素（小檗碱）有较强的正性肌力作用，增加冠脉流量，保护心肌缺血，缩小心梗面积，降低心肌耗氧量，又可抗心律失常和降血压，治疗心血管病有特效，特别能止心悸，临证要重视并开发其止悸的效应。

生黄连清心火，解热毒，善治热病壮热，湿热蕴蒸和热毒炽盛证；酒黄连专清上焦头目之火，头痛，目赤肿痛者宜之；姜黄连清中焦之火，善治胃热呕吐；萸黄连可清气分湿热，善散肝胆郁火，用于肝火犯胃，脘痛泛酸；胆黄连专清肝胆实火；炒黄连则寒性缓和，不伤脾阳；黄连炭则偏于清热止血。虽然各种方法炮制后黄连素的含量均有不同程度的降低，以黄连炭最低，但其水煎的溶出率却均比生品高且可抑制生品没有作用的绿脓杆菌。

【原著详解】

黄连，首载于《神农本草经》，又名雅连、川连、王连，为毛茛科多年生草本植物黄连、三角叶黄连或云连的干燥根茎，主产于四川、湖北、云南。黄连味苦，性寒，归心、肝、胃、大肠经。

（1）功效主治

①清热燥湿。本品能清中焦湿热，泻心经、胃经之实火，适用于心经热郁所致神昏心烦、失眠多梦，胃热呕吐吞酸，消渴，胃火牙痛，或湿热蕴蒸于中焦所致痞满、腹痛泻痢者。

②泻火解毒。本品寒以胜热，善泻一切有余之实火、邪火，且长于解热毒，适用于热病壮热、血热妄行证，或热毒炽盛所致之目赤肿痛，口疮疔毒。

（2）常用配伍

①配伍黄芩、干姜，能清热燥湿，清降胃火，和解中焦，治疗中焦寒热阻滞、气机不畅、心下痞满、恶心呕吐等症。

②配伍芍药、木香，能除脾胃、大肠之湿热，行气解郁，清热泻火，适于治疗泻痢腹痛、里急后重者。

③配伍肉桂，清降心火，温暖下焦，引火归原，适用于治疗心火亢盛、心肾不交、心烦不寐、梦多眠差者。

（3）用法禁忌

内服：水煎服，5～10g。

临床常用生黄连，炮制主要有酒炙、姜汁炙、吴茱萸炙、胆汁炙、炒制和炒炭。酒黄连偏于清上焦火，姜黄连偏于清中焦火，萸黄连善散肝胆郁火，胆黄连善清肝胆实火，炒黄连寒性变缓，不伤脾阳，黄连炭偏于清热止血。

本品大苦大寒，过服久服易伤脾胃，脾胃虚寒者忌用。其苦燥伤津，阴虚津伤者慎用。

（4）药理作用

①保护心血管。黄连素能增加心肌 NO（一氧化氮）、降低 MDA（丙二醛）含量，具有正性肌力作用，改善心肌缺血，增强心肌收缩力，降低外周阻力，保护心肌损伤，对抗心律失常。

②保护胃黏膜。黄连能抑制胃损伤形成，保护胃黏膜，抑制胃窦平滑肌收缩，降低胃肠活动，具抗腹泻作用。

③抗病原微生物。小檗碱（黄连素）对大肠杆菌、金黄色葡萄球菌及福氏痢疾杆菌、宋氏痢疾杆菌、幽门螺杆菌、白色念珠菌有明显抑菌作用。

（5）跟师体悟

①清心止悸。本品可用于治疗心火上炎引起的心烦不寐，配伍苦参，治疗心律失常，尤其对于快速性的心律失常效果甚佳。

②清热泻火。本品配伍牡丹皮、生栀子，清泻三焦之火，适用于肺胃热盛引起的牙龈肿痛、口舌生疮、鼻衄出血等病症。

③燥湿解毒。本品配伍紫花地丁、大青叶，适用于湿热蕴毒引起的皮肤疖肿疔毒、湿疮等病症。

68　黄芩除湿疹

【原著精要】

　　"黄芩"首载于《神农本草经》，异名"腐肠"。历来用黄芩，注重清热燥湿，泻火解毒，止血安胎，尤清肺火，多治肺热咳喘，烦热不退，湿热下注，血热妄行，胎动不安，疮痈火毒诸证。近代发现其含黄芩苷，有解热退黄、利尿降压、抗菌、抗病毒、降血脂、抗血小板聚集的作用，扩大了应用范围。

　　黄芩除湿疹的功效却常常被疏忽。"肺主皮毛"，黄芩清肺火，利小便的作用十分切合治疗皮肤湿疹，瘙痒流水。如配制大黄、桑白皮则疗效更佳。体轻虚者为"枯芩"，又称"片芩"，善清肺火；体重实者为"子芩"，又称"条芩"，善泄大肠热；酒芩清上焦之火；猪胆汁炒清肝胆实火；黄芩炭用于止血。除湿疹以枯芩为最佳，其次为条芩。

【原著详解】

　　黄芩，首载于《神农本草经》，异名腐肠、黄文，为唇形科多年生植物黄芩的干燥根。自南北朝始，在《本草经集注》等古籍中黄芩被分为枯芩（片芩）和子芩（条芩）两种，2年采收者一般根部较为坚实，称为子芩，其质地较重实；3年以上采收者一般会老根中空，称为枯芩，质地较轻虚。本品主产于东北、河北等地，其味苦，性寒，归肺、胆、脾、大肠、小肠经。

（1）功效主治

①清热燥湿。本品苦寒燥湿，善清内热，尤专清中、上二焦之湿热，适用于湿温、暑湿、湿热郁阻所致的胸闷呕恶，脘腹痞满，身热不扬，渴不多饮，或大肠湿热所致之泻痢腹痛。

②泻火解毒。本品善清泻肺、胃之火，适用于肺热壅盛所致之咳嗽痰稠、壮热烦渴，或火毒炽盛所致之疮痈肿毒、咽喉肿痛、皮肤湿疹等病症。

③安胎。本品有清热安胎之功，适用于胎热之胎动不安、先兆流产者。

④止血。本品炒炭能清热泻火、凉血止血，适用于热盛破血妄行之吐血、衄血、便血以及崩漏下血等病症。

（2）常用配伍

①配伍柴胡，能清泄肝、胆之郁热，和解少阳，适用于少阳郁热所致之往来寒热、胸胁苦满、心烦喜呕者。

②配伍白术，清热凉血，健脾安胎，适用于胎动不安、先兆流产者。

③配伍黄连、栀子，清热泻火，凉血解毒，如《外台秘要》黄连解毒汤，适用于一切实热火毒所致的大便干燥、口臭口干、咽喉肿痛或外科痈疽疔毒等病症。

（3）用法禁忌

内服：水煎服，3～10g。枯芩善清肺火；子芩善清大肠热。

清热泻火、解毒宜生用，安胎多炒用，清上焦热酒炙用，清肝胆实火猪胆汁炒用，止血宜炒炭用。

本品苦寒，易伤及脾胃，虚寒证者慎用。

（4）药理作用

①抗细菌、病毒。黄芩抗菌谱较广泛，对痢疾、伤寒、副伤寒杆菌，金黄色葡萄球菌，溶血性链球菌，肺炎双球菌，霍乱弧菌等均有抗菌作用，对甲型流感病毒、柯萨奇病毒 B_3 型、肺炎衣原体等有清除、杀灭作用。

②解热抗炎。黄芩能减少炎症因子 NO 与炎症介质，减轻炎性反应，解热抗炎强度与阿司匹林相近。

③安胎。黄芩可抑制子宫强直性收缩，水提取物作用最强。

④抗凝血。黄芩苷恢复机体凝血纤溶系统平衡，抑制血小板聚集。

⑤保肝、降血脂。黄芩能改善肝脏病理性损伤，降低 TC（血清总胆固醇）、TG（甘油三酯）、LDL-C（低密度脂蛋白）水平，升高 HDL-C（高密度脂蛋白）水平。

（5）跟师体悟

①清热燥湿。本品配伍制大黄、桑白皮、败酱草、大青叶，可用于肺胃热盛引发的上半身皮肤的湿疹、湿疮、湿毒等病症，尤适于颜面部。

②清热安胎。本品配伍苏梗、蒲公英，可用于妊娠早期胎热所致的胎动不安，以及恶心呕吐、心烦燥热、大便干结等症。

③凉血止血。本品配伍牡丹皮、生栀子，可用于血热上行所致的鼻衄、齿衄、咯血等病症。

69 黄柏停梦遗

【原著精要】

"黄柏"原名"檗木"，又称"卷柏""川柏"。历来用黄柏，注重其清热燥湿，专泻肾火而治骨蒸劳热，淋证带下，肠炎泻痢和湿毒疮疡。近代发现其所含的小檗碱、黄柏碱等使黄柏同黄连一样有广谱抗菌作用，又能促进胆汁分泌而利胆退黄、降血压、降血糖、降血沉，并保护血小板不易破碎而止血，扩大了黄柏的应用范围。

临床应用黄柏退虚热，制相火而滋肾阴之功，对阴虚内热、相火妄动的梦遗滑泄有特效。

黄柏生用降实火，盐柏清虚火、制相火，黄柏炭功专止血。

【原著详解】

黄柏，首载于《神农本草经》，又名檗木、川柏、卷柏，为芸香科植物黄皮树的树皮，以产地不同分为川黄柏与关黄柏，前者主产于四川、贵州，后者主产于辽宁、吉林、河北。黄柏味苦，性寒，归肾、膀胱经。

（1）功效主治

①清热燥湿。本品善清下焦湿热，用于治疗下焦湿热所致带下黄浊臭秽，大肠湿热所致泻痢，肝胆湿热所致黄疸，膀胱湿热所致小便淋浊不利。

②泻火解毒。本品长于治疗湿、热、毒所致的皮肤疮疡肿痛。

③除骨蒸。本品坚阴，使其归于下焦，则肾中元阴坚固，故可用于治

疗梦遗滑精、骨蒸劳热等症。

（2）常用配伍

①配伍知母，相须为用，清相火，退骨蒸，治疗阴虚火旺、骨蒸潮热、遗精盗汗等。且两者均有降糖作用，也可用于治疗阴虚内热所致的消渴病。

②配伍苍术、牛膝，清热利湿，用于治疗湿热下注引起的脚气肿痛、痿软无力、阴囊潮湿等。

③配伍黄芩、黄连，清热燥湿，泻火解毒，用于治疗疮疡肿痛，口舌生疮，大便秘结，小便黄赤。

（3）用法禁忌

内服：水煎服，5～10g。生黄柏主降实火；盐黄柏入肾经，主清虚火、制相火；黄柏炭功专止血。

黄柏药性苦寒，易损胃气，脾胃虚寒者慎用。

（4）药理作用

①抗菌、抗炎。黄柏体外实验显示对金黄色葡萄球菌、溶血性链球菌、肺炎双球菌、霍乱弧菌等致病菌皆有不同程度抑制作用，对多种致病性皮肤真菌有抑制作用。

②降血糖。黄柏中的小檗碱具有显著降糖作用，且其提取物可促进肝糖原的合成，调节血糖浓度。

③抗心律失常。黄柏中的药根碱、小檗碱有正性肌力作用与抗心律失常作用，可对抗心律失常。

④保护胃黏膜。黄柏中的小檗碱能降低胃液总酸度与总酸排出量，增加胃液 pH，起到保护胃黏膜的作用，并对多种消化道溃疡具有明显的抑制作用。

⑤止血。黄柏炭中 PCC–CDs 能激活内源性凝血途径，增加血小板计数，促进 FIB（纤维蛋白原）的生成，提高 TXB_2（血栓素 B_2）含量而促进血小板凝集，从而发挥止血作用。

（5）跟师体悟

①清降相火。本品能坚阴，制约相火妄动，从而防止相火扰动精室而制止遗精，临证常与知母相须为用。

②清利湿热。本品入肾、膀胱经，二经互为表里，俱属下焦，故善清利下焦湿热，配伍肉桂、苍术，可用于治疗湿热下注引发的阴部潮湿瘙痒者。

70 知母降血糖

【原著精要】

"知母",《名医别录》异名"苦心",《新修本草》异名"昌支"。既清泻肺胃实火,又滋养肺肾之阴。以其泻火除烦之力,用于气分实证;以其清肺润燥之力,用于肺热咳喘和阴虚燥咳;以其滋阴降火之力,用治阴虚火旺证。

知母所含皂苷,有明显的降血糖作用,加之其清火滋阴的功效,对糖尿病患者既能消除阴虚燥热的"三多症"(多饮、多食、多尿),又可降低血糖,是控制糖尿病的效药,可伍生石膏清热,配生地黄滋阴。

麸炒知母缓和润滑之性,脾胃虚弱便溏者也可用之;盐知母增强益肾滋阴、清降相火之效。

【原著详解】

知母,首载于《神农本草经》,又名苦心、昌支,为百合科多年生草本植物知母的根茎,主产于河北、陕西、山西、内蒙古。其味苦、甘,性寒,归肺、胃、肾经。

(1)功效主治

①清热除烦。本品善清泻肺胃实火而除烦,善治外感热病,或壮热、烦渴的温热病气分实热证。

②滋阴润燥。本品能清降相火而滋肾阴,宜治疗内热伤津,阴虚火旺导致的消渴病,改善多饮、多食、多尿的"三多"症,以及骨蒸潮热,亦

能治疗肠燥所致便秘。

（2）常用配伍

①配伍生石膏，清热泻火，除烦止渴，适用于气分实热证，症见壮热、烦渴、汗出、脉洪大者。

②配伍生地黄，清降相火，益肾滋阴，退热除蒸，主治肝肾阴虚、阴虚燥热、骨蒸潮热证。

③配伍黄柏，清热降火，滋阴润燥，可反佐补肾药物的热性，常用于治疗阴虚火旺证与内热消渴证。

（3）用法禁忌

内服：水煎服，6～12g。清热泻火宜生用，滋阴降火宜盐水炙用。

此药性寒质润，有滑肠之弊，故脾虚便溏者慎用。

（4）药理作用

①清热。知母中所含皂苷能明显降低甲状腺素造成的耗氧率增高以及抑制钠离子、钾离子、ATP 酶活性，防治高热的作用时间持久。

②抗菌、抗病毒。知母浸出液对金黄色葡萄球菌、白色葡萄球菌、铜绿假单胞菌、大肠杆菌等均有明显抑菌作用，对人流感病毒、单纯疱疹病毒有抑制作用。

③降血糖。知母总酚可显著提高小鼠糖耐量，降低空腹血糖。知母不同炮制品大、小剂量比较，以大剂量组降血糖效果更明显。

（5）跟师体悟

①清降相火。本品配伍玄参，善于清有余之相火，用于肺肾阴伤，虚火引起的口舌生疮久治不愈者。

②镇静安神。本品具有夜间镇静作用，可加深睡眠深度，用于心烦不得眠，更年期综合征。

③滋阴除蒸。本品配伍生地黄、天花粉可清消渴之烦蒸，用于肾阴亏虚而致的口干舌燥明显之消渴证，以及阴虚火旺所致的骨蒸潮热，心烦盗汗。

71 栀子通便秘

"栀子"首载于《神农本草经》，异名"木丹"，《名医别录》异名"越桃"。清泻三焦之火而除烦，清热利湿而退黄，广谱抗菌而解毒，凉血明目而止血。善治热病心烦，郁闷失眠，以及火毒炽盛，高热烦躁，神昏谵语。也治湿热黄疸，胆囊炎，血热妄行，肝热目赤，头痛口疮，淋证血痢。外敷治疮疡肿毒，扭伤肿痛。

栀子所含都桷子苷和去乙酰车叶草苷酸甲酯，均有明显导泻作用，通便秘，尤其是郁火实热、便结难行者更为适宜。生栀子清热降火，除烦利尿；炒栀子缓和药性，偏于凉血解毒；姜栀子加强除烦止呕；焦栀子凉血止血；栀子炭收敛止血。

【原著详解】

栀子，首载于《神农本草经》，异名木丹、越桃、山栀子，为茜草科植物栀子的干燥成熟果实，主产于江西、湖南、湖北、浙江等地。其味苦，性寒，归心、肺、三焦经。

（1）功效主治

①泻火除烦。本品能清泻三焦之火，治疗目赤肿痛、头痛口疮等火毒炽盛丁三焦之证；可泻心火而除烦，治疗热病心烦、郁闷失眠、高热烦躁、神昏谵语等症。

②清热利湿。本品善清利肝胆湿热，可用治湿热郁蒸之黄疸、口苦、

目赤等，也可利尿通淋，治疗热淋涩痛、血淋等症。

③凉血解毒。本品除清气分之热外，还可入血分，清热解毒，凉血止血，用于治疗血热妄行，吐血衄血，以及热毒疮疡，红肿热痛。

④消肿止痛。本品能清血中郁热，凉血止痛，栀子研末外敷患处，可治疗疮疡肿毒，扭挫伤痛。

（2）常用配伍

①配伍豆豉，为《伤寒论》经典名方栀子豉汤，栀子泄热除烦，豆豉透邪解热，共奏宣泄郁热而除烦之功，治疗热郁胸膈导致的心中懊恼、虚烦不得眠等症。

②配伍茵陈、大黄，为《伤寒论》经典名方茵陈蒿汤，主治湿热黄疸。症见一身面目俱黄，黄色鲜明，发热，无汗或但头汗出，口渴欲饮，恶心呕吐，小便短赤，大便不爽或秘结，舌红苔黄腻，脉沉数或滑数有力。

（3）用法禁忌

内服：水煎服，6～10g。外用生品适量，研末调敷。生栀子偏走气分而清热泻火，焦栀子及栀子炭入血分而凉血止血。

本品苦寒伤胃，脾虚便溏者慎用。

（4）药理作用

①导泻通便。栀子可以减少自由基生成，增强清除自由基的能力，促进胆汁等有关物质的排泄，有明显导泻作用。

②保肝利胆。栀子苷是栀子中环烯醚萜类的主要生物活性成分，能促进胆汁分泌及胆红素排泄，降低血中胆红素。

③广谱抗菌。栀子对金黄色葡萄球菌、脑膜炎双球菌、卡他球菌等有抑制作用，水煎剂可以杀死钩端螺旋体及血吸虫成虫。

（5）跟师体悟

①清热通便。本品可用于口舌生疮、大便不通，以及鼻衄出血等病症，配伍黄柏、大黄可清热泻火，燥湿止痒，适用于治疗白带颜色偏黄，气味偏重者。

②利湿退黄。本品配伍茵陈可以治疗肝胆疾病，例如黄疸型肝炎、胆囊炎、转氨酶升高者等。

③凉血止血。栀子炭可收敛止血，适用于小便灼热赤痛，以及血热引起的月经量多、崩漏等病症。

72 苦参宁悸伤脾肾

【原著精要】

"苦参"有两个功效：清热燥湿，利尿通淋。用治湿热黄疸，尿路感染，泻痢白带，阴道滴虫；祛风杀虫，用治皮肤瘙痒，脓疮疥癣。

苦参所含苦参碱有明显的正性肌力作用，可抗心律失常，保护心肌缺血，增加冠脉流量，扩张血管而降压，这些心血管效应使苦参成为"宁悸"良药，临证不可忽视。

苦参性味苦寒且有燥性，久用多服可以伤胃损脾害肾，影响食纳，加重便溏，导致腰痛。正如《本草正义》所论："大苦大寒之物，其性又必大燥，过用无不伤脾损肾。"临床用量10g以内。

【原著详解】

苦参，首载于《神农本草经》，又名苦骨、川参、牛参，为豆科植物苦参的干燥根，我国大部分地区均产。苦参味苦，性寒，归心、肝、胃、大肠、膀胱经。

（1）功效主治

①清热燥湿。本品苦寒之性较强，可用治多种湿热证，如湿热泻痢、便血、黄疸、赤白带下以及阴肿阴痒等。

②杀虫止痒。本品为治皮肤病之要药，内服、外用均可，可治湿疹湿疮、皮肤瘙痒、疥癣麻风、滴虫性阴道炎等。

③利尿通淋。本品性主降泄，善清下焦湿热，以利膀胱气化，可用于

湿热蕴结之小便不利、灼热涩痛、尿闭不通。

（2）常用配伍

①配伍蛇床子、黄柏，清热燥湿，杀虫止痒，用于治疗皮肤瘙痒、湿热带下、阴肿阴痒等。

②配伍石韦、车前子，清热利尿，用于治疗湿热内蕴导致的小便不利、灼热涩痛、尿闭不通等症。

（3）用法禁忌

内服：煎服，5～10g。外用：适量，煎汤洗患处。

不宜久服，以免苦寒伤胃，影响食纳，加重便溏。

脾胃虚寒及阴虚津伤者忌用或慎用，不宜与藜芦同用。

（4）药理作用

①抗心律失常。苦参所含苦参碱有明显的正性肌力作用，可抗心律失常，保护心肌缺血，增加冠脉流量，扩张血管而降压。

②抗病毒。苦参所含苦参碱、氧化苦参碱对乙型肝炎病毒、丙型肝炎病毒、柯萨奇病毒、腺病毒具有较强抑制作用。

（5）跟师体悟

①清热止悸。本品配伍丹参、党参，为沈氏女科经验方"三参饮"，能够气阴双补，是治疗快速性心律失常、阵发性房颤等心律失常的有效方剂。

②杀虫止痒。本品配伍蛇床子、地肤子、葶苈子，具有清热利湿、杀虫止痒功效，常用于治疗皮肤瘙痒、带下色黄、阴痒阴肿、妇科滴虫性阴道炎等，配合外用效果更佳。

73 公英消炎可健胃

【原著精要】

"公英"首载于《新修本草》，原名"蒲公英"。《本草纲目》异名"黄花地丁""狗奶草"。蒲公英对金黄色葡萄球菌、溶血性链球菌有较强的杀菌作用，是清热解毒、消痈散结的主药，专治急性感染性热病、疔毒痈肿，也可鲜品外敷解毒、也有利湿作用，用于湿热黄疸和小便淋沥涩痛。蒲公英有降酶退黄功效，可治各类肝炎。可疏通阻塞的乳腺管，治疗乳痈、乳块、乳癌。

蒲公英虽属苦寒，但其所含的蒲公英甾醇、蒲公英素等生物碱对幽门螺杆菌有良好的杀灭作用，保护胃黏膜，抗胃溃疡而具健胃功效，对各类胃炎、溃疡病有奇效。陈士铎十分推崇蒲公英，其在《本草新编》中有云："蒲公英亦泻胃火之药，但其气甚平，既能泻火，又不损土，可以长服久服而无碍。"

【原著详解】

蒲公英，首载于《新修本草》，异名黄花地丁、狗奶草、奶汁草，为菊科多年生草本植物蒲公英、碱地蒲公英或同属数种植物的干燥带根全草，主产于河北、山东、河南等地。其味苦、甘，性寒，归肝、胃经。

（1）功效主治

①清热解毒，消肿散结。本品适用于内外热毒疮痈诸证，可用于治疗热毒所致之痈肿疮疡、疔毒、咽喉肿痛，以及肠痈腹痛、肺痈吐脓、乳痈

肿痛等症，为治疗乳痈之要药。

②利湿通淋。本品能清热利湿，利尿通淋，适用于湿热黄疸及小便涩痛、淋沥不尽者。

（2）常用配伍

①配伍野菊花、金银花，消痈散结，清热解毒，适用于痈肿疔毒、乳痈肿痛者。

②配伍白茅根、金钱草，利尿通淋，清热利湿，适用于膀胱湿热所致热淋，小便灼热赤痛、淋沥不尽者。

（3）用法禁忌

内服：水煎服，10～15g。外用：鲜品适量，捣敷；或煎汤熏洗患处。蒲公英苦寒，用量过大，可致缓泻。

（4）药理作用

①抗菌、抗真菌、抗病毒。蒲公英具有广谱抑菌作用，对葡萄球菌、链球菌、幽门螺杆菌，以及单纯疱疹病毒、钩端螺旋体等均有抑制作用。

②利胆保肝。蒲公英注射液、乙醇提取物能使大鼠胆汁量增加40%以上，拮抗对肝细胞溶酶体和线粒体的损伤，对肝损伤有保护作用。

③抗胃损伤。蒲公英粉末对胃溃疡患者有治疗作用，能使得幽门螺杆菌转阴，抑制胃酸分泌，促进溃疡面愈合，终止疼痛。

（5）跟师体悟

①清泻胃火。本品虽属苦寒，但药性平和，不伤胃，反而能健胃，久服无碍，且还有消炎、杀菌、解毒、退热的功效。其在临床经常用于治疗浅表性、糜烂性胃炎，或胃溃疡、反流性食管炎、幽门螺杆菌感染，效果较好。

②散结消痈。本品可疏通阻塞的乳腺管，常配伍炒橘核，治疗乳腺增生、乳腺炎、乳腺癌。

74 草决明润肠良药

【原著精要】

"草决明"又名"决明子""还瞳子"。其功效清肝明目，益肾利水，为肝热目赤目盲的主药。

草决明所含大黄酚、大黄素等有缓泻作用，而且促进胃液分泌。常以生用30g，系润肠良药，可治各类便秘便干证，尤宜于热结津亏者。

药理研究证实其有降血脂、降血压、抗血小板聚集作用，可用治高血压、高血脂、高血凝而属水不涵木证，又治小便不利的胸腹积水症。常以炒用。

【原著详解】

决明子，首载于《神农本草经》，又名还瞳子，为豆科植物决明或小决明的干燥成熟种子，主要分布于长江以南的安徽、广西、四川、浙江、广东等地。决明子味甘、苦、咸，性微寒，归肝、大肠经。

（1）功效主治

①清肝明目。本品功善清肝明目，可用于治疗肝火上炎所致的目赤涩痛、羞明多泪、头痛眩晕等症；兼能平抑肝阳，治疗肝阳上亢导致的头痛眩晕等症。

②润肠通便。本品质润滑利，有清热润肠通便之功，可治各类便秘便干证，尤宜于治疗热结津亏所致的大便秘结。

（2）常用配伍

①配伍黄芩、赤芍，可清肝明目，祛风止泪，用于治疗肝火上炎之目

赤肿痛、羞明多泪等症。

②配伍菊花、夏枯草、钩藤，可清肝明目，平抑肝阳，用于治疗肝阳上亢之头痛眩晕、两目干涩、肢麻震颤等症。

③配伍瓜蒌仁、火麻仁、郁李仁，可用于润肠通便，治疗津亏肠燥之大便秘结。

（3）用法禁忌

内服：水煎服，9～15g，用时捣碎。

气虚便溏者忌用。

（4）药理作用

①润肠通便。决明子灌胃治疗可抑制便秘小鼠模型结肠内水通道蛋白3的功能，增加肠道水分，发挥润肠通便作用。

②降压。决明子中的橙黄决明素能松弛离体大鼠肠系动脉，通过一氧化氮信号通路舒张全身动脉，对高血压的治疗有积极作用。

③护目。决明子提取物可减少氧自由基的生成，增加晶状体组织内的谷胱甘肽水平，改善小鼠晶状体的过氧化应激状态，保护晶状体，具有护目作用。

④利水。决明子中的钝叶决明素、钝叶素、大黄酚、大黄素甲醚对15–羟基前列腺素脱氢酶有抑制作用，能减缓前列腺素代谢，使其利尿作用时间延长。

（5）跟师体悟

①润肠通便。本品配伍白菊花、全当归，加大增液行舟之力，共奏润肠通腑之功。

②清肝降压。本品配伍珍珠母、白菊花，即为珍决降压汤，用于肝阳亢盛的高血压效果较好。

③益肾利水。本品配伍生地黄、黄精、山茱萸，可用于治疗阴液亏虚，水湿内停所致腰膝酸软、肢体水肿、五心烦热、盗汗、视物昏花、目暗不明等症，亦可治小便不利所致的胸腹积水症。

75 海参肠治痫奇药

【原著精要】

　　"海参肠"系刺参科动物梅花参、光参腹内的沙肠。食用海参时常常弃之，可取出洗净沙子，焙干或阴干，配入汤剂。或用干海参肠 5g，研为细末，装入胶囊，每次吞服 1.5g，每日 2 次，用石菖蒲 15g 煎水送服，效果更佳。

　　海参肠性味咸平，富含蛋白质和钙、磷，有养血润燥、祛痰透窍的功效。癫痫多因痰蒙心窍而发作，祛痰透窍通便是治痫主要法则，海参肠之功效正切痫病之理，投服有奇效。

【原著详解】

　　海参肠，首载于《中草药新医疗法资料选编》，又名海参内脏，是梅花参、绿刺参、花刺参等刺参科动物腹内的沙肠。将沙肠取出洗净沙子，焙干或阴干，配入汤剂。临床上多发挥其祛痰透窍之功，用于治疗癫痫。其味甘，性温，归胃经。

　　（1）功效主治

　　①祛痰透窍。本品祛痰化浊，开窍醒神，用于治疗痰蒙心窍导致的痫病有奇效，症见猝然昏仆、抽搐不止、口吐涎沫等。

　　②养血润燥。本品具有补肾益精、养血润燥的功效，用治肺肾阴虚引起的阳痿、梦遗、小便频数，以及津液不足、精亏血损引起的虚弱劳怯、肠燥便艰等症。

（2）跟师体悟

沈师曰："海参肠为治痫奇药。"但目前临床鲜用，临证治疗癫痫时应辨证使用。

76 葛根强心

【原著精要】

"葛根"首载于《神农本草经》，异名"鸡齐根"，又名"粉葛""干葛"。葛根有四个药效：发表退热，解肌透疹，缓解肌肉痉挛，最适于外感发热的头顶项背强痛，麻疹不畅；清热生津，降血糖，用于热病口渴和消渴病；改善脑循环，降血压，尤能改善高血压引起的头痛、头晕、耳鸣、肢麻症状；升阳止泻，用治肠炎，痢疾，发热泻下，常用煨葛根。

葛根所含葛根素（黄酮类）有明显的心血管效应：减慢心率，增加每搏输出量，降低心肌耗氧量，改善心肌氧代谢，提高心肌工作效率。缓解冠脉痉挛，增加冠脉流量，保护心肌缺血。增加缺血区心肌的局部血流量，缩小心梗范围。抗心律失常。扩张血管，改善微循环。抗血小板聚集，降血脂，促进动脉内皮细胞修复，防止血栓形成。由此可见葛根治疗心血管病的多效性，故应重视其强心作用。目前已有"葛根素注射液"面市，以及单味葛根制剂"愈风宁心片"，更便于临床应用。

【原著详解】

葛根，首载于《神农本草经》，异名鸡齐根、干葛、粉葛，为豆科多年生落叶藤本植物野葛的干燥根，主产于河南、湖南、浙江、四川、广西、广东等地。其味甘、辛，性凉，归脾、胃、肺经。

（1）**功效主治**

①解肌退热。本品善解肌发表，发汗退热，外感表证发热，无论风寒

还是风热，均可使用。

②发表透疹。本品能发散表邪，透发麻疹，用于麻疹初起，发热恶寒，疹出不畅之症。

③生津止渴。本品既能鼓舞脾胃清阳之气上升，又能滋润胃中津液，而发挥生津止渴之功，适用于热病烦渴及消渴证口渴多饮者。

④升阳止泻。本品能升发清阳，鼓舞脾胃清阳之气，可治疗湿热泻痢、脾虚泄泻等。

⑤通经活络。本品善舒筋活络，通经止痛，适用于治疗中风偏瘫、胸痹心痛、项背不舒等病症。

⑥解酒毒。本品和中缓急，能化解饮酒过多所致的湿热之毒，适用于饮酒过多，损伤脾胃所致之恶心呕吐、脘腹痞闷者。

（2）常用配伍

①配伍麻黄、桂枝，透散发表，解肌退热，用于治疗外感风寒之邪侵袭肌表所致的发热、头痛、项背拘急等症。

②配伍天花粉、芦根，清热除烦，生津止渴，用于热病伤津、口渴多饮、心中烦躁者。

③配伍生黄芪、升麻，健脾益气，升阳举陷，用于中气不足导致的胃下垂、子宫脱垂等症。

④配伍黄芩、黄连，清热燥湿，厚肠止利，表里同治，适用于治疗肠道湿热所致之腹痛腹泻者。

（3）用法禁忌

内服：水煎服，10～15g，或入丸、散。止泻宜煨用。

葛根性凉，易于动呕，胃寒者少用、慎用。

（4）药理作用

①抗心律失常。葛根素能明显改善缺血心电图、改善心绞痛，且能使冠状动脉和周围血管扩张，降低心肌耗氧量，改善心肌氧代谢，抗心律失常。

②改善脑部微循环。葛根总黄酮可使脑血流量明显增加，降低脑血管

阻力，通过增加微血管运动振幅，提高局部微血流量，而改善脑部微循环障碍。

③降压。葛根中的总黄酮、葛根素可使麻醉后犬类血压短暂、明显地降低，对大鼠、猫也可起到降压作用。

④降糖降脂。口服葛根素能明显降低血糖，减少血清胆固醇含量，改善糖耐量，对抗肾上腺素的升血糖作用。

（5）跟师体悟

①发表退热。本品配伍柴胡、连翘，可用于外感风热引起的发热汗出、咽喉肿痛等病症；配伍桂枝、白芍，可用于外感风寒引起的恶寒发热、头项强痛等病症。

②清热生津。本品配伍天花粉、知母、麦冬，可用于肺胃热盛引起的口干口渴、津液内伤等病症，也可用于糖尿病津亏热盛之证。

③强心扩冠。本品配伍红花、水蛭，可用于心血管疾病，例如冠心病心肌梗死、心律失常、高血压等病症。

77　芦根清肺

【原著精要】

"芦根",《备急千金要方》别称"苇茎",又名"活芦根""苇子根"。性味甘寒,清热生津,为热病伤津要药;又能止呕利尿,用治胃热呕逆,热淋尿赤;鲜芦根还可透疹,解鱼虾毒。

临床应用芦根重在其清肺效应,有排脓祛痰抗癌作用,为肺痈、肺痿、肺癌的主药,其归肺、膀胱经,清肺而利尿,清泄之力十分适合肺有壅热,用量可大至15～30g,鲜者倍量,取汁兑服,其效更著。《本草求真》云:"芦根,治无他奇,惟清肺降火是其所能。"近人张锡纯在《医学衷中参西录》中讲得更为贴切:"芦根,其性凉能清肺热,中空能理肺气,而又味甘多液,更善滋阴养肺。"

【原著详解】

芦根,首载于《本草经集注》,又名苇茎、活芦根、苇子根等,为禾本科植物芦苇的新鲜或干燥根茎,全国大部分地区均产。味甘,性寒,归肺、胃经。

（1）功效主治

①清热除烦。本品能清泄肺热,祛痰排脓,可用于治疗肺热咳嗽、肺痈咳吐脓痰腥臭等症。

②生津止渴。本品具有较好的生津止渴之功,可用于治疗热病伤津,烦热口渴。

③降逆止呕。本品能清胃热而止呕逆,治疗胃热导致的恶心、呕吐、

牙痛等症。

④利尿通淋。芦根形如圆柱而中空，有利水通淋之功，可用于治疗热淋涩痛、小便短赤等症。

（2）常用配伍

①配伍麦冬汁、梨汁，甘寒清热，生津止渴，治疗温病后期，热灼津伤，症见口渴，咽干唇燥，舌红苔少，脉虚细数。

②配伍薏苡仁、桃仁，清肺化痰，排脓逐瘀，用于治疗肺痈热毒壅滞证，如见发热身热，咳嗽有痰，甚则咳吐腥味脓痰，心中隐痛，舌红苔黄腻。

③配伍白茅根，白茅根清里，芦根透表，二药配伍，一清一透，发汗解表，清热利尿，生津止渴，通淋止痛，治疗热淋涩痛尤宜。

（3）用法禁忌

内服：水煎服，15～30g；鲜品用量加倍，或捣汁用。

脾胃虚寒者慎用。

（4）药理作用

①抗氧化。芦根多糖有一定的抗氧化活性，具有抗氧化效果，其机制可能与清除抑制羟基自由基的产生有关。

②保肝。芦根多糖可增强肝细胞抗损伤能力，降低肝损伤者肝脏内毒物的含量，提高血清和肝脏 GSH-Px（谷胱甘肽过氧化物酶）活力，降低肝脂肪化程度，抑制肝纤维化。

③消炎。芦根多糖对人体内的金黄色葡萄球菌具有明显抑制作用，可消炎杀菌抗病毒。

（5）跟师体悟

①祛痰排脓。本品配伍金荞麦、桑白皮，可用于治疗痰热壅盛所致的肺癌、肺热脓疡、肺炎等病症。

②生津止渴。本品配伍生地黄、天花粉、麦冬，可用于热病气阴两伤所致的咽干口渴、烦渴欲饮等症。

③清热利尿。本品配伍炒葶苈子、泽兰、白茅根，可用于治疗心力衰竭、肾衰竭出现的尿少、尿闭、水肿等病症。

78 青蒿退热须后下

【原著精要】

"青蒿"退热范围甚广，主要是疟疾发热，其有明显的解热作用，而且抑制疟原虫的发育，是疟疾特别是恶性疟疾的特效药；又退虚热，尤其热病后期，低热持续或者阴虚劳热、骨蒸潮热均有佳效；兼清暑热，对难退的湿温、暑湿发热也能奏效，此时以鲜品取汁兑服更宜。

青蒿退热的主要成分是青蒿素，为挥发油，不能久煎，宜另泡后下，方能保持药效。

【原著详解】

青蒿，首载于《神农本草经》，又名蒿子、臭蒿、香蒿等，为菊科植物黄花蒿的干燥地上部分，全国大部分地区均产。其味苦、辛，性寒，归肝、胆经。

（1）功效主治

①清虚热，除骨蒸。本品善入阴分，长于清透阴分伏热，为清虚热要药，多用于治疗温病后期，余热未清，阴液已伤者，或阴虚发热，骨蒸劳热，五心烦热，舌红少苔者。

②解暑热。本品善于清解暑热，用于治疗外感暑热，症见头痛头昏、发热口渴等。

③退黄。本品气味芳香，有利胆退黄之功，可用于治疗湿热黄疸，症见一身面目俱黄、黄色鲜明、舌苔黄腻等症。

④截疟。本品为治疟疾寒热之要药，用于治疗疟疾寒热往来之症。

（2）常用配伍

①配伍鳖甲、牡丹皮，清透虚热，解骨蒸劳热，治疗夜热早凉，热退无汗，或低热不退等症。

②配伍竹叶、滑石，清解暑热，养阴生津，用于治疗外感暑热，症见头痛头昏、发热口渴、身热多汗、心烦尿赤等。

③配伍柴胡、黄芩，清解肝胆之热邪，治疗湿热郁遏少阳，三焦气机不畅之证，症见寒热如疟、胸膈胀闷等。

（3）用法禁忌

内服：水煎服，6～12g，宜另泡后下。

因本品性味苦寒，脾胃虚弱，肠滑泄泻者忌用。

（4）药理作用

①抗炎。青蒿素可调节细胞增殖，促进细胞因子释放及巨噬细胞炎性体的活化，可治疗类风湿关节炎、系统性红斑狼疮、动脉粥样硬化等免疫性疾病。

②解热镇痛。青蒿中的主要成分如青蒿乙素、青蒿酸、东莨菪内酯等具有明显的解热作用。

③抗菌抗病毒。青蒿水煎液对表皮葡萄球菌、卡他球菌、炭疽杆菌、白喉杆菌有较强的抑菌作用，也可对抗流感和柯萨奇B组病毒。

④免疫调节。青蒿可直接或间接地降低血清R97-116抗体水平，抑制淋巴结单个核细胞分泌 γ 干扰素（IFN-γ）和IL-17促炎性因子，发挥调节免疫功能的作用。

⑤抗疟。青蒿素可快速抑制疟原虫成熟，对疟原虫红细胞内期有杀灭作用。

（5）跟师体悟

①清退虚热。本品配伍牡丹皮、地骨皮，可用于围绝经期烘热汗出、神经性发热、手足心热等病症，尤其适用于午后及夜间发热者。

②清解暑热。本品配伍香薷、藿香、荷叶（鲜品更佳），适用于外感

暑热引发的发热口渴、汗出热不退等病症。

③利胆退黄。本品配伍大黄、生栀子，可用于湿热黄疸及热毒炽盛的黄疸型肝炎、肝坏死、肝衰竭等病症。湿重用茵陈，热重用青蒿，后下效果更佳。

79　五加类选用

【原著精要】

五加类有三种："北五加皮"又名"杠柳皮""香加皮"，《救荒本草》异名"羊桃"。其所含北五加皮苷系强心苷，有毒毛旋花子苷 K 样作用，具有显著的强心作用，而且能升血压，又能利水消肿，特别适于心衰。但其毒性也明显，轻者有胃肠道反应，重者有严重的心律失常，类似于洋地黄中毒。用量不超过 5g。

"南五加皮"又名"红五加皮"，有抗炎镇痛作用，祛风湿，补肝肾，活血脉，为强壮性祛风湿药，尤宜于老人、体虚者的风寒湿痹和腰膝酸软、筋脉拘挛、步履乏力。还有利尿祛湿作用，治疗小便不利，水肿湿阻。外用燥湿止痒，专治阴囊湿疹，妇女阴痒和皮肤瘙痒。南五加皮无毒，可以入汤剂。

"刺五加"，又名"刺拐棒""红毛五加"，为一味不亚于人参的强壮药。可以抗应激，抗衰老，益智健脑，增强机体抗病能力，促诱生干扰素，对血压有双向调节作用，兴奋性腺和肾上腺，加速体内糖原形成而降血糖。抑制肿瘤细胞转移性扩散，减轻放化疗毒性，升白细胞。改善心功能，增加心肌营养血流量，抗血小板聚集等。刺五加价廉效佳，常以其益气固本、健脾补肾之力作为人参的替代品。

【原著详解】

●刺五加

刺五加，首载于《神农本草经》，又名刺拐棒，为五加科植物刺五加的干燥根及根茎，主产于黑龙江。其味甘、微苦，性温，归脾、肺、肾、心经。

（1）功效主治

①益气健脾。本品具有广泛补益作用，能补脾气，益肺气，临床用于治疗脾肺气虚证，症见体虚乏力、气短懒言、食欲不振、大便溏泄等。

②补肾安神。本品温肾助阳，强健筋骨，能治肾阳亏虚引起的腰膝酸软，以及肺肾两虚所致的久咳虚喘，兼有安神之功，可治疗心神失养导致的失眠健忘、精神恍惚等症。

（2）常用配伍

①配伍黄芪、白术、杜仲，可健脾益肾，强健筋骨，常用于治疗肺脾气虚及肺肾两虚之证。

②配伍酸枣仁、远志，可益气养心，安神益志，常用于治疗心脾不足导致的心神不宁、思虑过多、惊悸健忘、记忆力下降等症。

（3）用法禁忌

内服：水煎服，9～27g。

（4）药理作用

①改善心功能。刺五加能增加心排血量和冠脉流量，提高心脏指数，降低外周血管阻力，提高纤溶功能，减少附壁血栓形成。

②抗衰老、抗疲劳。刺五加可抑制血清谷丙转氨酶活性，抗氧化，抗疲劳，提高运动耐力，且作用强于人参。

③调血压。刺五加可改善动脉弹性，具有双向调节血压的作用，可改善局部贫血伴随的症状，缓解脑血管痉挛，增加脑动脉血流量。

④降血糖。刺五加可增强自由基清除能力，抗氧化应激，防止氧化损伤，加速体内糖原形成，达到降血糖、改善胰岛素抵抗的作用。

（5）跟师体悟

①健脾养心。本品配伍党参、白术、山药、莲子，适用于心脾两虚所致的失眠多梦、倦怠乏力、头昏目眩、汗证等病症。

②补肾固本。本品配伍生地黄、黄精、菟丝子、蛇床子，可用于肾精亏虚所致的腰膝酸软、记忆力减退等病症。

③三药之别。刺五加性温而功善补益，益气固本，健脾补肾，常用作人参的替代品；南五加皮辛散祛邪，可祛风湿通经络，补肝肾强筋骨，利尿消肿，主治风湿痹痛，筋脉拘急之症；北五加皮具有强心利尿、升高血压作用，特别适用于风湿性心脏病并发心衰水肿者。北五加皮毒性明显，用量宜小。

●南五加皮

南五加皮，首载于《神农本草经》，又名五加皮、五佳、白刺、木骨、追风使、五谷皮、红五加皮，为五加科植物细柱五加的干燥根皮，主产于湖北、河南、安徽、四川等地，以湖北产者最优，习称"南五加"。其味辛、苦，性温，归肝、肾经。

（1）功效主治

①祛风除湿。本品为祛风湿要药，常用于治疗风寒湿痹引起的腰膝酸痛、四肢拘挛、肌肉麻木等症。

②补益肝肾，强筋壮骨。本品具有补益肝肾之功，是强壮要药，能强筋壮骨，促进发育，可用于治疗肝肾不足导致的腰膝酸软、筋骨痿弱，以及小儿发育不良、骨软行迟等症。

③利水消肿。本品可用于治疗水湿浸渍之全身水肿，身体困重，小便不利，以及寒湿内蕴，壅滞气血，气血运行不畅，痹阻关节之脚气肿痛、疮疽肿毒等症。

（2）常用配伍

①配伍木瓜、松节，增强其祛风除湿、舒筋活络之功，常用于治疗风湿痹痛、筋脉拘挛、屈伸不利等症。

②配伍陈皮、茯苓皮、大腹皮、生姜皮，即为五皮饮，可行气化湿，

消肿利小便，常用于治疗胸腹胀，小便不利及各种原因引起的全身水肿。

③配伍杜仲、牛膝，补益肝肾，强筋健骨，常用于肝肾不足，筋骨痿软者，或小儿发育不良，骨软行迟者。

（3）用法禁忌

内服：水煎服，5～10g；浸酒或入丸、散。

南五加皮无毒，可以入汤剂。

（4）药理作用

①镇痛。南五加皮提取物有明显中枢镇痛作用，可以减少小鼠的自发活性，协同戊巴比妥钠的中枢抑制作用，并拮抗苯丙胺的中枢兴奋作用。

②抗衰老。五加皮总苷（TSAB）能明显延长小鼠游泳时间及在常压缺氧和寒冷条件下的生存时间，也能显著抑制中老龄大鼠体内过氧化脂质的生成。

③保肝。五加皮水煎剂能降低小白鼠血浆 ALT 活性、MDA（丙二醛）含量及肝脏系数，增加肝糖原合成，改善肝脏组织病理损伤。

（5）跟师体悟

①祛湿止痛。本品配伍羌活、独活，可祛风湿，补肝肾，活血脉，为祛风湿的要药，适用于老人、体虚者的风寒湿痹和腰膝酸软、筋脉拘挛、步履乏力等病症。

②利尿通淋。本品配伍大腹皮、白花蛇舌草，适用于小便不利、水肿湿阻等病症。

③燥湿止痒。本品配伍白鲜皮、紫草，适用于湿热内盛及下焦湿热引起的阴囊湿疹，妇女阴痒和皮肤瘙痒。

（6）附药

北五加皮，又名香加皮、杠柳皮，是萝藦科植物杠柳的干燥根皮，古代常充当五加皮使用，故得诸"五加"之名，因主产于山西、河南、河北、山东等地，又称北五加皮。香加皮味苦、辛，性微温，有较强毒性，归肝、肾、心经。香加皮可祛风湿，利水消肿，强心。主治风湿痹痛，水肿，小便不利，心力衰竭。

80 菊花类巧用

"菊花"首载于《神农本草经》，异名"节华"，《名医别录》异名"更生"，《本草纲目》异名"金蕊"。菊花分三类。

"黄菊花"，又名"杭菊花"，善清上焦风热，散风退热，为外感风热的主药，且有抗菌作用，明显抑制大肠杆菌、金黄色葡萄球菌、溶血性链球菌。

"白菊花"，又名"滁菊花"，善泻肝火，清肝热，故可平肝明目又降压，用于肝热、肝阳、肝火上攻的眩晕头痛、目赤且糊，对高血压病既降血压又改善症状。

"野菊花"，又名"岩香菊"，解毒消肿，降压强心，用治疮毒、高血压、心脏病。野菊花清热解毒之力大于黄菊花，专治痈疽疖疔、咽喉肿痛。平肝明目作用不如白菊花，但扩张外周血管、降压作用优于白菊花。野菊花还有两个专长：即对心血管的效应，改善血流动力学，抗心肌缺血，减慢心率，明显降低心肌耗氧量，增加冠脉流量，抗血小板聚集；治疗盆腔炎、前列腺炎有特效。

【原著详解】

菊花，首载于《神农本草经》，又名节华、更生、金蕊，为菊科植物菊的干燥头状花序，主产于浙江、安徽、河南、四川。药材按产地和加工方法的不同，分为"亳菊""滁菊""贡菊""杭菊"，以亳菊和滁菊品质最优。由于花的颜色不同，又有黄菊花和白菊花之分。菊花味甘、苦，性微寒，归肺、肝经。

（1）功效主治

①疏散风热。本品具有较好的疏散肺经风热之功，但发散表邪之力不强，可用治风热感冒，或温病初起，温邪犯肺，见发热、头痛、咳嗽等症。

②平抑肝阳。本品具有较好的平肝阳之功，常用于治疗肝阳上亢导致的头痛、眩晕等症。

③清肝明目。本品既能疏散肝经风热，又能清泄肝热以明目，故可用治肝经风热，或肝火上攻所致目赤肿痛等症。

④清热解毒。本品能清热解毒，可用治疮痈肿毒。

（2）常用配伍

①配伍桑叶，二者常相须为用，疏散风热，清热解毒，可用于风热感冒所引起的头痛、咽痛等症。

②配伍石决明、夏枯草，清肝明目，治疗肝火上炎所致双目红赤、眼睛肿痛、视物模糊等症。

（3）用法禁忌

内服：水煎服，5～10g。黄菊花偏于疏散风热，白菊花偏于平肝、清肝明目。

《本草汇言》云：气虚胃寒，食少泄泻之病，宜少用之。凡阳虚或头痛而恶寒者均忌用。

（4）药理作用

①抗心肌缺氧。杭菊提取物可用于改善因人类机体缺氧而导致的心肌细胞收缩率下降。此外，杭菊还具有改善和缓解心律失常的作用。

②抗氧化。菊花中的挥发油含有丰富的黄酮、酚类物质，挥发油可以杀死脂肪中的有害自由基，进而导致脂肪内部含氧量下降，最终达到抗氧化作用。

③抗菌。菊花内黄酮类物质能够作用在微生物内部的细胞膜结构中，

并加以破坏，导致内部成分的泄露，进而影响细胞内核酸生成。

（5）跟师体悟

①降压强心。本品配伍钩藤、葛根，可用于治疗肝阳上亢所致的高血压病，火热扰心所致的心动过速、心律失常等症。

②润肠通便。本品配伍当归，可用于肠燥便秘，为沈氏女科治疗虚性便秘常用药对，二药搭配通便且无峻下伤阴之弊。

③清肝明目。本品轻清上行头目，清肝火且平肝阳，配伍赤芍、桑叶，为治疗目赤肿痛常用药。

④三药之别。三药均有疏风清热之效，但黄菊花清上焦风热，散风退热；白菊花清泻肝火，明目降压；野菊花清热解毒，消肿强心。

（6）附药

野菊花，首载于《日华子本草》，是菊科植物野菊的干燥头状花序，主产于广西、湖南、江苏。野菊花味苦、辛，性微寒，归肝、心经，功可清热解毒，泻火平肝，常用于治疗热毒炽盛导致的疔疮痈肿、咽喉肿痛，以及肝阳上亢，肝经风热导致的目赤肿痛、头痛眩晕等症。水煎服，用量9～15g。现代药理研究显示，野菊花有显著的抗炎、降压、强心作用，用于治疗高血压病、心肌缺血、盆腔炎、前列腺炎等。

81　竹子类分用

竹子几乎全可药用。

"淡竹叶"，有解热除烦作用，治疗热病心烦口渴；有清心利尿作用，特别增加氯化物的排量，治疗小便短赤，口舌生疮，可导邪泄出。

"竹叶卷心"，系苦竹初出之卷状嫩叶，清心为主，专治热病神昏。

"竹茹"，系淡竹茎去外皮后刮下的中层纤维。《金匮要略》别名"竹皮"，又称"麻巴"。既清肺祛痰，治肺热痰火，咳痰黏稠，胸闷失眠，心烦惊悸，又清胃止呕，治胃热呕吐，妊娠恶阻（姜竹茹为佳），还能凉血安胎，治血热妄行，胎漏不安。

"竹沥"，系鲜淡竹火烤沥出的液汁，又名"竹油"。竹沥豁痰镇静，专清心、肺、胃之火，其效优于竹茹，可治热病神昏，中风痰壅，昏迷不语，惊痫癫狂，痰热咳喘，小儿惊风抽搐。现有瓶装竹沥水，每次 20mL兑服。

"竹黄"，系寄生的竹黄蜂咬洞后，于竹节间贮积的伤流液，干涸凝结而成的块状物，或火烧竹子、竹沥溢在竹节间凝固而成，又名"天竺黄""竹膏"。除清热祛痰外，主要能清心定惊，专治痰热惊痫，抽搐强直，中风痰壅，痰热咳喘。可研粉吞服 1g。其功效同竹沥。正如《本草汇言》所论："竹沥性速，直通经络而有寒滑之功；竹黄性缓，清空解热而更有定惊安神之妙。"

【原著详解】

竹茹,首载于《本草经集注》,别名竹皮、青竹茹、淡竹皮茹、淡竹茹、麻巴等,为禾本科植物青竿竹、大头典竹或淡竹茎竿的干燥中间层,主产于江苏、浙江、江西、四川。竹茹味甘,性微寒,归肺、胃、心、胆经。

(1)功效主治

①清热化痰。本品善于清化热痰,可用于治疗痰热壅肺导致的咳嗽、痰黄质稠、痰黏难咳,以及痰火扰心而致的胸闷痰多、心烦不寐,或惊悸不宁者。

②除烦止呕。本品能清胃热而降逆止呕,为治胃热呕逆之要药,还可治疗妊娠期恶阻呕逆、胎动不安等症。

③凉血止血。本品甘寒入血,可治吐血、衄血、尿血及崩漏等血热妄行者。

(2)常用配伍

①配伍枳实、全瓜蒌,可清热利肺,化痰止咳,治疗痰热蕴肺之咳痰色黄、壮热烦渴、咽喉肿痛、喉咙痰鸣等症。

②配伍陈皮、半夏,可燥湿和胃,降逆止呕,治疗胃热呕逆之胃脘灼痛、吞酸嘈杂、心烦喜呕等症。

(3)用法禁忌

内服:水煎服,5～10g。

生用偏于清化热痰,姜汁炙用偏于和胃止呕。

(4)药理作用

①抗炎抗菌。竹茹对白色葡萄球菌、枯草杆菌、大肠杆菌均有较强抑制作用。

②降脂。竹茹能显著降低血清 TC(血清总胆固醇)、升高 HDL–C(高密度脂蛋白胆固醇)与 TC 的比值,具有良好的调脂作用。

③止咳。竹茹中所含三萜类化合物具有较明显的抗炎活性,可发挥消

炎止咳，化痰平喘，解除支气管痉挛的作用。

（5）跟师体悟

①清肺祛痰。本品配伍全瓜蒌、桑白皮、鱼腥草，具有清泄肺热、化痰通便之功，可用于治疗痰热内盛所致的咳嗽咳喘、肠燥便秘等症。

②清胃止呕。本品配伍黄芩、苏梗，有降逆止呕之功，可用于治疗妊娠恶阻、胎动不安、恶心呕吐等症。

③清心除烦。本品配伍连翘、陈皮、茯苓、枳壳，可用于痰热壅盛，热扰心神所致心烦不得眠。

④五药之别。竹茹、竹沥、天竺黄均具有清热化痰之功，竹茹且可除烦止呕，凉血安胎，常治疗痰热咳喘、心烦惊悸、胃热呕吐、妊娠恶阻、胎漏不安等症；竹沥且可豁痰镇静，可治热病神昏，中风痰壅，昏迷不语，惊痫癫狂；天竺黄除清热祛痰外，尤善清心定惊，专治痰热惊痫，抽搐强直。淡竹叶、竹叶卷心均具有清心火之功，且淡竹叶可利尿，专治口舌生疮、小便短赤；竹叶卷心专治热病神昏。

（6）附药

①竹沥。竹沥，首载于《名医别录》，又名竹汁、淡竹沥、竹油等，为新鲜的淡竹和青竿竹等竹竿经火烤灼而流出的淡黄色澄清液汁，主产于江苏、浙江、江西、四川。本品味甘，性寒，归心、肺、肝经。本品功效清热豁痰，定惊利窍，常用于治疗痰热咳喘、痰黏胸闷，以及痰火内盛，阳亢化风之中风口噤，小儿惊风，癫痫抽搐。本品性寒滑利，寒痰及便溏者忌用。

②天竺黄。天竺黄，首载于《蜀本草》，又名竹黄、天竹黄、竹膏、竹糖，为禾本科植物青皮竹或华思劳竹等竿内分泌液干燥后的块状物，主产于云南、广东、广西，进口天竺黄主产于印度尼西亚、泰国、马来西亚。天竺黄味甘，性寒，归心、肝经。本品功效清热豁痰，清心定惊，常用于治疗热病神昏谵语，中风痰壅，痰热癫痫，以及小儿痰热惊痫、抽搐、夜啼等症，为清心定惊之良药。

③淡竹叶。淡竹叶，首载于《本草纲目》，又名碎骨子、山鸡米、金

鸡米、迷身草，为禾本科植物淡竹的干燥茎叶，主产于浙江、江苏。淡竹叶味甘、淡，性寒，归心、胃、小肠经。本品功效清热除烦，泻火止渴，利尿通淋，临床用于治疗心火上炎、胃火炽盛及心火下移小肠等实火之证。

82 蛇床子并非仅仅燥湿止痒

【原著精要】

《本草纲目》云:"蛇虺喜卧于下食其子,故有蛇床、蛇粟诸名。其叶似蘼芜,故名墙蘼。"《名医别录》又名"枣棘""思益"。

蛇床子有良好的抗真菌、抗病毒、抗滴虫作用,所谓燥湿杀虫,祛风止痒而治阴囊湿疹,白带阴痒,疮癣瘙痒,并能减少炎性分泌物。内服、外用均可。

蛇床子还有两个重要功效:一有雄性激素样作用,并可延缓衰老,是温肾壮阳的良药,用治肾亏阳痿,宫寒不孕;二有抗心律失常作用,类似钙离子拮抗剂,用于冠心病,心律失常。蛇床子虽不如仙茅之温燥,但也不宜用于湿热下注,阴虚火动者。其所含蛇床子素有抑制心脏作用,对心功能差者要慎用。有时服后有舌麻感,用量控制在10g以下,久煎半小时,麻感消失,不影响药效。

【原著详解】

蛇床子,首载于《神农本草经》,又名蛇米、蛇珠、蛇粟,其为伞形科蛇床属植物蛇床的干燥成熟果实,主要分布于江苏、河北、山东、浙江等地。蛇床子味辛、苦,性温,有小毒,归肾经。

(1)功效主治

①温肾助阳。本品可温肾助阳,散寒止痛,用于治疗肾阳衰微,下焦虚寒所致阳痿、不孕、腰痛等症。

②杀虫止痒。本品辛苦温燥,杀虫止痒,为皮肤病及妇科病常用药,

用于治疗妇人阴痒、疮癣瘙痒、湿疹瘙痒，且能减少炎性分泌物。

③燥湿祛风。本品可助阳散寒，燥湿祛风，适用于治疗寒湿下注所致寒湿带下、阴部湿疹、阴囊潮湿等症。

（2）常用配伍

①配伍熟地黄、菟丝子，可温肾助阳益精，用于治疗男子阳痿、女子宫寒不孕等症。

②配伍苦参、黄柏，可清热燥湿，杀虫止痒，用于治疗阴道炎、带下量多、阴囊瘙痒等症。

（3）用法禁忌

内服：水煎服，3～10g。外用适量，多煎汤熏洗，或研末调敷。

蛇床子所含蛇床子素抑制心脏，心功能差者慎用；湿热下注，阴虚火旺者不宜内服。

（4）药理作用

①雄激素样作用。蛇床子素可增加小鼠血清睾酮含量，升高雄激素受体的表达含量，提高去势大鼠雄激素、促性腺激素含量以及一氧化氮合酶的活性。

②抗真菌。蛇床子素、佛手柑内酯和异虎耳草素体外试验对发癣菌的须发癣菌有强的活性，具有显著的抗真菌作用。

③抗炎。蛇床子素通过抑制细胞钙内流和提高环鸟苷酸的水平而影响PG（前列腺素）、NO（一氧化氮）、MDA（丙二醛）等的含量和一氧化氮合酶的活性达到抗炎作用。

④抗心律失常。蛇床子的水提取物、总香豆素对氯仿诱发的小鼠室颤、氯化钙诱发的大鼠室颤均有明显的预防作用。

（5）跟师体悟

①温肾壮阳。本品可用于治疗肾阳亏虚导致的月经不调、宫寒不孕、手脚冰凉等症，常配伍菟丝子、金樱子等，增强温补肾阳之力。

②燥湿杀虫。本品可用于真菌、病毒、滴虫感染引起的白带量多、阴部潮湿、二阴瘙痒、疮癣瘙痒，并能减少炎性分泌物。既可内服，又可外用。

83 益母草不只用于妇科

【原著精要】

"益母草"《青海药材》称"坤草",首载于《神农本草经》,异名"茺蔚",《本草纲目》异名"猪麻"。其所含益母草碱,对子宫有明显的兴奋作用,使子宫紧张度、收缩力增强,频率加快而活血祛瘀,成为妇科要药,善治血滞经闭、经前腹痛、难产胞衣不下、产后瘀痛和瘀阻癥瘕。

益母草还是内外骨伤科良药。其有明显的利尿消肿作用,治疗肾炎水肿。显著增加冠脉流量及减慢心率,改善心功能,对抗心肌缺血,缩小心梗范围,抗血小板聚集,抗血栓形成,治疗心血管疾病,如冠心病、高黏血症等。有清热解毒作用,治疗疮疡肿毒、皮肤痒疹。有散瘀止痛作用,治疗跌打损伤、瘀血肿痛。

益母草子称"茺蔚子",功同益母草,作用更明显,且可清肝明目,用治肝火目赤、生翳肿痛。益母草功效较广泛,特别是妇科经带胎产主药,但不宜滥用。明·张介宾在《本草正》中有戒:"益母草性滑而利,善调女人胎产诸证,故有益母之号。然惟血热血滞及胎产艰涩者宜之。若血气素虚兼寒及滑陷不固者皆非所宜,不得以益母之名,谓妇人所必用也。盖用其滑利之性则可,求其补益之功则未也。"

【原著详解】

益母草,首载于《神农本草经》,又名坤草,为唇形科植物益母草的新鲜或干燥地上部分,主要分布于内蒙古、河北北部、山西、陕西西北部、甘肃等地。益母草味苦、辛，性微寒，归肝、心包、膀胱经。

（1）功效主治

①活血调经。本品为妇科经产病的要药，用于治疗瘀滞所致的月经不调、痛经经闭、癥瘕、产后瘀痛，以及产后恶露不尽、难产胞衣不下等症。

②利尿消肿。本品既能利水消肿，又能活血化瘀，尤宜于水瘀互结的水肿，用于治疗水瘀互结所致的四肢或全身浮肿、尿少、皮肤瘀斑、舌紫暗等症。

③清热解毒。本品用于治疗疮痈肿毒、皮肤痒疹等症，可单用外洗或外敷，也可配伍其他清热解毒药物内服。

（2）常用配伍

①配伍当归、川芎、乳香，可活血调经，祛瘀生新，用于治疗瘀滞腹痛、产后恶露不尽、难产、胎死腹中等症。

②配伍车前子、石韦、木通，可清热通淋，凉血活血，用于治疗血热及瘀滞之血淋、尿血等症。

③配伍黄柏、蒲公英、苦参，可清热解毒，散结消肿，用于治疗疮痈肿毒、皮肤瘾疹等症。

（3）用法禁忌

内服：水煎服，9～30g；鲜品12～40g。

孕妇慎用。

（4）药理作用

①兴奋子宫。益母草水煎液能明显增加大鼠或家兔子宫平滑肌的收缩幅度、张力以及频率，对子宫平滑肌有较强的兴奋作用。

②促进子宫内膜复旧。益母草可明显增加子宫蜕膜凋亡相关蛋白Fas、FasL的表达，具有促进流产后子宫内膜复旧的作用。

③利尿。益母草能显著增加大鼠尿量，且可增加Na^+、Cl^-的排出量，减少K^+的排出，可作为一种作用温和的保钾利尿药使用。

④活血。益母草可以通过降低全血黏度、血浆比黏度、纤维蛋白原与

红细胞变形指数等指标，显著改善大鼠的血瘀状态。

（5）跟师体悟

①调经和血。本品有双向调经的作用，配伍茜草、藕节炭等止血药物使用，增强止血之功；配伍赤芍、泽兰等活血化瘀药物，可用于月经量少，增强活血化瘀之功。单品也可用于产后恶露不尽，或不完全性流产等病症。

②利尿消肿。本品配伍白茅根，常用于慢性肾炎患者，见尿中有红细胞、尿蛋白等。

84 老鹳草专疗腰痛肢麻

"老鹳草"又名"斗牛儿苗""五叶草"。其所含槲皮素，可加强肾上腺皮质功能而显著抑制关节炎，有祛风湿、舒筋络、活血脉的作用，为风湿痹证的要药，特别对腰痛骨楚，肢体麻木有效。配伍鸡血藤可以增效。老鹳草还含鞣质，有清热利湿止泻作用，治疗湿热泻痢也有效。

【原著详解】

老鹳草，首载于《救荒本草》，又名五叶草、老官草、五瓣花等，为牻牛儿苗科植物牻牛儿苗、老鹳草或野老鹳草的干燥地上部分，主要分布于我国东北、华北、华东、华中、陕西、甘肃和四川等地。老鹳草味辛、苦，性平，归肝、肾、脾经。

（1）功效主治

①祛风湿，通经络。本品性善疏通，为风湿痹证的要药，可用于治疗风湿痹痛所致的筋骨酸痛、肢体麻木、拘挛、屈伸不利等症，特别是对腰痛骨楚有效。

②止泻痢。本品能清热解毒而止泻痢，用于治疗湿热、热毒所致大便次数增多、粪质稀溏或腹痛、里急后重、大便脓血等症。

③清热解毒。本品具有较好的清热解毒之功，治疗湿毒蕴结之痈疔疮疖，内服、外用皆可。

（2）常用配伍

①配伍威灵仙、独活、红花，可祛风通络，活血止痛，用于治疗风湿痹痛、麻木拘挛、筋骨酸痛等症。

②配伍黄连、马齿苋，可清热燥湿，止泻止痢，用于治疗大便次数增多、粪质稀溏或腹痛、里急后重、大便脓血等症。

③配伍蒲公英、金银花、紫花地丁，可清热解毒，溃坚排脓，用于治疗疮疡之痈、疽、疖、疔等症。

（3）用法禁忌

内服：水煎服，9～15g；或熬膏、酒浸服。外用适量。

（4）药理作用

①抗炎镇痛。老鹳草提取物乙酸乙酯部分可明显延长小鼠第一次舔足时间且具有抑制扭体的作用，抑制由二甲苯所致的小鼠耳肿胀。

②止泻。老鹳草总鞣质可减少番泻叶或蓖麻油引起的小鼠腹泻次数，并可显著抑制正常及推进功能亢进小鼠的墨水胃肠推进率，具有较好的止泻作用。

③抗菌。老鹳草全草煎剂在试管内对卡他球菌、金黄色葡萄球菌、福氏痢疾杆菌、β-链球菌、肺炎球菌等有较明显的抑制作用。

（5）跟师体悟

①除痹止痛。本品用于治疗风湿痹证引起的腰膝疼痛、肢体麻木、关节不利等症。配伍鸡血藤，舒筋活络，是临床治疗腰痛的有效药对。

②解毒止痢。本品配伍马齿苋，有止泻痢、厚肠胃的作用，治疗湿热、热毒所致的痢疾。

85　伸筋草缓解肌肉紧张

【原著精要】

"伸筋草"又名"石松""玉柏""灯笼草"，为祛风湿要药，它的特点是舒筋活络，缓解肌肉紧张，最适于风湿痹证而见筋脉拘急，屈伸不利，双足转筋，肌肉挛急。跌打损伤，带状疱疹时也可投用，炒炭存性，配合外敷则消炎止痛作用更加明显。

【原著详解】

伸筋草，首载于《本草纲目拾遗》，又名石松、过山龙、宽筋藤等，为石松科植物石松的干燥全草，主产于湖北。伸筋草味微苦、辛，性温，归肝、脾、肾经。

（1）功效主治

①祛风除湿。本品为祛风湿要药，用于治疗风寒湿痹，关节酸痛；又尤善通经络，用于筋脉拘挛、屈伸不利、肌肤麻木等症，可以明显缓解肌肉紧张。

②舒筋活络。本品功善活血消肿止痛，用于治疗跌打损伤，瘀肿疼痛。

（2）常用配伍

①配伍木瓜、桑枝，舒筋活络，祛风除湿，用于风寒湿邪侵入机体，致经络阻滞，不通则痛，引发肢体关节疼痛、酸楚麻木、重着拘挛、屈伸不利等症。

②配伍透骨草、自然铜、苏木、红花，强筋骨，活血通络，外用治跌打损伤。

（3）用法禁忌

内服：水煎服，3～12g。外用适量，鲜品捣敷或干品研粉调敷患处。孕妇慎用。

（4）药理作用

①抗炎。伸筋草的生物碱成分具有较好的抗炎作用，呈现出剂量依赖的特征，并可改善滑膜病变，其机制可能与其对 IL-1β、TNF-α 水平的干预相关。

②镇痛。伸筋草乙醇、正丁醇提取物，能有效降低血清中 RF 和 IgA 的量，进而起到镇痛疗效。

③抗氧化。伸筋草总提取物能有效清除活性氧自由基，抑制卵磷脂脂质过氧化损伤以及 DPPH 自由基的清除，且呈明显的量效关系。

（5）跟师体悟

①活血调经。本品与鸡血藤、香附等合用，是沈氏女科治疗女子月经不调、闭经痛经的常用配伍。

②疏通经络。本品配伍路路通、山慈菇等，是治疗卵巢囊肿、输卵管不通等子宫及双附件疾病的常用有效药对，尤其是小腹两侧如吊带样疼痛者具有良好疗效。

③消肿止痛。本品配伍威灵仙、豨莶草，治疗因类风湿关节炎、痛风等出现的关节屈伸不利，肿胀，疼痛。

86 苍耳子生用有毒

【原著精要】

"苍耳子"有三种药效：疏散风寒，通利鼻窍，用治外感风寒，头痛鼻塞，鼻渊流涕；祛风除湿，温经止痛，用治风湿痹证，四肢拘挛；祛风止痒，杀虫祛湿，用治皮肤湿疹，瘙痒难忍，风疹疥疮。

苍耳子所含苍耳苷有毒，果实最毒，鲜叶比干叶毒，嫩枝比老枝毒。中毒症状一般在2天内出现，轻者全身乏力，精神不振，上腹胀闷，纳呆呕恶，腹痛腹泻，继则头晕头痛，烦躁不安。重者肝脏损害，黄疸出血，昏迷惊厥，呼吸循环及肾功能衰竭而死亡。故苍耳子生用有毒，必须炒用，且要限量，用10g以内。

【原著详解】

苍耳子，首载于《神农本草经》，又名牛虱子、胡寝子、胡苍子等，为菊科植物苍耳的干燥成熟带总苞的果实，主产于山东、江苏、湖北。苍耳子味辛、苦，性温，有毒，归肺经。

（1）功效主治

①疏散风寒。本品辛温宣散，温和疏达，可以散风寒，用于治疗外感风寒，恶寒发热，头身疼痛者。

②通利鼻窍。本品上通颠顶，善通鼻窍以除鼻塞、止前额及鼻内胀痛，为治疗鼻衄、鼻渊之良药。

③祛风止痒。本品辛散温通，可遍及孔窍肌肤，散风除湿，杀虫止

痒，用治风疹瘙痒，麻风疥疮，症见身痒难忍、时作时休者。

④除湿止痛。本品辛甘能温通散邪，苦能燥湿泻浊，可流利关节，通络止痛，治疗风湿痹证，关节疼痛，四肢拘挛。

（2）常用配伍

①配伍白芷、辛夷、藁本、蔓荆子等，发散风寒，通窍止痛，治外感风寒，恶寒发热，头身疼痛，鼻渊鼻衄。

②配伍羌活、威灵仙、木瓜等，祛风除湿，舒筋活络，治疗风湿痹证，关节疼痛，四肢拘挛。

③配伍地肤子、白鲜皮，祛风利湿而止痒，治风疹瘙痒。

（3）用法禁忌

内服：水煎服，3～10g；或入丸、散。

血虚之头痛忌服，生用或过量服用易致中毒。

（4）药理作用

①镇痛、消炎。苍耳子水煎剂对金黄色葡萄球菌、乙型链球菌、肺炎双球菌等有一定抑制作用，并能抗病毒，抑制疱疹病毒的生长。

②呼吸系统作用。苍耳子小剂量有呼吸兴奋作用，大剂量则抑制。

③心血管作用。苍耳子对心脏有抑制作用，可以减慢心率，降低心脏收缩力，静脉注射可以短暂降压。

（5）跟师体悟

①宣通鼻窍。本品可治疗鼻炎，以香油油炸苍耳子，棉签蘸之通鼻，每日2～3次。

②祛风排毒。炒苍耳子与蛇床子、地肤子、葶苈子、莱菔子组成沈氏女科经验方"五子饮"，利湿排毒，祛风止痒，专治表现为皮肤瘙痒，或起疹块，小便不畅，苔薄黄腻，脉滑数濡的"湿毒证"。

③外用止痒。本品配伍苦参、白鲜皮、蛇床子、野菊、黄柏、炒苍术、土茯苓、萆薢、地肤子，煎水坐浴15分钟，每日1次，治疗外阴瘙痒。

④谨慎内服。本品有一定毒性，用量过大（一次超过30g或10枚）

和炮制不当可以引起心脏、肝脏、肾脏等实质性器官损害，因此要严格控制剂量，入汤剂以 3 ～ 10g 为宜，并严格炮制规范，遵循去刺的原则。

87　酸枣仁生用兴奋

【原著精要】

"酸枣仁"味甘酸，归心、肝二经，养心阴，益肝血而宁心神，为滋补性安神要药，有较佳的镇静催眠功效，善治心肝血亏所致的失眠惊悸，也治阴虚阳亢的虚烦失眠。酸枣仁酸以敛汗，生津并能降压，治疗自汗、盗汗、口渴、遗精、高血压均有效。虚汗而兼心烦失眠口渴梦遗者更宜，须炒用，打碎入药。

生酸枣仁作用相反，有兴奋作用，专治嗜睡症。诚如清·张璐纂《本经逢原》所述："酸枣仁，熟则收敛精液，故疗胆虚不得眠，烦渴盗汗之证；生则导虚热，故疗胆热好眠，神昏倦怠之证。"

【原著详解】

酸枣仁，首载于《神农本草经》，又名枣仁、酸枣核、山枣仁，因其果实味酸，形似枣仁得名，主产于辽宁、河北、山西、内蒙古、陕西。酸枣仁味甘、酸，性平，归肝、胆、心经。

（1）功效主治

①养心阴，益肝血，宁心神。本品入心肝血分，善于养血，有镇静催眠的功效，为安神助眠要药，用于血虚所致的失眠最为适宜。

②敛汗。本品味酸能敛，滋补心阴，收敛止汗，可治疗体虚自汗，盗汗，并止遗精。

③生津。本品功可敛阴生津止渴，可治疗津伤口渴。

（2）常用配伍

①配伍麦冬、芦根、知母、天花粉，可用以清热养阴，治疗口干欲饮，咽干口渴。

②配伍莲子肉、芡实，可收敛固涩，养心安神，治疗失眠伴有梦遗者。

（3）用法禁忌

内服：水煎服，10～15g。本品炒后质脆易碎，宜打碎用便于煎出有效成分，可用至30～60g；亦可生用，用量酌情。

酸枣仁性酸涩而收敛力强，其养血补血，大量滋腻，久服可致胃中不适，嗳气吞酸，故需配伍健脾养胃之药味一同使用，胃酸较多者少用。

（4）药理作用

①镇静催眠。酸枣仁中皂苷类化合物对中枢起到抑制作用，从而降低小鼠的自主活动能力，增加睡眠时间和深度。

②抗抑郁焦虑。酸枣仁总生物碱具有一定的抗抑郁作用，对单胺类神经递质、炎症细胞因子、神经营养因子三个方面均有影响。

③强心。酸枣仁中的单体成分酸枣仁皂苷A为一种钙离子通道阻滞剂，且能通过下调Bax蛋白表达，发挥抗快速心律失常的作用。

（5）跟师体悟

①炒用安神。本品炒用为安神要药，可滋养心肝中阴分，养血安神，使阳入于阴则安眠，对于失眠可以虚实通用，尤其适用于心肝血虚所致的失眠惊悸与阴虚阳亢的虚烦失眠。

②生用兴奋。本品生用有兴奋神经的作用，可用于治疗肝胆虚热所致昏沉嗜睡者，生酸枣仁30g与石菖蒲、郁金同用，可治疗脑胶质瘤化疗后嗜睡。

88 五倍子降糖涩胃

【原著精要】

"五倍子"系寄生于盐肤木叶上的虫瘿。富含鞣质，为收涩性止泻药，其味酸涩，更兼敛肺、止汗、固精、止血，用治肺虚久咳、肺热痰嗽、自汗、盗汗、遗精白浊、脱肛血证，且有杀灭精子作用，避孕时可用。

五倍子《本草图经》认定"生津液最佳"，《本草纲目》认为可治"消渴"，《太平惠民和剂局方》更有秘传"玉锁丹"，以五倍子合云苓、生龙骨。有的医院内分泌科用治糖尿病，有效率达87%，故五倍子新用有降糖止泻作用，但其性寒涩，过量涩胃，致脘部不适，烧心嘈杂。用量在10g以下，或研末装入肠溶胶囊中吞服，则可加大剂量，每次可吞3g，则降糖作用更为明显，而涩胃之性大为降低。

【原著详解】

五倍子，首载于《本草拾遗》，又名百虫仓、木附子、盐麸叶、上毬子，为漆树科植物盐肤木、青麸杨或红麸杨叶上的虫瘿，主产于四川、贵州、陕西、河南、湖北。五倍子味酸、涩，性寒，归肺、大肠、肾经。

（1）功效主治

①敛肺降火。本品既有清降之功，又有敛肺之力，可敛肺止咳，清肺降火，适用于肺虚久咳、肺热痰嗽等症。因本品又能止血，故咳嗽咯血者尤宜。

②涩肠止泻。本品用于治疗久泻久痢,但临床需辨证使用,泻痢初起、湿热泻痢等需以通导为主,五倍子有碍邪之嫌,不宜使用。

③收敛止汗。本品有敛肺止汗之功,单用研末冲服,或与其他收敛止汗药配伍,可用于治疗自汗、盗汗。

④固精止遗。本品可助阳固肾,涩精止遗,用于治疗肾精肾气亏损,精关不固所引起的遗精、滑精等症。

⑤收敛止血。本品具有收敛止血作用,可用于治疗崩漏、便血痔血、外伤出血等。

⑥收湿敛疮。本品外用有解毒消肿之功,可收湿敛疮,用于治疗湿疮流水、溃疡不敛、疮疖肿毒等病症。

（2）常用配伍

①配伍瓜蒌、黄芩,可清热化痰止咳,治疗肺热咳嗽,临床多见咳嗽咳喘、痰黄质稠等症。

②配伍棕榈炭、血余炭,可用于收敛止血,治疗崩漏、便血痔血、外伤出血等,临床需注意出血兼有瘀滞者不宜使用。

③配伍乌梅,增强涩肠止泻功效,用于治疗下痢日久不愈或反复发作,倦怠食少,形体消瘦,甚则滑脱不禁,脱肛坠下。

④配伍生牡蛎,酸涩收敛,临床用于自汗、盗汗效佳。

（3）用法禁忌

内服:水煎服,3～6g。外用适量,研末外敷或煎汤熏洗。

因本品收涩之力较大,喘咳新发、泻痢初起、湿热泻痢、瘀血出血、湿热黄汗等禁用。

五倍子可涩胃,内服用量需在10g以内,不宜过大,亦可研末装入肠溶胶囊中吞服。

（4）药理作用

①降血糖。五倍子中石油醚的提取物具有明显的降血糖的活性,其中降血糖的有效成分为脂肪油。

②止血。五倍子可使小血管收缩导致血液凝固,从而起到止血的

作用。

③止泻。五倍子所含鞣酸与生物体蛋白质、核酸、多糖及生物碱结合有沉淀作用，作用于炎症肠道可减轻结肠黏膜充血、增厚现象，从而具有止泻作用。

④止痒。五倍子可显著提高蛋白质的沉淀，促进局部组织的蛋白凝固，在这一过程中起主要作用的成分为鞣质，从而起到止痒的作用。

（5）跟师体悟

①降糖止渴。本品具有生津止渴作用，配伍茯苓、生龙骨，为《太平惠民和剂局方》秘传玉锁丹，具有明显降血糖、止口渴的作用。

②固精止遗。本品可用于治疗心气不足，思虑太过，肾经虚损，真阳不固，滋有遗沥，小便白浊如膏，梦寐频泄等病症。

89 甘草绝非"国老"

【原著精要】

"甘草"首载于《神农本草经》，异名"美草""粉草"，又名"国老"，以其调和诸药，解百药之毒而为上品。古时用甘草有两个功效：一是补脾润肺，补中益气，蜜炙后用；二是清火解毒，缓急止痛，可以生用。近代发现甘草可祛痰止咳，抗结核，抗肝损，治肝炎、白喉，解河豚中毒和蛇毒，并治痈疽疮疡、咽喉肿痛。其含"甘草甜素"，还可试治艾滋病。

但甘草绝非"国老"，其所含甘草次酸有肾上腺皮质激素样作用，促进体内水及钠盐的潴留和钾盐的排泄，可以升高血压、引发水肿、丢失钾盐，对心肾病无益。甘草味甘，又可助湿中满，引发和加重食欲不振。故《本草新编》中有戒："夫甘草国老也，其味甘，甘宜于脾胃，然脾胃过受其甘，则宽缓之性生，水谷入之，必不迅予传导而或至于停积瘀滞，夫水谷宜速化者也，宜速化而不速化则传于各脏腑，未免少失其精华，而各脏腑因之而不受其益者有之。世人皆谓甘草有益而无损，谁知其益多，而损亦有之乎，知其益而防其损，斯可矣。"余用甘草，其炙者之效，参芪术可代之，生者之用仅限于火盛之尿痛，投生甘草稍止痛甚验，或用之于解毒。总之非"国老"而屡投，应慎用为妥。

【原著详解】

甘草，首载于《神农本草经》，又名国老、甜草、乌拉尔甘草、甜根子，为豆科植物甘草的干燥根和根茎，主产于内蒙古、甘肃、黑龙江。甘草味甘，性平，归心、肺、脾、胃经。

（1）功效主治

①清热解毒。本品生用长于解毒，单用或者配伍清热解毒药，可用于多种热毒证，如咽喉肿痛、痈疽疮疡等。本品可辅助解毒救急，对食物或者药物所致中毒，有一定的解毒作用，也解河豚中毒和蛇毒。

②缓急止痛。本品味甘能缓，又善于缓急止痛，可治疗脾虚肝旺的脘腹挛急作痛，阴血不足的四肢挛急作痛。

③补脾益气。本品能补脾胃不足而益中气，治疗脾胃虚弱，中气不足，体倦乏力，食少便溏等症；能补益心气，益气复脉，治疗心气不足所致的脉结代，心动悸，气短。

④祛痰止咳。本品可用于寒热虚实各种咳喘，风寒、肺热、寒痰、湿痰、肺虚导致的咳嗽，均可以配伍使用。

（2）常用配伍

①配伍桂枝，辛甘化阳，温补并行，用于治疗心阳不振导致的心悸、胸闷、气短、失眠、畏寒肢冷等症。

②配伍芍药，酸甘化阴，有柔筋缓急止痛之功效，随症配伍可用于血虚、血瘀、寒凝等多种原因导致的胃痛、痛经、四肢挛急作痛等症。

（3）用法禁忌

内服：煎服，2～10g。清热解毒宜生用，补中缓急宜蜜炙用。

甘草反海藻、京大戟、红大戟、甘遂、芫花，禁止同用。

甘草有助湿壅气之弊，大剂量久服可导致水钠潴留，引起浮肿，故湿盛胀满、水肿者不宜使用。

（4）药理作用

①解毒。甘草中的甘草酸与多种氨基酸、生物碱、抗生素、金属离子等结合生成复盐、络合物、螯合物，能有效降低原药毒性，治疗重金属中毒。

②类肾上腺皮质激素样作用。甘草次酸能促进肾上腺组织中

3β–HSD mRNA 表达，增加脂质含量，促进肾上腺皮质激素的合成和分泌。

③止咳。甘草酸可减轻肺组织炎症，异甘草素（ISL）对气道平滑肌有明显舒张作用，能显著延长豚鼠引喘潜伏期。

④抗肝损伤。甘草能阻滞 CCl_4（四氯化碳）生物活化，清除自由基，抑制肝细胞破坏，抑制肝星状细胞转化为肌成纤维细胞，起到抗肝纤维化作用。

（5）跟师体悟

①清火解毒。生甘草可用于咽喉肿痛、热毒疮疡及泌尿系感染引起的尿热、尿痛等症，甘草梢治疗阴茎疼痛尤宜。

②缓急止痛。炙甘草配伍生白芍，是缓解各种疼痛的有效药对。

③养心定悸。炙甘草用于治疗心气不足，心神失养所致的低血压及各种心律失常等病症，高血压、肾病及水肿患者慎用。

90　生牡蛎软坚祛痰

【原著精要】

"牡蛎"富含钙质，生用滋阴退热，潜阳镇惊，软坚散结，治疗阴虚潮热、水不涵木、瘰疬痰核诸证。煅用固涩制酸，专治自汗盗汗、遗精崩带、胃酸佝偻。

李时珍在《本草纲目》中十分推荐牡蛎的"化痰软坚，清热除湿"功效。牡蛎其性味咸寒，最宜化顽痰壅热，凡苔腻而黄者，无论痰之有形无形，投以生牡蛎均有祛痰除腻之良效，可以重用30g，现今市售均已研碎，故不必先煎也。

【原著详解】

牡蛎，首载于《神农本草经》，又名蛎蛤、海蛎子壳等，为牡蛎科动物长牡蛎、大连湾牡蛎或近江牡蛎的贝壳，主产于广东、福建、浙江、江苏、山东。其味咸、涩，性微寒，归肝、肾经。

（1）功效主治

①软坚散结。本品有软坚散结之功效，其性寒而可解热、味咸而善化痰，其最宜化顽痰壅热，明代李时珍的《本草纲目》中认为牡蛎为"化痰软坚，清热散结"之要药，故能用以消除瘰疬痰核。

②滋阴潜阳。本品滋润阴液，其善于收敛，能潜阳镇惊，滋阴退热，故可治疗阴虚不能制阳、郁热内蒸导致的午后及夜间的骨蒸潮热。

③平肝潜阳。本品质重，可平肝潜阳，重镇安神，故可治疗肝阳亢盛

引起的头晕目眩，以及心神不安导致的心悸失眠。

④收敛固涩。煅牡蛎收敛固涩效强，可用于正虚滑脱诸症，故治疗自汗、盗汗，遗精遗尿，崩漏，带下，尿频，以及胃酸过多等症。

⑤制酸止痛。煅牡蛎有制酸止痛作用，可用于治疗胃痛反酸。

（2）常用配伍

①配伍生龙骨，可增强软坚散结，祛除顽痰功效，治疗痰火郁结之痰核、瘰疬、瘿瘤等。

②配伍左金丸（黄连、吴茱萸），可在疏肝、清肝作用同时加强和胃的功效。

③配伍浮小麦、五味子，收敛止汗，可用于治疗自汗、盗汗。

（3）用法禁忌

内服：水煎服，15～30g，现今市售均研碎，故不用先煎。

（4）药理作用

①保肝。牡蛎水煎剂可显著降低乙醇等所致的急性肝损伤小鼠血清ALT、AST含量，减轻肝细胞损伤程度。

②降血糖。牡蛎里有磺脲类和双胍类降糖药的降糖特性，可特异性降低糖尿病小鼠血糖。

③增强免疫力。牡蛎能增强免疫力，延缓脑衰老，保护血管内皮损伤，从而防治高血压、动脉硬化、脑卒中等心脑血管疾病。

（5）跟师体悟

①软坚散结。生牡蛎可祛除顽痰壅热之邪，用于痰热壅盛引发的心脑血管病如脑梗死、心肌梗死、高脂血症及甲状腺结节、乳腺增生等疾病。

②和胃制酸。本品配伍蒲公英能中和胃酸，苦寒健胃，故出现胃中吞酸的症状即可使用。

③收敛止血。本品配伍仙鹤草、茜草，可用于各种溃疡、出血，如消化道溃疡、崩漏等。

④收敛固涩。本品配伍桂枝、龙骨等，对于气虚汗出，伴心神不安，惊悸怔忡，失眠多梦者效果较佳。

91　生龙骨宁神止悸

【原著精要】

中药"龙骨"系动物骨骼的化石，富含磷酸钙、碳酸钙，功专镇惊宁神，潜阳止悸，治疗阴虚阳亢的眩晕痉厥，心神不宁的惊悸失眠，其所含钙质可以降低骨骼肌的兴奋性，对惊痫癫狂有镇静作用。"龙齿"系动物齿的化石，其重镇宁神作用更专，但无煅龙骨的收敛固涩之效。龙骨、龙齿目前均已研碎，不必先煎，用量 15～30g。

【原著详解】

龙骨，首载于《神农本草经》，为古代大型哺乳动物骨骼的化石或者象类的门齿化石。龙骨味甘、涩，性平，归心、肝、肾经。

（1）功效主治

①平肝潜阳。本品龙骨长于平肝潜阳，可用于治疗水不涵木，肝阳上亢所致的眩晕、耳鸣。

②镇惊安神。本品质重，为重镇安神之要药，用于治疗心神不宁，心神浮越的惊悸失眠、多梦、心神不宁，以及肝风内动，心神受扰导致的惊痫、癫狂。

③收敛固涩。本品功善收敛而能固涩，可用于正气虚衰不能固摄之证，如肾虚精关不固所致的遗精、滑精；气虚不摄所致的小便频数、遗尿、自汗；冲任不固所致之崩漏带下。煅用效果更佳。

（2）常用配伍

①配伍菟丝子、五味子、生牡蛎，可补肾固涩，宁心安神，治疗遗精、早泄、遗尿、多汗。

②配伍茯苓、五倍子，能起到明显降血糖、尿糖的作用，但需注意五倍子敛肺涩肠，量大则涩，对胃部刺激较大，一般用量在 10g 以内。

（3）用法禁忌

内服：水煎服，15～30g。本品分为生龙骨、煅龙骨以及龙齿，临床多生用，煅用可增强收敛固涩之功效。市售此药多研碎，故不必先煎。

煅龙骨具有收敛固涩作用，表邪未解，余热未清，湿热泻痢，血热出血者慎用，以免闭门留寇。

（4）药理作用

①镇静、抗惊厥。龙骨主要由无机元素组成，其中镁离子具有中枢抑制和骨骼肌松弛作用，锰可调节中枢神经系统的功能，锂可增强神经末梢对去甲肾上腺素（NE）的再吸收，对中枢神经递质产生影响，故有较好的镇静、抗惊厥作用。

②抗神经损伤。坐骨神经损伤小鼠使用天然龙骨水煎液后，爬网漏脚率明显低于生理盐水对照组，说明龙骨水煎液能促进损伤神经组织功能恢复。

（5）跟师体悟

①重镇安神。本品配伍珍珠母，适用于眠浅易醒多梦者。

②镇惊止悸。本品配伍酸枣仁、火麻仁，用于心悸怔忡等心律失常的患者。其中火麻仁朝百脉，改善心肺血氧交换功能，酸枣仁降低心肌耗氧量，三药协同发挥止悸作用。

③滋阴潜阳。本品配伍大量生石膏，可用于阴虚阳亢的躁狂、癫痫等症。

④骨、齿之别。龙齿为龙骨中专门一种，为动物齿类化石，药性功用与龙骨相似，为镇静安神之佳品，但无煅龙骨的收敛固涩之功。

92 珍珠母平肝降压

【原著精要】

"珍珠母"为蚌类动物的贝壳。性味咸寒,归入肝、心二经,既平肝潜阳,又清肝明目,对肝阳上亢,水不涵木的头痛眩晕,目赤耳鸣,烦躁失眠,苔薄黄,舌质红,脉细数诸证有特效。对于高血压有上述证候者更效,既可降低血压,又能改善症状,一举两得。可用30～60g同煎,因已研碎,不必先煎。

【原著详解】

珍珠母,首载于《饮片新参》,又名珠牡、珠母、明珠母,为蚌科动物褐纹冠蚌、三角帆蚌或珍珠贝科动物合浦珠母贝的贝壳,主产于江苏、浙江、湖北、安徽等地。其味咸,性寒,归肝、心经。

(1)功效主治

①平肝潜阳。本品能平肝潜阳,清泻肝火,用于治疗肝阳上亢、头痛眩晕、烦躁易怒、耳鸣等症。

②安神定惊。本品质重沉降,且入心经,故有镇静安神之功,用于治疗心神不宁、惊悸失眠、癫痫、惊风抽搐等症。

③明目退翳。本品性寒入肝,肝开窍于目,故珍珠母能清肝明目退翳,用于治疗肝热目赤、羞明、翳障、视物昏花等症。

④燥湿收敛。本品研细末外用,可用于治疗湿疮瘙痒、溃疡久不收口、口疮等症。

（2）常用配伍

①配伍钩藤、菊花等，可清肝泻火，平肝潜阳，用于治疗眩晕头痛、烦躁易怒、耳鸣目赤等症。

②配伍龙骨、琥珀等，可重镇安神，定惊止悸，用于治疗失眠多梦、惊悸怔忡、惊风抽搐等症。

（3）用法禁忌

内服：水煎服，10～25g，现因已研碎，不必先煎；研末入丸散，1.5～3g。外用适量。

珍珠母属性寒镇降之品，脾胃虚寒者及孕妇慎用。

（4）药理作用

①降低血压。珍珠母水煎剂能降低血浆肾素活性、降低血管紧张素的含量，且能拮抗内皮，加速体内缩血管物质失活，使血管扩张而发挥降压作用。

②保肝护肝。珍珠母注射液能减轻肝细胞损害，加快谷丙转氨酶恢复，对肝损伤有保护作用。

③抗抑郁。珍珠母蛋白能够抑制酪氨酸羟化酶，阻断酪氨酸合成多巴胺，从而抑制去甲肾上腺素的合成，发挥抗抑郁作用。

④抑制神经兴奋。珍珠母富含钙、铁、钠、钾等微量元素，可抑制神经和骨骼肌兴奋，作用于睡眠期，能够镇静安眠。

（5）跟师体悟

①平肝降压。本品配伍白菊花、草决明为沈氏女科"珍决降压汤"，是治疗肝阳上亢之高血压的有效经验方。

②镇静安眠。本品配伍琥珀粉，可用于心肝火旺，热扰心神所致的烦躁失眠及神魂不安者。

③清肝明目。本品配伍白菊、赤芍，可以治疗肝火上炎所致的结膜炎和虹膜炎等眼科疾患。

93　白鲜皮止痒消斑

【原著精要】

"白鲜皮"性味苦寒，有清热利湿，解毒退黄，祛风止痒作用，治疗黄疸着痹，湿热疮毒，风疹疥癣，特别能止皮肤瘙痒。对皮肤真菌有良好的抑制作用。

白鲜皮色白，且归肺经。肺主皮毛，治疗黄褐斑、雀斑有效。内服外敷兼施更佳。可以研末茶水或黄瓜汁调敷患处，晚敷晨洗或汤剂再煎3汁凉敷。白鲜皮苦寒伤胃，用量应限于10g以内。

【原著详解】

白鲜皮，首载于《药性论》，又名白藓皮、八股牛、山牡丹、羊鲜草，为芸香科植物白鲜和狭叶白鲜的根皮，主产于辽宁、河北、四川、江苏等地。其味苦，性寒，归脾、胃、膀胱经。

（1）功效主治

①清热燥湿。本品善于清热燥湿，可治湿热蕴蒸之黄疸、尿赤、风湿热痹、关节红肿热痛等症。

②祛风解毒。本品能行走皮肤筋骨，用于治疗脏腑湿毒外达皮毛肌肉所致的风疹湿疹、疥癣疮癞、皮肤瘙痒、湿热疮毒等症。

（2）常用配伍

①配伍苍术、苦参等，增强清热燥湿之力，用于治疗风疹、湿疹，症见皮肤瘙痒，疹出色红，或遍身云片斑点，抓破后渗出津水。

②配伍独活、薏苡仁，可散风除湿，灌注营血，润泽肌肤，用于治疗产后中风夹湿，留连不解，气血不通，肌肤麻木，痛痒不知。

（3）用法禁忌

内服：煎汤，6～10g。外用：适量，煎汤洗或研粉敷。

白鲜皮苦寒伤胃，用量应在10g以内，脾胃虚寒者慎用。

（4）药理作用

①抗炎止痒。白鲜皮提取物能抑制抗原与IgE结合，从而减少肥大细胞释放组胺等炎症介质，减少机体瘙痒。

②抗真菌。白鲜皮所含白鲜碱能影响真菌孢子遗传物质的正常合成，其水浸液对堇色毛癣菌、同心性毛癣菌等多种皮肤真菌有不同程度的抑制作用。

③抗癌。白鲜皮的非极性溶剂提取物及挥发油有体外抗癌活性，能抑制癌细胞生长，其中白鲜碱、胡芦巴碱和梣皮酮是其主要抗癌活性成分。

（5）跟师体悟

①解毒止痒。本品配伍沈氏女科三子止痒汤，可用于湿热内蕴，热毒伤及营血所致湿疹、湿疮、皮肤瘙痒溃烂、脓水淋漓等病症。配合外洗疗效更佳。

②凉血消斑。本品配伍泽兰、败酱草，外敷可治疗黄褐斑、雀斑等。

94 大黄不在通便在泄热

【原著精要】

"大黄"首载于《神农本草经》,又名"将军",《本草纲目》异名"锦纹"。其所含"大黄素"有明显的导泻作用,成为苦寒攻下要药,因怕热宜生用后下。又含大量鞣质,有涩肠作用,能致便秘。临床上用大黄攻下,多见泻后反秘,且生大黄过量有头痛、呕恶、腹部绞痛的副作用,故临床用大黄不在通便而在泄热,常投"制大黄"不必生用后下。

制大黄善于荡涤胃肠实热,泻火凉血,行瘀破积,用治阑尾炎,肠梗阻,瘀血经闭结块,跌打损伤,血热血瘀,诸般血证,均有良效。有利胆退黄保肝作用,可治疗胆囊炎,肝炎,新生儿溶血性黄疸。有抗菌、抗真菌、抗病毒作用,可清热解毒,治疗热毒疮疡,水火烫伤。有抗胃及十二指肠溃疡作用,治疗溃疡病。此外还有降脂,利尿,抗肿瘤作用,故制大黄的泄热效应比较广泛。

大黄炮制后对蒽醌类成分如大黄素均有减量影响,而对鞣质影响较小,因此泻下作用虽然减弱,但泄热作用反而突出。酒大黄能引药上行,善清上焦实热。醋大黄增强消积化瘀之力,用治癥瘕积聚。大黄炭行瘀止血,用治血热有瘀的各种血证。

【原著详解】

大黄,首载于《神农本草经》,又名将军、锦纹,是蓼科植物掌叶大黄、唐古特大黄或药用大黄的干燥根和根茎。掌叶大黄和唐古特大黄药材称北大黄，主产于青海、甘肃。药用大黄药材称南大黄，主产于四川。大黄味苦，性寒，归脾、胃、大肠、肝、心包经。

（1）功效主治

①泻下攻积。本品能荡涤胃肠，推陈致新，为治疗积滞便秘的要药，可用于治疗实热积滞便秘。

②清热泻火。本品能使上炎之火下泄，可用于治疗火邪上炎所致的目赤、咽喉肿痛、口舌生疮、牙龈肿痛等。

③凉血解毒。本品能清热解毒，并借其泻下通便作用，使热毒下泄，可用于治疗疮痈疔肿、肠痈腹痛。

④止血。本品具有清热泻火、凉血止血之功，可用于治疗血热妄行导致的各种出血，如吐血、咯血、衄血、便血、尿血等，还可研末外敷用于烧烫伤。

⑤逐瘀通经。本品有较好的活血逐瘀、疏通经络作用，能治疗瘀血阻滞引起的妇科疾病，如产后瘀阻腹痛、恶露不尽、少腹硬满、经闭痛经等症，以及癥瘕积聚、跌仆损伤、肿胀疼痛等。

⑥利湿退黄。本品泻下通便，导湿热外出，能治疗肝胆湿热之黄疸、尿赤、胁肋疼痛等症，或胃肠湿热导致的湿热痢疾、湿热淋证，或湿热内蕴、水道不通引起的水肿腹满、小便不利等症。

（2）常用配伍

①配伍芒硝、枳实、厚朴，能荡涤胃肠，泄热软坚，用于治疗阳明腑实证或里热实证之热厥，症见大便不通、脘腹痞满、腹痛拒按、舌苔黄燥起刺、脉沉实等。

②配伍黄芩、黄连，清热解毒，用于治疗热毒炽盛导致的疮痈疔疖、口舌生疮、咽喉肿痛等症。

③配伍茵陈、栀子，为治疗湿热黄疸常用方茵陈蒿汤，用于治疗一身面目俱黄、发热无汗、口渴欲饮、恶心呕吐、小便短赤、大便不爽、舌红苔黄腻、脉沉数或滑数有力等。

④配伍桃仁、土鳖虫，活血破瘀，通经消癥，用于治疗血瘀癥瘕、腹

部肿块、肌肤甲错、经少经闭等血瘀证。

（3）用法禁忌

内服：煎汤，3～12g；或用开水泡渍后取汁饮；研末，0.5～2g；或入丸、散。外用：适量，研末调敷或煎水洗、涂。

泻下通便宜后下，不可久煎；泻火解毒，清利湿热宜熟用；活血，清上焦血分之热宜酒制用；凉血止血宜炒炭用。

脾胃虚寒、血虚气弱者，以及妇女胎前、产后、月经期、哺乳期均慎用。

（4）药理作用

①导泻涩肠。大黄中蒽醌类衍生物能刺激肠黏膜下神经丛，使肠运动亢进，并使大肠中水分增加，发挥导泻作用。但又含大量鞣质，有涩肠作用，能致便秘。

②抗菌、抗病毒。大黄素、大黄酸具有广谱抗菌作用，能通过阻断细菌、真菌的 DNA、RNA、蛋白质的合成抑制细菌、真菌生长。

③利胆退黄保肝。大黄既可刺激胆囊平滑肌收缩，促进胆汁排出，又可以抑制钙离子内流，维持肝细胞内钙平衡，发挥保护肝脏功能的作用。

④抗消化道溃疡。大黄粉口服能减少胃酸分泌，加强胃黏膜屏障，直接黏附于溃疡部位又能抑制胃蛋白酶分泌，保护胃黏膜，从而促进溃疡愈合。

⑤止血。大黄可改善毛细血管管壁脆性，抑制血管通透性，增强收缩活性，抑制抗凝血酶形成，并合理提升纤维蛋白原的水平，从而达到凝血效果。

（5）跟师体悟

①泄热通腑。本品配伍连翘、决明子，可泻火通便，适用于实热壅滞导致的口舌生疮、咽喉肿痛、大便干燥等症。

②泻火凉血。本品配伍生地黄、赤芍、牡丹皮，可用于血分实热引起的吐血、便血、衄血、皮下出血等症。

③行瘀破积。本品内服或灌肠，配伍红花、地龙、三棱、莪术，可用于热毒蕴结，阻滞血脉而引起的阑尾炎、胰腺炎、急腹症、癥瘕肿痛等病。

95 麻黄不可妄投

【原著精要】

"麻黄"首载于《神农本草经》，异名"龙沙"。其为辛温解表的主药。生麻黄含麻黄油，发汗力强，专治无汗表证。蜜炙麻黄发汗力减弱，但所含麻黄碱可缓解支气管痉挛而宣肺平喘，专治哮喘。水炙后所含假麻黄碱，有利尿作用而开鬼门，洁净府，专退头面浮肿。

麻黄碱可兴奋中枢神经，升高血压，并能抑制心脏，促进心衰，故麻黄不可妄投，尤其是高血压病、心功能不全、多汗、失眠者必须慎用。麻黄也不宜过量，否则有中毒反应，可见头痛不安、失眠胸闷、大汗不止、心悸早搏、血压升高等。

麻黄根所含生物碱有明显的止汗降压作用，且无毒性，用治多汗，特别是高血压兼汗证最宜。

【原著详解】

麻黄，首载于《神农本草经》，又名龙沙、狗骨、卑盐、卑相，是麻黄科植物草麻黄、木贼麻黄和中麻黄的草质茎，主产于山西、河北、甘肃、内蒙古、新疆。麻黄味辛、微苦，性温，归肺、膀胱经。

（1）功效主治

①发汗解表。本品为发汗解表的要药，适用于风寒外袭，束于肌表，腠理紧密而无汗的外感风寒表实证，症见恶寒发热、头疼身痛、无汗、苔薄白、脉浮紧等。

②宣肺平喘。本品外可宣皮毛腠理之郁闭，内可降上逆之气，故有宣肺平喘之功效，可用于治疗寒邪闭肺，肺郁不宣，肺气上逆的咳喘实证，症见呼吸急促、喘息咳逆、胸胀胸闷，兼有头痛、恶寒、发热、鼻塞、无汗等症。

③利水消肿。本品发汗解表，能开孔窍，使肌肤水湿从毛窍而出，又能通调水道，使水湿下输膀胱而有利尿之力，常用于治疗风水浮肿，症见眼睑、头面浮肿，继而四肢、全身皆肿，恶寒发热，肢体酸楚，小便不利等。

（2）常用配伍

①配伍桂枝，两者相须为用，能增强发汗解表散寒之力，可用于治疗风寒感冒，尤适于风寒表实而有喘嗽咳逆者。

②配伍杏仁、半夏，宣肺散寒，祛痰平喘，常用于治疗风寒袭肺导致的实喘证，症见胸闷喘哮、痰多色白而有泡沫、舌苔薄白而滑、脉浮紧等。

③配伍生姜、白术，具有发汗解表、利水退肿的功效，可用于治疗风水相搏之皮水。

（3）用法禁忌

内服：水煎服，2～10g；或入丸、散。外用：适量，研末嗅鼻或研末敷。

发汗利水宜生用；润肺止咳平喘宜蜜炙用。

本品发汗力强，有各种出血、汗多及体虚者慎用；不宜过量使用，否则有中毒反应；不宜与强心苷类药物同用；运动员慎用。

（4）药理作用

①解痉平喘。本品能扩张支气管，解除支气管痉挛，减少炎症细胞生成，减轻气管和肺部的炎症。

②利尿。麻黄中的 d−伪麻黄碱可以扩张肾血管，增加肾血流量，加强肾小球滤过作用，发挥利尿的功效。

③对心脏的作用。麻黄碱能兴奋心脏、中枢神经，加强心肌收缩力，

增加心排血量，加快心率，升高血压，但麻黄碱反复应用或大剂量应用时，又可抑制心脏功能，减慢心率。

④发汗退热。麻黄挥发油及其水煎剂，能影响下丘脑的体温调节中枢，而具有发汗作用。

（5）跟师体悟

①宣肺平喘。本品蜜炙有宣肺平喘作用，临证配伍杏仁、石膏、甘草即为麻杏石甘汤，用于治疗痰热内盛，外感风寒导致的咳嗽气喘、恶寒无汗等症。

②利尿退肿。本品水炙后有利尿退肿作用，临证配伍炒葶苈子、泽兰，常用于心力衰竭和肾衰竭辨证属于心肾阳虚者引起的水肿。

③提升血压和心率。本品生用有升高血压、加快心率的作用，临证配伍附子、细辛即为麻黄附子细辛汤，常用于治疗低血压、心动过缓及寒邪痛痹者。

96　防风不仅是风药

【原著精要】

“防风”，《名医别录》异名“屏风”，又名“百枝”“山芹菜”，为治风专药，有发汗退热、祛风解痉的作用，善治感冒发热，破伤风。《神农本草经》赞为“主大风”。

防风不仅是风药，而且其有镇痛镇静作用，止头痛、风湿关节痛有良效；有散风止血作用，善治便血，崩漏，可以炒炭投用；有抗菌作用（金黄色葡萄球菌、溶血性链球菌、肺炎双球菌、痢疾杆菌、皮肤真菌），用于疮疡初起，腹痛泻痢，风疹湿毒，皮肤瘙痒，可以炒用。

【原著详解】

防风，首载于《神农本草经》，又名铜芸、回云、回草、百枝、百种、屏风、风肉，为伞形科植物防风的根，主产于黑龙江、内蒙古、吉林、辽宁。其性辛，味甘，归膀胱、肝、脾经。

（1）功效主治

①祛风解表。本品药性较为缓和，既能散风寒，又能发散风热，常用于外感风寒，见发热恶寒、头身疼痛，以及外感风热，见发热恶寒、目赤、咽痛等症。本品能发邪从毛窍出，祛风止痒，用于疮疡初起，风疹湿毒，皮肤瘙痒等症。

②胜湿止痛。本品能祛风散寒，祛湿止痛，为常用之祛风湿、止痹痛药物，常用于治疗风寒湿痹，肢节疼痛，筋脉挛急者。

③止痉。本品既能辛散外风，又能息内风而止痉，用于破伤风、惊风、角弓反张、牙关紧闭、抽搐痉挛等症。

④止泻。本品气香升散，能散风胜湿升清而止泻，亦能舒脾泻肝胜湿而止泻，常用于腹痛泻痢等症，宜炒用。

（2）常用配伍

①配伍荆芥，可增强祛风解表的功效，用于外感风寒，症见恶寒发热、身疼头痛。

②配伍全蝎，祛风止痉，用于破伤风及内风所致的项背强急、口噤、手足痉挛、角弓反张、四肢抽搐等。

③配伍羌活、独活、桂枝等，用于治疗风寒湿痹，周身骨节疼痛，脊痛项强，四肢挛急。

④配伍白芍、陈皮、白术即为痛泻要方，用于治疗脾虚肝旺之泄泻，症见肠鸣腹痛、大便泄泻、泻后痛缓、舌苔薄白等。

⑤配伍当归、蝉蜕、白蒺藜、苦参等，用于治疗风疮疥癣，皮肤瘙痒。

（3）用法禁忌

内服：水煎服，5～10g；或入丸、散。外用：适量，煎水熏洗。一般生用，止泻炒用，止血炒炭用。

阴虚火旺、热病动风及内伤头痛者慎服。

（4）药理作用

①解热镇痛。防风中的有效成分升麻素苷和甲基维斯阿米醇苷等可以显著降低发热患者体温，有效抑制多种刺激引起的疼痛。

②抗炎抗菌。防风能够抑制肺炎双球菌、乙型溶血性链球菌等的生长，缓解一些由于炎症引起的临床急症。

③抗凝。防风能够有效抑制由二磷酸腺苷（ADP）诱导的血小板聚集，缩短出血时间和凝血时间，降低血浆黏度，延长凝血酶原时间。

（5）跟师体悟

①疏散风邪。本品善祛风邪，配伍黄芪、白术，即为玉屏风散，益气

固表止汗，临床用于表虚自汗或体虚反复感冒患者。

②透邪外出。本品配伍荆芥具有疏散透利之性，能将内有郁热透邪外出，治疗外感风寒湿，郁而化热之证。

③祛风胜湿。本品乃风药之统领，能治一身之风，风能胜湿，湿重苔腻者加防风以提高疗效。

④散风止血。本品能升脾之清阳，炒黑则入血分，常炒炭用于漏下、崩中、肠风下血等症。

97 连翘不仅是表药

【原著精要】

"连翘"又名"空壳",是辛凉解表的主药。张锡纯十分推崇连翘,在《医学衷中参西录》中有所评价:"能透表解肌,清热逐风,又为治风热要药。且性能托毒外出,又为发表疹瘾要药。为其性凉而升浮,故又善治头目之疾,凡头痛、目痛、齿痛、鼻渊或流浊涕成脑漏证,皆能主之。"可见连翘的功效较广,不仅是表药。

连翘有广谱抗菌解毒作用,抗阴道滴虫、抗流感病毒,而且治瘰疬、结核。有解热清心作用,对急性热病合并烦躁神昏,热陷心包最佳,可用"连翘心"。连翘含有大量维生素K、维生素P,可增强毛细血管致密力,而且降血压,故治紫癜、高血压病,并可预防中风。有镇吐作用,可对抗洋地黄、吗啡所致的呕吐。有利尿消炎作用,可治尿道炎、膀胱炎,以及心火移肠证。有强心作用,用于心衰最宜。连翘又为疮家圣药,用治疮疡疔肿等化脓性感染。

【原著详解】

连翘,首载于《神农本草经》,别名旱连子、大翘子、空翘、空壳、落翘,为木犀科植物连翘的果实,主产于山西、河南、陕西、湖北、山东。其味苦,性微寒,归肺、心、小肠经。

(1)**功效主治**

①清热解毒。本品能清心火,解疮毒,为疮家圣药,常用于治疗热盛

痈疽疮毒，乳痈肿痛，丹毒红肿等，以及湿热壅滞引起的小便不利或淋沥涩痛。

②消肿散结。本品能消散痈肿结聚，常用于治疗痰火郁结，瘰疬痰核。

③疏散风热。本品为辛凉解表主药，常用于外感风热、鼻流浊涕、头痛、目痛、咽喉肿痛、齿痛及风热痒疹等症，以及温病热入心包、烦躁、口渴、发斑疹、口舌生疮、尿赤短涩、疮疡肿毒等症。

（2）常用配伍

①配伍金银花，能增强辛凉解表、清热解毒之力，既能透热达表，又能清里热而解毒。用于外感风热、温病初起、风热痒疹、风热头痛、咽喉肿痛、疮痈肿毒等。

②配伍浙贝母，清热泻火化痰，消肿软坚散结，用于痰火郁结之瘰疬痰核瘿瘤，痰热郁肺之喘咳。

③配伍玄参、淡竹叶等，清心泄热，用于烦躁、口渴、口舌生疮、小便不利、热淋涩痛等。

（3）用法禁忌

内服：水煎服，6～15g；或入丸、散。外用：煎水洗。

脾胃虚弱，气虚发热，以及痈疽已溃，脓稀色淡者忌服。

（4）药理作用

①抗菌。连翘抗菌谱广，对多种革兰阳性菌、革兰阴性菌、结核杆菌等均有抑制作用，对大肠杆菌、金黄色葡萄球菌、白色葡萄球菌、甲型链球菌、乙型链球菌均有明显的抑制作用。

②抗病毒。连翘对体外呼吸道合胞病毒进入细胞后的各个时期都有抑制作用，对合胞病毒、腺病毒 3 型和 7 型、柯萨奇病毒 B 组 3 型和 7 型也有抑制作用。

（5）跟师体悟

①消痈。本品是疮家圣药，可治疗疮疡、痈疖、扁桃体炎、痄腮，有红肿热痛属于阳证者。

②消炎。本品可用于治疗热邪犯胃型胃炎，症见胃脘灼热疼痛、嘈杂易饥、口苦咽干、便秘等。

③止血。本品能让血液中血小板的数量尽快增加，还能提高毛细血管的通透性和韧性，防止毛细血管破裂，可用于治疗紫癜。

④退黄。本品对肝胆之湿热疗效尤著，退黄作用可靠，可治疗黄疸型肝炎。与茵陈配伍，可增强清热利湿退黄之效，无论阴黄、阳黄皆可用之。现代药理研究表明，连翘还有保肝的作用。

98　金银花炭消炎力强

【原著精要】

"金银花"首载于《名医别录》，又名"忍冬花""双花"，以花蕾入药。金银花所含绿原酸有广谱抗菌作用，对革兰阳性菌、革兰阴性菌、皮肤真菌都有明显的抑菌作用，而且解毒退热，轻宣疏散，为外感风热，温病热毒的要药。温病卫气营血各证，外科疮疡疖肿均可投用。近代发现其还有抗流感病毒的功效。

金银花炒炭其消炎解毒之力加强，且可凉血止痢，治疗热毒血痢、菌血症、败血症、急性扁桃体炎均有良效。

金银花的茎叶称"忍冬藤"，除具有金银花的功效外兼清经络风湿热毒且能抗炎止痛，善治风湿热痹，关节红肿热痛，屈伸不利，血沉增快者更宜。可用 30 ～ 60g。

【原著详解】

金银花，首载于《名医别录》，又名忍冬花、鹭鸶花、金银花、双花、金藤花、双苞花等，为忍冬科植物忍冬的花蕾，主产于河南、山东。其味甘，性寒，归肺、心、胃经。

（1）功效主治

①清热解毒。本品能清热解毒，散痈消肿，是治疗痈疖肿毒的要药，为外科常用之品，适用于各种热毒壅盛之外疡内痈，喉痹，丹毒。

②疏散风热。本品在清热之中又有宣散之功，常用于治疗外感风热，

温病初期，症见身热头痛、咽痛口渴等。

③凉血止痢。金银花炭为生品炒炭而成，其寒凉之性略减，而有一定的收敛作用，主入胃与大肠经，能凉血止痢，多用于热毒血痢、便脓血者。

（2）常用配伍

①配伍连翘，相须为用，清热解毒，透热解表，适用于外感风热或温病初起表里俱热者，以及疮疡、痈疖，有红肿热痛属于阳证者。

②金银花炒炭配黄芩、黄连、白芍、马齿苋等，清热解毒，凉血止痢，活血止痛，常用治热毒疮痈、热毒痢疾腹痛。

（3）用法禁忌

内服：煎汤，10～20g。生品用于疏散风热，清泄里热；炒炭用于热毒血痢；露剂（将金银花置于适量清水中，加热烧开所得蒸馏液即为金银花露）用于暑热烦渴。外用：适量，煎水洗，用于痱子、皮肤炎症等。

脾胃虚寒及气虚疮疡脓清者忌用。

（4）药理作用

①广谱抗菌。本品对金黄色葡萄球菌、溶血性链球菌、大肠杆菌、痢疾杆菌等致病菌有较强的抑制作用，对钩端螺旋体、流感病毒及致病霉菌等多种病原微生物亦有抑制作用。

②解热抗炎。金银花煎剂能促进白细胞的吞噬作用，有明显的抗炎及解热作用。

（5）跟师体悟

①解毒消炎。本品内服可用于内外科诸症，如急性胰腺炎、急性阑尾炎、胃炎（尤其是幽门螺杆菌阳性者）、扁桃体炎（化脓），属于热毒壅盛者，配合紫花地丁、蒲公英等，效果较好；也可用于疮疡疔肿，红肿灼痛等。金银花水煎外洗，可用于妇科炎症、外阴湿疹、阴部瘙痒肿痛、肛周脓肿等疾患。

②炒炭止血。本品30g炒炭，消炎止痢、止血之力更强，常用于治疗热毒血痢。

③花藤之别。本品清热解毒，疏散风热，适用于各种热毒壅盛导致的痈疡，以及风热外感。本品的茎叶称为忍冬藤，其功用与本品相似，除能清热解毒外，又能通络，可治风湿热痹，关节红肿热痛，屈伸不利。

99 藿香鲜用力宏

【原著精要】

"藿香"分"土藿香""广藿香",两者功效相似,为芳香化湿要药,有三个效用:清暑正品,化湿而不燥热,夏令感冒、暑湿、湿温均为主药;止呕良药,无论寒湿、湿热均可投用,尤宜于痰浊食阻的苔腻呕吐和妊娠恶阻,又为止泻效药,呕吐腹泻,特别见水样便最为有效;对湿困中焦,运化不健的胸脘痞闷,食少神疲,苔腻,脉濡证,有祛暑健运之力。藿香辛,微温,归脾、胃、肺经,功专表散夏令感冒,祛除湿浊内阻,和中而解吐泻,但其药效成分为挥发油,不能久煎,应当鲜用,切碎后下则力宏,可用 30 ~ 60g。

【原著详解】

藿香,首载于《名医别录》,又名土藿香、猫把、青茎薄荷,为唇形科草本植物广藿香或藿香的地上部分,主产于广东。其味辛,性微温,归肺、脾、胃经。

（1）功效主治

①芳香化湿。本品气味芳香,为芳香化湿之要药,可用于湿浊中阻所致的脘腹痞闷、少食作呕、神疲体倦等,常配伍苏叶、厚朴、陈皮等。

②和中止呕。本品芳香辟秽浊而能调和脾胃,治湿浊中阻之呕吐,最为捷要。

③发表解暑。本品散表邪而除表证,兼能解除暑邪,为夏令感冒、祛

暑要药，鲜者尤佳。其治暑湿之证，不论偏寒、偏热，均可应用。

（2）常用配伍

①配伍佩兰，相须为用，化湿解暑，用于夏令伤暑，湿浊中阻的胸闷、腹满、呕恶、口中发黏，或热病夹湿的脘腹胀满、恶心欲吐等。

②配伍砂仁，可温中止泻止呕，理气安胎，用于治疗妊娠恶阻或脾虚湿盛的呕吐泄泻、气滞脘闷、胃纳不佳者。

③配伍滑石，能清暑渗湿泄热，用于暑热病症。

（3）用法禁忌

内服：水煎服，5～10g，鲜品加倍，不宜久煎；或入丸、散。外用：适量，煎水含漱，或浸泡患部；或研末调敷。

（4）药理作用

①抗病原微生物。藿香对多种细菌、真菌、寄生虫和病毒都有很好的抑制作用，如藿香油对抗柯萨奇病毒、腺病毒和甲型流感病毒。

②调节胃肠功能。藿香对胃肠道平滑肌呈双向调节作用，水提取物和去油水提取物能减少腹泻次数，而挥发油却能起协同作用而加重腹泻。

③抗炎、解热及镇痛。藿香可明显抑制外源性刺激所致局部血管扩张，起到抗炎消肿止痛的作用。

（5）跟师体悟

①解表祛湿。本品可治寒湿内盛引起的皮肤湿疹、皮肤瘙痒等症，配伍地肤子可清皮下郁热，善能利水，效果更佳。

②时令用药。本品为时令要药，夏季6～8月，无论实证、虚证皆可用之。

③和中止泻。本品可用于治疗暑湿季节，内伤生冷的泄泻，配伍生姜、豆蔻，效果更佳。

100 生姜分类药用

"生姜"药用首载于《名医别录》。其所含挥发油增强血液循环而发汗散寒，温暖全身，兴奋精神，用治风寒表证；所含姜辣素刺激胃液分泌，促进肠道蠕动，助消化，开胃口，增进食欲，温中止呕，用治胃寒呕吐、腹痛泄泻证；生姜还能止咳化痰，解南星、半夏及鱼虾毒，可以降脂，增加胆固醇大便排出量。但其大量挥发油可致口干喉痛，吸收后由肾脏排出，刺激诱发肾炎。古时以片计量，不够精确，应用10g以内为妥。

"姜汁"化痰止呕力大，专治呕吐不止。昏厥急救时可速灌10滴，也可局部擦肤治斑秃。

"姜皮"辛凉利水退肿，治小便不利，皮肤水肿，可用5g。

"干姜"系生姜晒干或烘干。其性辛热燥烈，专于温中散寒，通心回阳，治疗亡阳证，脾胃虚寒证，四逆厥冷，脉微欲绝，或脘腹冷痛，吐泻食少，也治肺寒咳喘，痰多稀沫。

"炮姜"系干姜武火炒焦而成。专能温里并引药入血，作用温中止泻，温经止血。治疗里寒证的腹痛吐泻及出血证。

"煨姜"系生姜煨熟而成。其发表之力减弱，而温中止呕之力增强，专治胃寒腹痛、吐泻不止。故清·吴仪洛撰《本草从新》云："煨姜和中止呕，用生姜惧其散，用干姜惧其燥，惟此略不燥散。"

【原著详解】

生姜，首载于《本草经集注》，别名姜根、百辣云、勾装指、因地辛、炎凉小子等，为姜科植物姜的新鲜根茎。各地均产。其味辛，性微温，归肺、脾、胃经。

（1）功效主治

①散寒解表。本品辛散温通，能发汗解表，祛风散寒，但作用较弱，适用于风寒感冒轻证。

②温中止呕。本品能温胃散寒，和中降逆，止呕效卓，素有"呕家圣药"之称，尤其姜汁止呕力更强，专治呕吐不止。可用于寒犯中焦或脾胃虚寒之胃脘冷痛、食少、呕吐、泄泻等病症。昏厥时可用姜汁10滴速灌，用于急救。

③化痰止咳。本品能温肺散寒，化痰止咳，对于肺寒咳嗽，不论有无外感风寒，或痰多痰少，皆可选用。

④解毒。本品能解鱼蟹毒，单用或与紫苏同用，还能解生半夏、生南星之毒，煎汤饮服，用于半夏、南星中毒引起的喉哑、舌肿麻木等症。

（2）常用配伍

①配伍大枣，有养脾胃、和营卫之功。入解表药中，能解表散风而调和营卫；入健脾理气药中，有调补脾胃的作用。

②配伍桂枝，发汗解表散寒，温经活血散寒。用于治疗外感风寒证；经脉虚寒所致的肢冷、脉缓等症；脾胃虚寒、水饮内停的呕吐以及寒饮伏肺之咳嗽、气喘等症。

③配伍竹茹，可增强降逆止呕之功，用于胃气上逆之呕恶哕逆。

④配伍小茴香，可助脾胃，进饮食，用于寒湿困脾，食少脘闷，头身困重，口中黏腻，大便不实，舌苔白腻，脉濡细。

（3）用法禁忌

内服：水煎服，3～10g，或捣汁冲服。外用：适量捣烂，或炒热熨，或绞汁调搽。

阴虚内热及实热证者禁服。

（4）药理作用

①止吐。生姜可抑制肠管的自主收缩，以非竞争的形式阻断 5- 羟色胺 3 受体，在缓解肿瘤化疗性恶心与呕吐、前庭刺激（晕动症）及治疗孕吐、预防术后恶心等方面有广泛的应用。

②抑菌。生姜提取物对真菌和细菌均具有良好的抑制作用，其中生姜精油具有较为广谱的抑制真菌的作用。

③抗炎。生姜可减少中性粒细胞浸润和促炎性细胞因子释放，抑制细胞内 PDE_4 蛋白表达以及环磷腺苷水解，升高细胞内 cAMP 含量，从而具有抗炎特性。

（5）跟师体悟

①消炎除臭。本品有杀灭口腔致病菌和肠道致病菌的作用，可用生姜水含漱治疗口臭和牙周炎。

②温中止泻。凡药物引起腹泻者，可在煎药中加入生姜 3 片。

③降逆止呕。呕吐偏热者，可用生姜配伍黄连、芦根、枇杷叶，清热止呕；偏寒者，可配伍白豆蔻、橘皮、半夏，温中止呕。此外，喝药引发的恶心呕吐，可用生姜片在舌面搽涂，缓解症状。

④散寒止痛。本品外用，可用于寒湿所致的颈肩腰腿关节疼痛或斑秃、腋臭、冻疮、水火烫伤等。

（6）附药

①生姜皮：秋季挖取姜的根茎，洗净，用竹刀刮取外皮，晒干即得生姜皮。生姜皮性味辛凉，有利尿消肿之功效，适用于小便不利、水肿等症，可配合冬瓜皮、桑白皮等同用。一般用量为 2 ～ 6g，煎服。

②干姜：用生姜晒干或低温干燥即成干姜，其味辛，性热，归脾、胃、心、肺经，有温中散寒、回阳通脉、温肺化饮的功效，适用于脘腹冷痛、呕吐泄泻、亡阳厥逆、寒饮喘咳、寒湿痹痛等症。一般用量为 3 ～ 10g，煎服。

③炮姜：干姜炒至外黑即炮姜，其性味辛苦大热，功能温中止泻，温

经止血，适用于寒证腹泻、虚寒性的出血，如便血、崩漏同时出现手足冷怕冷、口不渴、舌淡、苔白等症，常与补气、补血药物配合应用。一般用量为 3 ～ 6g，煎服。

④煨姜：将生姜用草纸包裹浸湿后，放在火中煨至草纸焦黑，姜熟为度，或直接放火中烤熟即为煨姜，其性味辛温，具有温中止呕的功效，适用于胃寒腹痛、脾胃不和、呕吐泄泻等症。一般用量为 3 ～ 10g，煎服。

101 效药提要

【原著精要】

常用百味妙药妙用已如上述，但有其共性之处，现按临证实用加以分类，提要如下。

（1）辛温解表药

1）作用机理：药性偏温，开腠理，宣肺气，使机体出汗或微汗以发散表邪而治感冒。

2）应用指征：风寒外感，怕冷发热，头痛节楚，鼻塞清涕，喉痒稀痰，舌苔薄白，脉象浮紧。

3）主要药物：麻黄、桂枝、荆芥、防风、藿香、生姜。

4）应用注意：①发汗太过耗阳伤津，中病即止。自汗盗汗，热病后期，阴亏血证者尤当慎用。②表邪在上宜轻用清，方可解之，用量应小，一般10g以内，不宜久煎，煮沸后10分钟为好。

（2）辛凉解表药

1）作用机理：药性偏凉，清热退热，发散表邪而治感冒。

2）应用指征：风热外感，发热咽痛，汗出口渴，咳痰黄黏，舌苔薄黄，脉象浮数。

3）主要药物：金银花、连翘、桑叶、菊花、葛根、薄荷。

4）应用注意：凉药过量伤胃，影响食欲。轻清解表，用量要小，10g以内，不宜久煎。

（3）祛风湿药

1）作用机理：风寒湿邪或化热，侵入机体，致经络阻滞，气血闭塞，不通则痛，引发肢体关节疼痛，酸楚麻木，重着拘挛。本类药物通过祛风散寒，燥湿通络作用，调和气血，以达通则不痛的效应。

2）应用指征：肢体关节痛著的寒痹；痛楚游走不定的行痹；麻木沉重的着痹；关节热痛肿胀的热痹。

3）主要药物：桑枝、木瓜、五加皮、川续断、桑寄生、老鹳草、伸筋草。

4）应用注意：①增强止痛之力，常伍温经通络的桂枝、鸡血藤、鹿角霜等。②久痹者宜配补气养血的生黄芪、当归等；配剔络的地龙、苏木等；配祛痰的法半夏、二陈（陈皮、半夏）等。③注意分部选药。上部选散风发汗的防风、羌活、生姜，引经的葛根、桑枝。下部选渗湿强筋的生杜仲、薏苡仁、川续断，引经的川牛膝、木瓜、车前草。④本类药物大多辛散温燥，容易伤阴耗血，阴虚血亏者慎用。⑤祛风湿药一般无毒，剂量可大，用 10～30g，奏效后宜做丸散剂或泡酒常服，以巩固疗效。

（4）利水渗湿药

1）作用机理：药性甘淡，通利小便，渗利水湿，促进体内水分的排泄，减少水分的蓄积，消除水湿所致的证候。

2）应用指征：小便不利，尿闭，尿淋的水肿，痰饮的喘满咳逆，黄疸尿赤，水泛湿疹，脾胃湿阻。

3）主要药物：茯苓、薏苡仁、泽泻、车前草、金钱草、茵陈、白花蛇舌草、石韦。

4）应用注意：①药性平和，用量可大，15～30g。②利尿易伤阴，阴虚者慎用。利尿多滑胎，孕妇慎用。③水湿停留责之肺、脾、肾，故重视配伍：宣肺宜选加桔梗、蝉蜕、菖蒲、杏仁；健脾选加生黄芪、白术、扁豆衣；温肾选加桂枝、鹿角霜、制附片。④验尿异常可以选加：蛋白尿（薏苡仁、萆薢、萹蓄、玉米须）；尿白细胞（车前草、瞿麦、泽泻、赤小豆、萆薢、猪苓、滑石）；尿红细胞（小蓟、白茅根、仙鹤草、三七粉、石韦、瞿麦、猪苓）。

（5）祛寒温里药

1）作用机理：药性温热，既可散寒回阳，又能助阳温通，消散里寒，流通痹阻。

2）应用指征：①阳虚里寒的心腹冷痛，身凉肢冷，呕吐腹泻。②风寒闭阻的寒痹节痛，腰膝软弱。③痰饮水肿，宫寒痛经。④亡阳虚脱，冷汗脉微，苔白质淡。

3）主要药物：附子、干姜、高良姜、肉桂。

4）应用注意：①药性温热燥烈，极易伤阴助火，阴虚阳亢，实火内热禁用，否则动血。②冬季量大 10～15g，夏季量小 5～10g。③大温大热，孕妇慎用。

（6）清热解毒药

1）作用机理：性寒凉，味苦或甘，清解里热，兼能降火燥湿，凉血解毒，以清气分、营分、血分之热，燥湿热，解热毒。

2）应用指征：①热在气分的大热烦渴，大汗目赤，苔黄脉大。②热入营血的高热心烦，神昏谵语，日轻夜重或发斑疹，血证及热毒血痢，苔黄质绛，脉数疾。③湿热所阻的烦热胸痞，黄疸，泻痢，苔腻，脉滑。④热毒引发的痈肿疮毒，苔黄质红，脉象滑数。

3）主要药物：黄连、黄芩、黄柏、生石膏、知母、栀子、牡丹皮、夏枯草、芦根、蒲公英、竹叶、大黄。

4）应用注意：①寒凉之性易伤胃，避免大量久服，常用10g以内。②虚热，外感，脾胃虚寒者慎用。③大多有抗菌、抗病毒作用，可以辨证用于感染疾患。

（7）止咳祛痰药

1）作用机理：通过温燥、宣肺、润燥等作用，使肺气通畅，呼吸调和，达到止咳祛痰平喘的效应。

2）应用指征：①各种咳嗽痰多喘息证。②胸膈满闷，癫狂惊痫，瘿瘤瘰疬。

3）主要药物：桔梗、紫菀、贝母、全瓜蒌、胆南星、竹茹、葶苈子、桑白皮、蛤壳、海藻。

4）应用注意：①配伍可增药效，如外感咳嗽配解表药；虚咳配补养药。②要分清寒热，热痰燥痰宜清宜润；寒痰湿痰可温可燥。③久咳不愈分清虚实处置，实者配泻下药以排痰湿，选加制大黄、海蛤壳、生牡蛎、礞石；虚者配收涩药以敛肺气，选加五味子、乌梅、银杏。④久喘不愈选加温肾纳气药，如阿胶珠、金樱子、桑螵蛸、河车粉、核桃仁、蛤蚧、鹿角霜。

（8）消导健胃药

1）作用机理：增强胃肠消化吸收功能，增进食欲，祛积导滞，消食除胀。

2）应用指征：①食积不化的脘闷腹胀，嗳气吞酸，恶心呕吐。②脾胃虚弱的食纳不振，消化不良。

3）主要药物：神曲、麦芽、山楂、鸡内金、莱菔子。

4）应用注意：①消导药只作辅助用药，应配健脾温中、理气燥湿的主药才能发挥功效。②炒用可增强消导健胃之力。③药性平和，用量可大，30g左右。

（9）镇静安神药

1）作用机理：心藏神，宁心能安神，有镇静安眠作用；肝主风，平肝能息风，有镇惊厥解痉挛作用。

2）应用指征：①心神不宁的失眠健忘，惊悸怔忡。②肝风内动的眩晕惊痫，癫狂痉厥，抽搐强直。

3）主要药物：钩藤、石决明、生牡蛎、生龙骨、酸枣仁、首乌藤、菖蒲、琥珀。

4）应用注意：①重镇药用量要大，用30g以上，目前均已打碎，不必先煎。②心神不宁同肝风内动有关联，临床常配用。③安神应分辨虚实。虚者以心气、心血不足为主，选加人参、黄芪、云苓、当归、芍药、麦冬、黄精之类；实者以心火、痰浊为多，选加黄连、栀子、连翘、竹叶、菖蒲、郁金等品。

（10）**理气药**

1）作用机理：气是体内生命活动的一种动力。当情志失调，寒暖不适，饮食不节，以及瘀血内停时均可使气行障碍，导致气滞，轻者为满，重则为胀，甚则致痛。理气药通过疏肝气，调胃气，理肺气等作用，祛气滞，消胀痛。

2）应用指征：①肝气郁结的胸胁乳房胀满作痛，疝气，月经不调。②脾胃气滞的脘腹胀满作痛，纳呆嗳气，呕恶呃逆。③肺气壅滞的胸膈满憋，咳嗽喘息。

3）主要药物：陈皮、香附、木香、枳壳、延胡索、郁金、柴胡。

4）应用注意：①本类大多燥散，容易耗气伤阴，气虚阴亏者慎用。②性多辛窜，孕妇慎用。③可配入滋补药中，取其补而不滞，用量5g。④理气药发挥效应要有四佐：一是气血互关，佐活血药如丹参、川芎、赤芍、当归；二是容易化火，佐清肝药，如栀子、黄芩、菊花、川楝子、草决明；三是横逆脾土，佐健脾药，如白术、山药、云苓；四是上扰神明，佐宁神药如酸枣仁、首乌藤、生龙骨、生牡蛎。⑤调胃气时也要重视四佐：一是常夹湿浊，佐化湿药如云苓、薏苡仁、藿梗、砂仁；二是化热居多，佐清胃药如竹茹、连翘、蒲公英；三是兼有食滞，佐消导药如焦三仙、鸡内金、莱菔子；四是多有胃逆，佐降逆药如生赭石、生姜、半夏。

（11）**活血药**

1）作用机理：血循经络，可以滋养全身，当寒凝气滞，损伤产后或失血过多可引起血液凝滞，产生瘀血，引发诸证，须活血化瘀才能使血循复常。

2）应用指征：瘀血内阻的血瘀证，经闭痛经，产后瘀停，跌打损伤，以及痈疽瘀毒。

3）主要药物：丹参、川芎、桃仁、红花、泽兰、苏木、三七、水蛭、地龙、王不留行。

4）应用注意：①攻伐力大，凡血虚、体弱者慎用，并须顾及正气。

②有催生堕胎作用，孕妇禁用。③气行血行。须伍入理气药以增其效，如郁金、木香、香附、枳壳、青皮。④寒凝则瘀，须伍入温通药，如桂枝、鹿角霜、乌药、炮姜。⑤久瘀入络，须伍入剔络药，如地龙、水蛭、土鳖虫。⑥久瘀蕴热，须伍入清热药，如青蒿、银柴胡、鳖甲、地骨皮、桑白皮。⑦久瘀伤阴，须伍入养阴药，如芦根、生地黄、麦冬、玄参、黄精。⑧久瘀成积，须伍入软坚药如生牡蛎、夏枯草、山慈菇、浙贝母。

（12）止血药

1）作用机理：通过收敛、凉血、补摄、化瘀等作用达到止血效应，以免出血耗损或致衰竭。

2）应用指征：各种血证，包括气不摄血、血热妄行、血不归经等。

3）主要药物：仙鹤草、侧柏叶、白及、三七、藕节、茜草、艾叶、炮姜。

4）应用注意：①止血后常有留瘀之弊，故宜与活血药或祛瘀生新药并用。②止血常为"急则治标"，需配治本之法，如血热者清热凉血，气不摄血者补气摄血，阴虚阳亢者滋阴降火，阳衰出血者温经止血，血不归经者祛瘀生新。③心主血，肝藏血，脾统血。出血常涉此三脏：应佐宁神清心药如连翘、首乌藤、柏子仁、川黄连、琥珀；应佐理气柔肝药如当归、白芍、香附、郁金、薄荷、川楝子；应佐运脾开胃药如陈皮、木香、云苓、鸡内金、蒲公英。④失血虚脱者急当补气，用独参汤，所谓"血脱益气"法。⑤李时珍在《本草纲目》中云："烧灰诸里药皆能止血。"因为炭性收敛止血之力可增，但个别药如侧柏、小蓟、地榆炒后止血作用反差，有的鲜品如白茅根、藕节止血更好。

（13）补气助阳药

1）作用机理：气和阳是人体生命活动的功能。当气和阳不足时形成气虚、阳虚的病理反应。通过补气或助阳，以增强人体功能活动的能力，纠正病理反应。

2）应用指征：①气虚的气短懒言，动则喘乏，四肢困倦，食少吐泻，汗出不止，苔薄白，舌质淡，脉沉细弱。②阳虚的畏寒肢冷，腰膝酸软，便溏尿频，阳痿早泄，舌淡胖，脉细弱。

3）主要药物：人参、党参、生黄芪、山药、白术、黄精、鹿茸、杜仲、牛膝、川续断、蛇床子。

4）应用注意：①阳虚多兼气虚，气虚易致阳虚，两者密不可分，故补气助阳常配用。阴阳互根，要阴中求阳提高其效，宜佐少量养血滋阴药如生地黄、当归、枸杞子。②脾胃湿困时要慎用，以防恋邪，宜入行气渗利药，补而不滞。故应防止"误补益疾""因补留邪""虚不受补"。

（14）养阴补血药

1）作用机理：血和阴是人体生命活动的物质基础。当血和阴不足时形成血虚、阴虚的病理反应。通过补血养阴，以补充人体生命物质的亏损，纠正病理反应。

2）应用指征：①阴虚的形瘦面红，五心烦热，口干咽燥，潮热盗汗，劳嗽遗精，肠燥便秘，苔净质红，脉象细数。②血虚的唇爪苍白，面色不华，眩晕耳鸣，心悸失眠，月经不调，苔薄白，舌淡嫩，脉细弱。

3）主要药物：生地黄、沙参、麦冬、当归、芍药、首乌、阿胶、女贞子、芦根。

4）应用注意：①本类药物大多滋腻易碍胃，纳呆有湿者少用，并加木香、枳壳、砂仁等醒脾防滞。②阴阳互根，阳生阴长，宜加少量补气助阳药增强药效，如蛇床子、生黄芪、白术、黄精。

【原著详解】

本文主要是将百味妙药妙用的共性之处，按照临床实用分为辛温解表药、辛凉解表药、清热解毒药、止咳祛痰药等，虽然各类别药物的作用机理、应用指征、应用注意有所区别，但药物治疗的基本作用不外是扶正祛邪，消除病因，恢复脏腑的正常生理功能，纠正阴阳气血偏盛偏衰的病理现象，从而达到治愈疾病、恢复健康的目的，临证时一定要遵循药物的药性理论、配伍原则、注意事项等。

（1）药性理论

①四气五味。四气指药物有寒、热、温、凉四种不同的药性，其中寒凉药治阳热证，温热药治阴寒证，寒热错杂证则当寒热并用。五味指药物有酸、苦、甘、辛、咸五种不同的药味，其中酸味药能收能涩，多治滑脱不禁证；苦味药能泻能燥，多治火热证；甘味药能补能缓，多治虚证、痛证；辛味药能散能行，多治表证、气滞血瘀证；咸味药能软坚润下，多治大便秘结、痰核、瘿瘤等证。

②升降浮沉。升降浮沉指药物的不同作用趋向。临床用药原则是顺病位，逆病势。如病位在上在表者宜升浮，病势上逆者宜沉降。此外，复杂的病机可升降浮沉并用。

③药物归经。归经指药物对某些脏腑或经络有特殊的亲和作用，临床需要根据药物的归经来选择适当药物进行治疗。如肝热目赤，当选用夏枯草、龙胆草等归肝经药物以清肝明目。此外，还要结合脏腑经络相关学说，灵活运用滋水涵木、培土生金等治法。

④安全属性。中药的作用包括治疗作用和不良作用，其中不良作用包括副作用和毒性反应，如生附子、生半夏等。临床用药中要充分利用中药的治疗作用，尽量避免不良反应的发生。

（2）配伍原则

①痰瘀同治。疾病后期常痰浊内生，瘀血内阻，痰瘀互结，症见局部刺痛、肢体麻木、舌暗苔腻等，可配合使用竹茹、石菖蒲、云苓等祛痰药与丹参、赤芍、鸡血藤等活血药，以祛痰为主，化瘀为辅，使痰瘀分消。

②阴中求阳。沈师调理肾中阴阳，常在滋阴药中适当选加温阳而润的蛇床子、肉苁蓉、菟丝子等，以"阳中求阴"；在温肾阳的药中适当选加滋阴的枸杞子、女贞子、何首乌等，以便"阴中求阳"。

③固护脾胃。脾胃为后天之本，气血生化之源，脾胃强盛，则可振奋五脏之气，祛邪外出。此外，汤药或中成药均要经过口服，经消化吸收，输布至全身。若胃肠受损，运化功能失司，药物无法到达病所，或服药后刺激胃肠，使其负担加重，则影响疗效。

④先祛邪，后补虚。虚实夹杂证属本虚标实者，如阴虚夹痰浊，可先用温胆汤祛痰，但要避免用燥痰的厚朴、法半夏等，以防伤阴；再以杞菊地黄汤滋阴，但要避免用滋腻的熟地黄、玉竹等，以防生痰。

（3）注意事项

①安全无毒。处方时，用药宜平和，尽量不选用有毒及副作用大的药物，以避免损伤脏器，或引发其他病症的发生。应选一些药食同源或毒副作用小的药物，以保证治疗的有效性和安全性。

②中病即止。祛邪药量大，久服常易伤正，故应中病即止，以防伤正，临证需掌握三个原则：一是投药时避免攻伐太过之品；二是取效即止，不宜久用长服；三是以和胃收功善后。

102　传统煎法

【原著精要】

　　煎法关乎药效的发挥，不可疏忽大意。煎药前先要用冷水浸泡 1 小时以上，使药性尽量溶入水中。如有后下药则另碗单泡，水不必太多，以盖过药面 2cm 即可。

　　先以大火煮开，换成小火，慢煎 20 分钟（解表药 10 分钟），如有后下药此时连药带水倒入一半，搅拌，开锅即可，倒出药汁为头煎。再放冷水，不必浸泡，大火煮开，换成小火，慢煎 20 分钟，如有后下药则倒入另一半，搅拌，开锅即可，倒出药汁为第 2 煎。头两煎混合，分 2 次服用，如药汁过多，可分 3～4 次服用。不要以药量为准，要以慢煎 20 分钟为要，以免药性挥发。习惯服药为早晚 2 次，而且要空腹，实际没有必要，最佳吸收时间为上午 9 点、下午 3 点，这与人体的"生物钟"有关，故改为上、下午分服为宜。

【原著详解】

　　汤剂是我国医药史上应用最早的剂型。早在 3000 多年前的商朝已有"伊尹创汤液"之说，汤剂煎煮是否得法，关乎药效的发挥，不容忽视。

　　（1）煎煮用具

　　煎煮用具以砂锅、瓦罐为好，搪瓷锅次之。忌用铜、铁、铝等金属锅具，以免发生化学变化，影响疗效。

（2）煎药方法

煎药前应先用冷水浸泡，夏季泡半小时，其他季节浸泡1小时以上。煎次均为2次。一般药剂均以大火煮开，换成小火，慢煎20分钟；解表剂不宜久煎，煮沸后再煎10分钟即可。先煎药物一般先煎半小时；特殊药物先煎时间宜延长，如附子、川乌、草乌等带毒性药物应先煎1小时以上。

（3）服药时间

服药时间以上、下午分服为宜。失眠患者，建议中午、晚饭后各半小时服用；咳嗽、感冒等外感疾病患者，早、晚饭后各半小时服用；发热患者，4～6小时服用1次；胃溃疡、十二指肠球部溃疡或便秘患者，建议饭前服药，服药15分钟后即可进餐。

（4）跟师体悟

①钩藤、茵陈、薄荷含有挥发性成分，受热不稳定，久煮易致药效损失，故宜后下。

②矿石及贝壳类药物，由于现代制药技术的改进，这类药物现今市售已研碎，故不需先煎。另外，砂仁、白豆蔻不需后下。